在宅医療の技とこころ

在宅栄養管理
―経口から胃瘻・経静脈栄養まで―

改訂2版

みその生活支援クリニック　小野沢　滋　編著

南山堂

執筆者

小野沢　滋	みその生活支援クリニック
松井　孝子	亀田総合病院栄養管理室
佐藤　悦子	愛全診療所・居宅療養管理指導栄養ケアステーション愛全園
塚田　邦夫	高岡駅南クリニック
田中　弥生	駒沢女子大学人間健康学部健康栄養学科
山川　治	甲斐歯科医院
江頭　文江	地域栄養ケアPEACH厚木
倉　敏郎	町立長沼病院
小川　滋彦	小川医院
足立　靖	札幌しらかば台病院消化器科
湯浅　博夫	札幌しらかば台病院
片多　史明	亀田総合病院神経内科
蟹江　治郎	ふきあげ内科胃腸科クリニック
佐々木　真弓	亀田訪問看護センター
中内　陽子	亀田訪問看護ステーション勝浦
大谷　順	雲南市立病院外科
細川　直登	亀田総合病院総合診療・感染症科
清水　哲郎	東京大学大学院死生学・応用倫理センター上廣講座
川島　孝一郎	仙台往診クリニック
鈴木　裕	国際医療福祉大学病院外科
石飛　幸三	世田谷区特別養護老人ホーム芦花ホーム
浅井　篤	東北大学大学院医学系研究科医療倫理学分野
大北　全俊	東北大学大学院医学系研究科医療倫理学分野
若林　秀隆	横浜市立大学附属市民総合医療センターリハビリテーション科
小原　まみ子	亀田総合病院腎臓高血圧内科
遠藤　龍人	岩手医科大学消化器内科肝臓分野
鈴木　一幸	盛岡大学栄養科学部
荻野　美恵子	北里大学医学部附属新世紀医療開発センター横断的医療領域開発部門包括ケア全人医療学
吉川　雅則	奈良県立医科大学内科学第二講座／附属病院栄養管理部
木村　弘	奈良県立医科大学内科学第二講座
猪又　孝元	北里大学医学部循環器内科学
荒木　厚	東京都健康長寿医療センター糖尿病・代謝・内分泌科
米山　久美子	医療法人社団白木会地域栄養サポート自由が丘

(執筆順)

シリーズ監修　和田　忠志　いらはら診療所

シリーズ「在宅医療の技とこころ」に寄せて

和田忠志

　このたび，南山堂より，シリーズ「在宅医療の技とこころ」が発刊されることになりました．わが国において，超高齢社会の到来とともに，在宅医療や緩和ケアを身につけた医師が必要であることが広く認識されています．この社会背景の中で，本シリーズが出版されることは，非常に時機を得たものと思います．

　本シリーズは，どこまでも「在宅医療を実践する立場」で，わが国の実践者の中でも，特にすぐれた活動を行っている方々に，各巻の編集を依頼いたしました．そして，編集の先生方には，現場に即した「実践の智」を読者の方々に伝えられるような本作りをお願いしました．また，各巻のテーマについても，在宅医療で遭遇する頻度が高く，かつ，重要な問題に重点を置いてテーマを選びました．これから在宅医療を始めようとする方にも，すでに在宅医療をされている方にも，また，在宅医療に関心のある臨床研修医の方にも，使っていただけるシリーズであると信じます．

　このシリーズが，わが国の在宅医療の推進に少しでも役に立てれば，という願いをこめて，世に送りだしたいと思います．

第2版序

　本書の第1版が出版され，数年がたった．その間，地域包括ケアが叫ばれ，地域には高齢者専用の住宅が建ち並び，在宅医療も居宅のみならず，そういった「施設」在宅も大きなウエイトを占めるようになった．また，テレビでも食の支援が特集されたり，平穏死の本がベストセラーになったりと，高齢者の栄養を取り巻く環境も大きく変わりつつある．

　第1版作成当時と比べ，胃瘻の造設件数は激減している一方で，病院での倫理カンファレンスが激増しているという話はいっこうに聞かない．つまり，きちんと手順を踏むことなく，栄養の差し控えが成されている可能性が極めて高いと考える．

　第2版では，このような現状を考え，特に倫理の項目を拡充した．2人の日本を代表する臨床倫理の専門家に基本的な事項をご執筆いただくとともに，様々な現場で活躍する方々から，人工栄養についてそれぞれの方が考えていることについて自由に語っていただいた．是非，この倫理の章はご一読いただければ幸いである．

　在宅医療の現場に目を向けると，経口摂取の支援は多くの困難を伴っている．患者さん本人の経済的な問題も大きい．また，現実問題として，介護職員の人手不足は深刻で，時間の掛かる食支援を受けられるのは，家族に恵まれた人や一部の心ある施設，高級施設に入所中の方に限られる．

　問題は山積みなのだが，それぞれの現場では，悩みながら最善を尽くそうとされていると思う．本書は，そういった現場で悩んで診療されている方，看護をされている方，栄養指導をされている方，介護をされている方が，手にとったとき，少しでもその悩みを解決する一助になればと考えて編集された．本書が手に取られた方の一助になれば幸いである．

2016年7月

みその生活支援クリニック　小野沢　滋

初版序

　在宅医療が対象としている患者さんの多くが日常生活に何らかの支援を必要とする方々である．高齢者，障碍者，悪性腫瘍の患者さん，慢性呼吸不全の患者さんなど，強く周囲の環境に影響される方々である．

　そういった患者さんの多くが，基本的な栄養について実は非常におろそかにされている，という事実を私たちは認識する必要がある．

　私が卒業した当時，医学部の授業で臨床栄養や低栄養について語られることはほとんど無く，栄養の管理をどのようにしたらよいかという事も卒後研修では，おろそかにされていたという感が強い．現在，在宅医療の担い手となっている多くの医師が，私と同じような環境で医学を学び，それが為に，栄養の管理というと苦手意識を持っている方も少なくないのではないかと思う．そういった方たちが本書一冊を傍らに置けば，通常の在宅医療の現場での栄養管理をある程度自信を持って実践できることを目標に編集した．

　本書ではまず，在宅でよく見る高齢者の栄養について原則的な事柄を解説している．低栄養，在宅高齢者の栄養評価，摂食状況の調査など在宅医療で多く経験し特徴的な事柄についてそれぞれの分野で実践している医師，歯科医師，管理栄養士，看護師の方々に執筆していただいた．また，身体計測や経管栄養の指導，胃瘻の管理など慢性期の長期管理に付随する事柄についての解説もそれぞれ現場で実践している方々に執筆をお願いした．

　第Ⅱ部の疾患別の項目については，在宅にこだわらず，その疾患特有の栄養的な事項について原則的な解説をお願いした．在宅医療の現場は非常に個別性が高く，原則をきちんと踏まえた上でそれぞれの環境や対象者の希望に合わせて形を変えていく必要がある．ここに書かれている原則をどのように個々の患者さんや環境に当てはめていくのかは読者の方々と対象者の方々とで個別に決めていく必要があると考えたためである．なお，在宅医療の対象となるような重度の慢性呼吸不全を来したCOPDの方の場合には栄養介入が明確に予後を改善するという根拠が未だ示されていないことから，あえて呼吸不全の栄養管理については今回は触れずにおいた．

また，栄養にまつわる倫理的問題について，章を設けて専門家の方に解説して頂いた．認知症患者の人工栄養を果たして導入するべきかどうか，胃瘻を作ることが本当に本人の為になるのかどうかなど，日々倫理的な葛藤の中で多くの臨床医が仕事をしていることと思う．栄養管理を行う上で倫理的な問題は避けて通ることができない重要な課題であると感じている．是非，一読されることをお勧めする．

　本書が在宅医療の現場で様々な栄養上の問題に悩んでいる医師，歯科医師，栄養士，看護師，患者さんたちの手助けになることを願っている．

　　2009年　秋

　　　　　　　　　　　　　　　　　　　　　　　　　　　　小野沢　滋

目　次

Ⅰ. 高齢者が食べられない時の対処 ……………………………………… 1

1. 在宅医療と低栄養 ……………………………………… 小野沢　滋　2
- (1) 低栄養の病態 ……………………………………… 2
- (2) 高齢者が痩せた時に ……………………………………… 8
- (3) 低栄養へのアプローチ ……………………………………… 10

Tips 1 在宅での体重測定
　　　　―栄養状態を簡単に把握評価できる指標！ ……………… 松井　孝子　13

Tips 2 寝たきりの人の身長を測ろう
　　　　―身長計測値は必要栄養量算出の要！ ……………… 松井　孝子　17

2. 高齢者の栄養評価 ……………………………………… 佐藤　悦子　19
- (1) 高齢者の低栄養に必要なアセスメントツール ……………… 19
- (2) 管理栄養士が介入した場合 ……………………………………… 19
- (3) スリーステップ栄養アセスメント「NA123」とは …………… 20
- (4) スリーステップ栄養アセスメント「NA123」の効果 ………… 30
- (5) 3か月おきに行う栄養ケア報告書 ……………………………… 31
- 別表1. 栄養スクリーニング（通所・居宅用） ……………………… 36
- 別表2. MNA®-SF（簡易栄養状態評価表） ………………………… 37

Tips 3 高齢者と脱水 ……………………………………… 塚田　邦夫　38
Column 在宅チーム医療に管理栄養士の活躍の場を ………… 田中　弥生　39

3. 栄養投与量の決め方 ……………………………………… 小野沢　滋　42
- (1) 必要エネルギー量の決定 ……………………………………… 42
- (2) 必要蛋白量の決定 ……………………………………… 43
- (3) 必要水分量の決定 ……………………………………… 44
- (4) ビタミン・ミネラルなどの充足についての検討 ……………… 44

(5) エネルギーの配分 ………………………………………………………… 46

4. 栄養投与経路の選択の実際 ………………………………… 小野沢　滋　47
　　　(1) ガイドラインでは ……………………………………………………… 47
　　　(2) 実際の在宅の現場では ………………………………………………… 48
　　　(3) 様々な経管栄養法について …………………………………………… 53
　　　(4) 経静脈栄養の選択について …………………………………………… 54
　　　(5) 社会で在宅医が果たすべき役割 ……………………………………… 55

5. 経口摂取者へのアプローチ ……………………………………………… 56
　　A. 摂食嚥下機能評価と嚥下訓練 ……………………………… 山川　治　56
　　　(1) 在宅における摂食嚥下障害への対応 ………………………………… 56
　　　(2) 在宅口腔リハビリテーションの意義と内容と他職種連携 ………… 62
　　　(3) 在宅において知っておくべき嚥下訓練と口腔リハビリテーション　65

　　Column 在宅診療における歯科医の役割 ……………………… 山川　治　66

　　B. 食事摂取量の調査 ………………………………………… 江頭　文江　68
　　　(1) 聞き取り調査 …………………………………………………………… 68
　　　(2) 患者・介護者による食事記録 ………………………………………… 69
　　　(3) 食事写真記録 …………………………………………………………… 70
　　C. 不足量充足のためのアプローチ ………………………… 江頭　文江　73
　　　(1) 摂取量不足への対応 …………………………………………………… 73
　　　(2) 食形態の工夫 …………………………………………………………… 74

6. 経管栄養へのアプローチ ………………………………………………… 83
　　A. 胃瘻（PEG）の造設・管理と地域連携 ………… 倉　敏郎・小川　滋彦　83
　　　(1) PEGの造設 ……………………………………………………………… 83
　　　(2) PEGの長期管理：申し送り書に沿って ……………………………… 87
　　　(3) PEGの合併症 …………………………………………………………… 93
　　　(4) 事故抜去への対応 ……………………………………………………… 95
　　　(5) カテーテル交換 ………………………………………………………… 96
　　B. PTEGの適応と管理 …………………………………… 足立　靖・湯浅　博夫　100

  (1) PTEG の造設手技およびその適応 …………………………… 100
  (2) PTEG カテーテルの交換 ………………………………………… 102
  (3) 長期におけるメンテナンス上の問題点 …………………… 105
 C. 経鼻胃管の管理 ………………………………… 片多　史明　109
  (1) 在宅栄養管理における経鼻アクセスの位置づけ ……… 109
  (2) 経鼻胃管の種類と使い分け ………………………………… 110
  (3) 経鼻胃管挿入手技とピットフォール ……………………… 110
  (4) 経鼻胃管留置に伴う合併症 ………………………………… 113
  (5) 家族への指導 …………………………………………………… 113
 D. 栄養剤の選択 …………………………………… 蟹江　治郎　115
  (1) 経腸栄養剤の分類 …………………………………………… 115
  (2) 栄養成分からみた栄養剤の種類 …………………………… 115
  (3) 医療保険制度からみた濃厚流動食の種類 ……………… 118
  (4) 形状からみた栄養剤の種類 ………………………………… 119
 E. 栄養剤の固形化 ………………………………… 蟹江　治郎　121
  (1) 栄養剤の形状について考える ……………………………… 121
  (2) 栄養剤の固形化とは ………………………………………… 122
  (3) 固形化栄養の実践 …………………………………………… 123

 Tips 4　経管栄養の家族指導 ……………………佐々木　真弓・中内　陽子　127

7. 経静脈栄養患者へのアプローチ ………………………… 大谷　順　133
 (1) HPN の適応疾患 ……………………………………………………… 133
 (2) HPN の禁忌 …………………………………………………………… 134
 (3) HPN の実施条件 ……………………………………………………… 134
 (4) HPN の使用血管（アクセスルート）……………………………… 135
 (5) アクセスデバイス …………………………………………………… 136
 (6) 注入デバイス ………………………………………………………… 136
 (7) 輸液セット・穿刺針 ………………………………………………… 137
 (8) HPN で使用する薬剤 ……………………………………………… 137
 (9) 薬剤のデリバリー …………………………………………………… 138
 (10) その他の器具 ………………………………………………………… 138
 (11) 輸液注入法 …………………………………………………………… 139

目次

- （12）皮膚消毒法と皮膚穿刺法 …………………………………… 139
- （13）患者教育 ……………………………………………………… 140
- （14）HPNの合併症と対策 ………………………………………… 140
- （15）フォローアップ ……………………………………………… 140
- （16）医療廃棄物 …………………………………………………… 141

8. 在宅栄養管理における感染 ……………………… 細川 直登 142
- （1）中心静脈栄養と感染 …………………………………………… 142
- （2）CRBSIを起こす病原微生物の種類 …………………………… 143
- （3）中心静脈カテーテルの感染予防 ……………………………… 143
- （4）感染を起こした時どうするか ………………………………… 146
- （5）ルート交換に際して家族に何を指導すべきか ……………… 147
- （6）経管栄養と感染 ………………………………………………… 148

II. 栄養にまつわる倫理的な問題と考え方 …………………… 153

1. 意思決定プロセスの臨床倫理
厚生労働省と老年医学会のプロセス・ガイドライン … 清水 哲郎 154
- （1）厚生労働省のプロセス・ガイドライン ……………………… 154
- （2）共同の意思決定プロセス（老年医学会ガイドライン1）…… 156
- （3）いのちの価値評価（老年医学会ガイドライン2）…………… 159
- （4）人工的水分・栄養補給への適用（老年医学会ガイドライン3）……… 160

2. 栄養を巡っての様々な考え方 ………………… 小野沢 滋 163
- （1）生きたいと願う人が安心して生きられるように ……川島 孝一郎 164
- （2）胃瘻にまつわる諸問題 ………………………………… 鈴木 裕 168
- （3）胃瘻の適応と倫理—正しい理解のもとでの議論を— ……… 倉 敏郎 172
- （4）老衰に医療どこまで—もう一つの医師の役割— ……… 石飛 幸三 174

3. 臨床倫理の実践方法 ………………… 浅井 篤・大北 全俊 176
- （1）臨床倫理について ……………………………………………… 176
- （2）事例をもとにした検討のポイント …………………………… 182
- （3）改めて臨床倫理の要点とは …………………………………… 184

Ⅲ. 在宅でよくみる各種疾患の栄養管理　187

1. サルコペニア　若林　秀隆　188
(1) サルコペニアとは　188
(2) サルコペニアの原因　188
(3) サルコペニアの診断基準　190
(4) 原発性サルコペニアの治療と栄養管理　191
(5) 二次性サルコペニアの治療とリハビリテーション栄養管理　193
(6) サルコペニアの摂食嚥下障害　195

2. 褥瘡の栄養管理　塚田　邦夫　197
(1) 褥瘡の特徴：深部で組織損傷がより強い　197
(2) 創傷治癒における栄養改善の意義　197
(3) 在宅褥瘡症例と問題点　200

3. 腎臓病・腎不全患者への対応　小原　まみ子　205
(1) 慢性腎臓病の定義とステージ分類　205
(2) 慢性腎臓病の在宅栄養管理　207

4. 肝不全・肝硬変患者への対応　遠藤　龍人・鈴木　一幸　212
(1) 肝硬変における栄養療法の意義　212
(2) 肝硬変の栄養代謝異常の特徴　212
(3) 栄養療法　214
(4) 腹水治療のストラテジー　216
(5) 肝性脳症治療のストラテジー　217
(6) 入院管理を考慮すべき病態　219

5. 神経難病患者への対応　荻野　美恵子　221
(1) 嚥下障害を生じる病態について　221
(2) 嚥下障害に対する食事の工夫　222
(3) 栄養量が問題となる場合　223
(4) 栄養内容が問題となる場合　224
(5) ステロイド治療に伴い栄養管理が必要な場合　225

- (6) 経管栄養への移行時期 ……………………………………… 225
- (7) パーキンソン病およびパーキンソン症候群 …………………… 226
- (8) 筋萎縮性側索硬化症（ALS），筋ジストロフィー …………… 226

6. 慢性閉塞性肺疾患（COPD）患者への対応 … 吉川 雅則・木村 弘 229
- (1) 栄養評価と病態との関連 ……………………………………… 229
- (2) 栄養障害の原因 ………………………………………………… 231
- (3) 栄養管理 ………………………………………………………… 232

7. 心不全患者への対応 …………………………………… 猪又 孝元 238
- (1) なぜ今，心不全での在宅栄養管理なのか ………………… 238
- (2) 心不全の栄養管理の原則と心不全治療の基本を押さえる ……… 238
- (3) 栄養の管理 ……………………………………………………… 241
- (4) 塩分の管理 ……………………………………………………… 242
- (5) 水分の管理 ……………………………………………………… 245

8. 糖尿病患者への対応 ………………………………………… 荒木 厚 247
- (1) 在宅の高齢糖尿病患者の栄養の考え方 …………………… 247
- (2) 栄養評価では体重減少に注意する ………………………… 248
- (3) 体重減少はサルコペニアの危険因子 ……………………… 248
- (4) 十分なエネルギー摂取を確保する ………………………… 249
- (5) 食事のバランスを保つ ……………………………………… 250
- (6) 高血糖と低血糖を防ぐ ……………………………………… 251
- (7) 高齢者総合機能評価を行う ………………………………… 252
- (8) 高齢糖尿病患者の食事とQOL ……………………………… 252
- (9) 血糖コントロール目標 ……………………………………… 253

Tips 5 訪問栄養食事指導の算定 ………………………… 米山 久美子 256
Tips 6 訪問栄養指導：様々な試みその1 ………………… 米山 久美子 260
Tips 7 訪問栄養指導：様々な試みその2 ………………… 江頭 文江 263

索 引 …………………………………………………………………… 265

Part Ⅰ

高齢者が食べられない時の対処

在宅医療と低栄養

はじめに

「低栄養」何となくいやな響きをもつ言葉だ．筆者の親の世代にとっては戦時中の芋しか食べられなかった時代を思い出させるだろうし，子供時代から飽食の時代で低栄養などとは無縁であった私たちの世代では，途上国の貧困や南北問題を思い出す人もいるだろう．いずれにせよ，「低栄養」という言葉には良いイメージは全くない．しかし，残念なことに私たちが在宅医療の対象としている高齢者の少なくない数の人々が，現代の日本においても低栄養のリスクにさらされているのだ[1]．

本書の大きな目的の一つは在宅医療の現場で，この低栄養にどのように対処したらよいのかを経験も交えてみなさんに伝えることである．本章では，栄養不足が疑われた時に，どのような病態があり，どう考えればよいのかを概観してゆく．

（1）低栄養の病態

a. 蛋白質・エネルギー低栄養状態 protein-energy malnutrition（PEM）

在宅医療の対象者はあまり大きな原因なしに，突然食事が食べられなくなるということをよく経験する．風邪を引いたり，転んだりということが原因で全く食欲がなくなってしまい，食べる食事は1口か2口だけ．そのような状態，つまり必要栄養量と栄養摂取量との間の負のバランスが一定期間続くと，そのことによって代謝の変化，臓器の変化，筋肉や脂肪の減少などの変化が起きてくる．Protein-energy malnutrition（PEM）とはカロリーおよび蛋白の摂取量不足によって引き起こされるこれらの病態を呼ぶ．

PEMは表 I-1-1 に示したような様々な障害を引き起こすことが知られており[2]，実際の臨床の場面でも，PEMによって引き起こされている易感染性や褥瘡，さらには認知障害などに遭遇することはまれではない．やっかいなのは，こうした低栄養によって引き起こされている認知障害などの症状が老化や原疾患の増悪と混同され，対処可能であるにもかかわらず見過ごされることが少なくないことである．

PEMは痩せが目立つ割に低アルブミン血症などがあまり顕著ではないマラス

表 I-1-1. PEM が引き起こす様々な障害

筋骨格系	筋肉量の減少・筋力低下
	骨量の減少・骨折
皮　膚	褥瘡
	浮腫
	創傷治癒の遅延
血液・免疫	貧血
	T細胞の減少
	好中球の機能低下
	胸腺萎縮
	免疫反応の低下
神経系	認知機能障害
全身性	易疲労感
	死亡率の上昇

表 I-1-2. PEM のタイプ

	マラスムス型	クワシオルコル型	混合型
栄養摂取の傾向	カロリー摂取量減少	蛋白摂取量減少および感染などの急性・亜急性ストレス	カロリー・蛋白摂取量減少および急性ストレス
経過	月から年単位で出現	週から月の単位で出現	数週間の経過で出現
理学所見	痩せが目立ち，筋の減少が著明	比較的正常に見える　浮腫あり	筋量の低下，皮下脂肪の減少が見られ同時に浮腫もある　痩せて浮腫がある状態
体重	減少	比較的保たれる	不定
皮内テスト	正常もしくは減弱	減弱	減弱
アルブミン	比較的保たれる	低下	低下

(Silberman H：Parental and Enteral Nutrition ed2. Norwalk, CT, Appleton & Lange, 1989, p.55 を一部改変)

ムス marasmus 型と言われるタイプと，痩せはあまり目立たないが浮腫と低アルブミン血症が顕著になるクワシオルコル kwashiorkor 型と言われるタイプとがある（**表 I-1-2**）．マラスムス型は単純に総摂取量の不足によって起こることが多く，クワシオルコルは主に蛋白質の摂取不足や，慢性炎症や感染などの基礎疾

I. 高齢者が食べられない時の対処

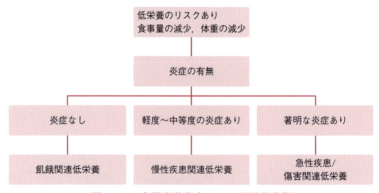

図 I-1-1. 米国栄養学会による低栄養分類

患に伴って起こることが多い．そのため，予後はクワシオルコル型の PEM のほうが一般に不良である．また，低蛋白と浮腫があり，さらに痩せもみられる混合 marasmic kwashiorkor 型もある．しかし，マラスムス型にせよ，クワシオルコル型にせよ，もともとは小児領域の低栄養を指す言葉を成人に当てはめたもので，実際に成人の場合多くが混合型で，そのための混乱も見られた．

2012 年の米国栄養学会の低栄養についてのステートメント[3]で，PEM をその成因から分類するようになり，病態の理解がしやすくなった（図 I-1-1）．ここでは，炎症の有無が重要とされている．炎症の存在下では代謝機能が変わり異化に傾くことは古くから知られていたが，これまでの低栄養の診断ではその点をきちんと考慮しているとは言いがたかった．ステートメントで低栄養の診断についての標準が示されたことで，より正しいアプローチが可能になったと言ってもよい．

炎症の有無とその強さによって，低栄養は三つに分類される．一つめは全く炎症がないにもかかわらず低栄養となっている状態で，単純な摂取量不足から低栄養状態となっている「飢餓関連低栄養 starvation-related malnutrition」で，食事の準備ができない独居高齢者の低栄養や，神経性食欲不振症などの低栄養が典型例で，これまでのマラスムス型とほぼ同等である[4]．二つめは何らかの慢性的な疾患，例えばリウマチや慢性肺気腫などに伴うもので，弱い炎症反応が継続的に認められる「慢性疾患関連低栄養 chronic-disease-related malnutrition」で，悪液質（カヘキシア Cachexia）とほぼ同義であるが，悪液質はその中でも重症型と考えられる．三つ目は急性疾患に伴うもので，多くは一過性で疾患の治癒とともに軽快する「急性疾患 / 傷害関連低栄養 acute disease or injury-related malnutrition」で，肺炎やインフルエンザ等の時の食欲低下と代謝変化の一部が含まれる．

表 I-1-3. 低栄養の指標

	低栄養の指標
体重減少率	5%／月・10%／半年
BMI	＜ 18.5
血清アルブミン値	＜ 3.5 g/dL
コレステロール値	＜ 160 mg/dL
総リンパ球数	＜ 800：高度の低栄養
	800〜1200：中等度の低栄養
	1200〜2000：軽度の低栄養

b. 低栄養の診断

　低栄養をどのように診断するかについては，新たな基準が示されたことで，明確になった．重要なことは3点で，低栄養の症状があるかどうか，食事の摂取量が保たれているか，炎症反応があるかどうか，である．

　低栄養状態を表す症状や状況としては表 I-1-3 に挙げたようなものがある．主な指標は身長や体重など身体計測に基づくものと，生化学的な検査に基づくものとに分かれる．

　栄養状態を把握する場合には，①身体計測，②摂取量調査，③生化学的検査の三つが行われる．

　身体計測に関しては，例えば寝たきりの人の身長や体重をきちんと把握しようと思うと，意外に難しい．また，上腕周囲長なども測定したことがなければすぐに実施はできないだろう．では，どの程度身体計測を在宅医療の現場で行ったらよいのだろうか．筆者は，少なくとも低栄養を疑った段階では身長と体重は最低限把握するべきだと思う．身長は栄養評価の基準になってくるので是非把握したいし，体重もその後のモニタリングを行う上でも重要な指標となる．寝たきり患者の場合の身長，体重の計測方法は本書の中で述べられているので参考にしていただきたい．一般的にはBMI：18.5以下の時低栄養の疑いが濃厚であると考える．

　生化学的な評価では在宅医療のような慢性期ケアでは，アルブミン値が予後との相関について最もよく研究され，一般的に用いられている．通常 3.5 g/dL を基準にそれ以下を低栄養と考える．実際に 3.5 g/dL 以下では単独で予後悪化の因子となっている[5]．地域在住高齢者の8割がアルブミン値 4.0 g/dL 以上である[6] ことを考えると，3.5 g/dL 以上であっても低栄養状態を疑うべきであろう．

　低栄養状態が疑われた場合には，基礎疾患の有無を考える．特に慢性炎症を来

I. 高齢者が食べられない時の対処

表 I-1-4. PEM中リスク者の出現頻度[8]（アルブミン 3.5 g/dL 以下）

	人間ドック (n = 1055)	外来受診者 (n = 268)	在宅要介護者 (n = 179)	長期療養病棟入院者 (n = 1048)
男性	0.7%	6.7%	31.6%	42.8%
女性	0.2%	10.4%	34.7%	39.4%

すような疾患，例えば，悪性腫瘍，リウマチ性疾患，結核などの感染症については，注意深く除外する必要がある．赤沈，CRPなどの炎症反応を反映する指標の検査は欠かせない．特に結核の除外は確実にする必要があり，疑われる場合には精密検査可能な医療機関への紹介が必要となる．

その上で，先程述べた，三つのカテゴリー，『飢餓関連低栄養』，『慢性疾患関連低栄養』，『急性疾患／傷害関連低栄養』に当てはめて診断をつけ，さらにそれぞれ重症，軽症の二つ，合計六つに分類されることとなる．

c. 低栄養の発生頻度

在宅医療の対象となるような慢性疾患を抱えた高齢者や日常生活に何らかの援助が必要な高齢者にとって，低栄養は容易に陥る危険がある状態だと言える．実際，日本のデイサービス利用者の約3割[6]が低栄養状態にあり，日本の在宅患者を対象とした Mini-Nutritional Assessment®* を使用した研究では60％もの人が低栄養もしくはその予備軍であったという報告もある[7]．また松田らの調査ではアルブミン値3.5 g/dL以下を低栄養とすれば，低栄養者の割合はドック受診の自立高齢者では1％未満であるが，外来患者では約10％，在宅の要介護者では約30％，療養型の病院では約40％であったという[8]（**表 I-1-4**）．このように高齢者の低栄養の発生頻度は身体状況の低下とともに増加する[9]．そして，低栄養がさらにADL（日常生活動作）の低下を招き，ADL（日常生活動作）の低下がさらに低栄養を悪化させていくという悪循環に陥ってしまう．私たちはこの悪循環に陥らないように，日頃から低栄養の高リスク患者を対象にしていることを忘れずに早期に対処することが必要である．

d. 低栄養の原因

高齢者が低栄養に陥る原因には様々なものがある（**表 I-1-5**）．身体的な要因，社会的な要因，精神的な要因に大きく類別される．医学的要因の中には慢性疾患

---

* Mini-Nutritional Assessment®（MNA）：欧米で高齢者評価によく用いられている Guigoz らにより1994年に開発されたスクリーニング法．低栄養に関する感度96％，特異度98％（Vallas 1998）と有用性が高いが，食習慣の違う本邦での有用性については議論が分かれる（別表2）．

表 I-1-5. 高齢者の低栄養の原因

加齢に伴う生理的変化	嗅覚・味覚の低下 唾液分泌の低下 胃内容の停留 腸管運動の低下	飢餓関連低栄養？
	サイトカイン（IL1, IL6 など）の活性上昇	慢性疾患関連低栄養？
精神的要因	うつ 認知症 離別苦（配偶者の死など）	飢餓関連低栄養
医学的要因	悪性腫瘍 COPD 心不全 腎不全	慢性疾患関連低栄養
	脳血管障害／神経疾患（嚥下障害） 歯科的な問題	飢餓関連低栄養
	慢性炎症（リウマチなど） 甲状腺機能亢進・低下症	慢性疾患関連低栄養
	薬剤性（多剤内服）	飢餓関連低栄養？
社会的要因	生活力不足（外出困難・調理困難など） 貧困（介護サービス利用困難など） 施設介護力不足（食事介助時間の不足など） 独居・高齢者世帯	飢餓関連低栄養

関連低栄養が多く，簡単には改善は困難だが，高齢者の場合には社会的な要因による飢餓関連低栄養の割合は比較的多い．**表 I-1-6** に示す改善可能な低栄養の原因「MEALS ON WHEELS」[10] については見逃さないようにしたい．

低栄養をきたすような慢性炎症や急性炎症が見られない飢餓関連低栄養の場合は多くの場合，治療内容，ケア内容や食事内容の見直しによって改善する．

特に注意したいのは，高齢者でよくある多剤投与に伴う，食欲不振からの低栄養である．ある老人保健施設に入所していた男性は食欲不振が続き傾眠となり経管栄養をするかどうかという段階で，実は抗けいれん薬が原因ではないかと疑い，原因の薬剤を中止したところ 3 日目には普通に食事をとれるようになった．参考までに**表 I-1-7** に食欲不振の原因となりうる薬剤のうち，高齢者がよく内服しているものを示した．また，6 剤以上内服薬を飲んでいる場合には，何とか減らせないかと努力をすることも忘れてはいけない．例えば，抗けいれん薬などは，2 年以上けいれんがない，もしくはけいれんの既往がないのであれば，休薬を試みるのも一つの方法だろう．

1. 高齢者が食べられない時の対処

表 I-1-6. 改善可能な低栄養の原因

Medication
Emotional problem（うつ状態）
Anorexia tardive（nervosa）; alcoholism：晩発性食思不振症，アルコール性
Late-life paranoia：妄想状態
Swallowing disorders：嚥下障害
Oral factors
（入れ歯があわない，歯がない，口内炎があるなど）
No money（施設に金銭的余裕がなく，食事の個別化ができない．対象者にお金がないなど）
Wandering and other dementia-related behavior：徘徊などの認知症に伴う問題
Hyperthyroidism, hyperparathyroidism, hypoadrenalism：甲状腺機能亢進など
Enteric problems：消化管の問題
Eating problems（自分一人では食事がとれない）
Low-salt, low-cholesterol diet
Social problems（孤立，他の入居者等の汚い食べ方で食欲がなくなるなど）

Morley JE, Kraenzle D : Causes of weight loss in a community nursing home. J Am Geriatr Soc. 1994 ; 42（6）: 583-585.

　身体的な要因としては加齢による生理的変化も大きく影響している．加齢に伴って，味覚や嗅覚の低下，唾液分泌の減少，腸管運動の減弱などが起きてくる．それに従って，食欲の低下が見られる．

　在宅医療の状況下では，社会的な要因も大きな問題となる．老老介護などの介護力不足，地域社会全体のホームヘルパー不足，貧困などの経済的問題が，在宅高齢者の栄養状態に関係している事例には日常的に遭遇する．低栄養の高齢者の診療にあたる場合には，その方の介護や経済の問題にも気を配る必要がある．

　精神的な原因では，抑うつや，認知障害などが大きな原因となる．また，配偶者や親しい友人などとの死別を契機に高齢者が食欲低下を来すことはよく経験する．

　このように，高齢者の低栄養の原因は様々な要因が絡み合っている．評価の詳細は他章に譲るが，まずは，解決可能な原因を探り，丁寧に対処することが必要である．

(2) 高齢者が痩せた時に

　体重減少や低栄養が明らかになった時に，様々な原因があることはわかった．環境要因や嚥下障害が主な要因で炎症反応がない，飢餓関連低栄養は，重症であっても，きちんとした栄養評価と介入で改善する．一方で，悪性腫瘍やCOPD,

表 I-1-7. 低栄養の原因となる可能性のある薬剤で高齢者がよく内服しているもの

	薬剤の種類	薬剤の例（商品名）
意識状態に変化を来す薬剤	抗けいれん薬（治療域でも）	フェノバール，デパケン，フェニトインなど
	抗不安薬	デパス，ホリゾンなど
	抗精神病薬	セレネース，リスパダールなど
	睡眠薬	レンドルミン，ネルボンなど
中毒を来す可能性のある薬剤	テオフィリン製剤	テオロング，テオドール，ユニフィルなど
	ジギタリス	ジゴキシン，ジギトキシンなど
	抗けいれん薬（中毒域）	デパケン，フェニトイン，フェノバールなど
腸管運動に影響を与える薬剤	カルシウムチャンネルブロッカー	ニフェジピン，アムロジピンなど
	抗うつ薬など抗コリン作用のある薬剤	アミトリプチリン，ポララミンなど
脱水を誘発する薬剤	ループ利尿薬・サイアザイド系利尿薬	ラシックス，ルプラック，ダイクロトライドなど

心不全，肝不全，腎不全，慢性関節リウマチなどに伴って起きてくる慢性疾患関連低栄養，いわゆる悪液質と加齢に伴う体重減少とも言える筋肉減少症（サルコペニア sarcopenia）については，単に栄養的な介入を行ったとしても改善はあまり期待できない．このような治療や支援の限界について，在宅医はある程度の知識を持つ必要がある．サルコペニアは他章に譲り，本章ではいわゆる悪液質について述べる．

a. 慢性疾患関連低栄養：悪液質 cachexia

悪液質は悪性腫瘍などの疾患に伴う，慢性的な炎症が持続することによって起きる比較的急速な筋肉・脂肪の減少を主体とした代謝性の変化である．食欲不振，インスリン抵抗性の上昇，筋蛋白分解などが，サイトカイン（IL1，TNFα，IL6 など）の関与によって引き起こされる[11]．悪液質は悪性腫瘍，心不全，慢性肺気腫，慢性関節リウマチ，末期腎不全などに伴って起きることが知られている．これらの疾患は在宅医療でもよく見る疾患である．悪液質はこれらの原疾患に伴って起きる炎症性のサイトカイン産生による異化亢進状態で，この時，筋蛋白が分解され，そのアミノ酸を材料に肝臓では様々な急性期蛋白が産生されている．

悪性腫瘍に伴う悪液質については，代謝異常の程度によって，3段階に分けられるとされている[12,13]．代謝異常は存在するものの炎症反応はそれほど目立たず，

体重減少は5％以下にとどまり，食欲不振が主な「前悪液質」，炎症反応が顕著となり，体重減少が5％以上もしくは，BMI＜19となる「悪液質」，予後3か月以内で食欲不振，倦怠感など悪液質の症状が顕著となり治療に反応しなくなる「不応性（不可逆的）悪液質」である．在宅医療に紹介される段階ではすでに不応性悪液質にある場合がほとんどである．

悪液質への対処

悪液質への対処は原疾患の治療が可能であれば，その治療が最優先される．悪性腫瘍に伴う悪液質の場合，中心静脈栄養 total parenteral nutrition（TPN）を受けていることがまれではないが，上部消化管閉塞以外の末期悪性腫瘍に対する有効性ははなはだ疑問で，在宅医療に紹介される患者の多くは不応性悪液質の状態にあり，TPNを中止することで，全身倦怠感，吐き気，身の置き所のない感じなどが消失することが多い．また，COPDの患者では安静時エネルギー消費量 resting energy expenditure（REE）が亢進しており，それを満たす栄養摂取が必要であると言われている．しかし，悪液質に陥っていると考えられる場合，例えば高齢で食欲不振がひどく食事摂取量がREEに比べてかなり低い場合には，栄養的な介入をしても体重増加が期待できない場合が少なくない[14]と言われており，筆者の経験でも，一時的に経管栄養などを用いたとしても，ただ患者に苦しい思いをさせるだけで利益がほとんどなく，患者に申し訳ないと反省したことが何度かある．

薬物的な治療ではプロゲステロン製剤 megestrol，メドロキシプロゲステロン（ヒスロンH）の投与がある程度有効であるとされているが，その効果は限られている．保険適応がないことと，高価なこともあり，日本の現状では使用しにくい．副腎皮質ステロイドも効果の持続期間は限定されるが，食欲を刺激する作用は認められる．その他，ω3脂肪酸（魚油）なども悪性腫瘍による悪液質に対しての使用が検討されているが，その効果については定かではない[13]．近年，L-カルニチンや分枝鎖アミノ酸なども研究されているが，未だ途上にある．

(3) 低栄養へのアプローチ

ここまでで，低栄養についてのおおよそ基本的なことについて述べてきた．では，私たちが低栄養を疑ったらどのように考えて診療を進めたらよいのであろうか．

採血や身体所見，体重減少などから低栄養を疑った場合，まず，念頭に置かなければならないのは，この人の必要カロリーと摂取カロリーのバランスはとれて

いるのか？ということである．もし，摂取カロリーが足りないのであれば，その原因を考える．原因は，体だけでなく，その人の暮らす環境にも思いをはせる必要がある．これらをひっくるめて栄養評価と言い，他章で詳細が述べられている．そして，改善可能な原因をまずは考えて可能であれば，改善する．改善可能な原因が見あたらない，もしくは，改善しても栄養状態が改善しないのであれば，悪液質や慢性炎症などの存在も否定する必要があるだろう．また，特に誘因や原因がなく，食事摂取量が減少し，徐々に痩せているのであれば，加齢に伴う筋肉減少症ということになる．食事量が明らかに少なく，その原因がはっきりしない場合などは，栄養補助食品などを試みて，カロリーアップに対する反応を見るのも一つの方法である．低栄養がすすみ，経口から十分な摂取ができない時などは短期間経鼻胃管などでの経腸栄養を患者と相談の上導入するのも有効な場合がある．

悪液質に陥っている場合には栄養量というよりもその質にこだわる必要があるだろう．単純に量を増やしても予後の改善があまり期待できないばかりか，本人に苦痛を与えることにもなりかねない．

筋肉減少症を老化に伴う変化と捉えて，仕方ないと考える方もいるだろう．しかし，外出の機会を増やしたり，おいしく食事をとれる環境を考えたりしながら，なるべく筋肉を使う機会を増やしつつ，栄養量のアップを図ることは筋肉量の減少を抑え，豊かな生活を維持するためには必要なことである．

また，ビタミンや銅，亜鉛などの微量元素の摂取不足も高齢者では見られることが多い．微量元素などについてはよほど長期間にわたって摂取量が不足しなければ身体症状として出現することは少ないが，経管栄養の患者や，調理能力が衰えている高齢者ではしばしば偏食になり，微量元素の欠乏症状を見ることがある．

表 I-1-8. 微量元素の欠乏症状

亜鉛	四肢皮膚炎，味覚障害，免疫低下，創傷治癒遅延
銅	小球性貧血，好中球減少，骨粗鬆症，神経障害，頭髪皮膚脱色
セレン	心筋障害，筋力低下
クローム	耐糖能障害，末梢神経障害，脳症
マグネシウム	高コレステロール血症，体重減少，凝固蛋白低下
モリブデン	頻脈，夜盲，いらいら感，昏睡，頻呼吸
フッ素	齲歯
ヨウ素	甲状腺機能低下

筆者も経管栄養の患者で銅の欠乏による血球減少を経験したことがある．**表 I-1-8** に主な微量元素の欠乏症状を列記したので，もし原因不明の症状に出会ったら，これらの欠乏症状を思い出していただきたい．

しつこいようだが，私たちは低栄養のリスクにさらされている患者を対象に医療を行っていることを忘れずに，栄養状態には常に気を配って診療にあたりたい．

文　献

1) 杉山みち子，清水瑠美子，若木陽子，他：高齢者の栄養状態の実態と栄養管理の意義．栄養―評価と治療．2000；17（4）：553-562.
2) Rolland Y, kim MJ, Gammack JK：Office management of weight loss in older persons. Am J Med. 2006；119（2）：1019-1026.
3) White JV, Guenter P, Jensen, et al.：Consensus Statement：Academy of Nutrition and Dietetics and American Society for Parenteral and Enteral Nutrition：characteristics recommended for the identification and documentation of adult malnutrition (undernutrition). JPEN J Parenter Enteral Nutr. 2012；36（3）：275-283.
4) Jensen GL, Bistrian B, Roubenoff R, et al.：Malnutrition syndromes：a conundrum vs continuum. JPEN J Parenter Enteral Nutr. 2009；33（6）：710-716.
5) Corti MC, Guralnik JM, Salive ME, et al.：Serum albumin level and physical disability as predictors of mortality in older persons. JAMA . 1994；272（13）：1036-1042.
6) 熊谷修，柴田博，湯川晴美：地域在宅高齢者の身体栄養状態の低下に関連する要因．栄養学雑誌．2005；63（2）：83-88.
7) Izawa S, Kuzuya M, Okada K, et al.：The nutritional status of frail elderly with care needs according to the mini-nutritional assessment. Clin Nutr. 2006；25（6）：962-967.
8) 厚生省老人保健事業推進等補助金「高齢者の栄養管理サービスに関する研究：報告書」(松田朗　1996-1999)
9) 五味郁子，杉山みち子，梶井文子，他：複合型高齢者ケア施設における高齢者のJARD2001を用いた要介護度別身体計測値の評価．栄養―評価と治療．2002；19（4）：493-498.
10) Morley JE, Silver AJ：Nutritional issues in nursing home care. Ann Intern med. 1995；123（11）：850-859.
11) Hickson M：Malnutrition and ageing. Postgrad Med J. 2006；82（963）：2-8.
12) Radbruch L, Elsner F, Trottenberg P, et al.：Clinical practice guidelines on cancer cachexia on advanced cancer patients with a focus on refractory cachexia. European Palliative Care Research Collaborative. 2011.（www.epcrc.org より）
13) 日本緩和医療学会緩和医療ガイドライン委員会編：終末期がん患者の輸液療法に関するガイドライン2013年版．(http://www.jspm.ne.jp/guidelines/glhyd/2013/pdf/glhyd2013.pdf より)
14) Creutzberg EC, Schols AM, Weling-Scheepers CA, et al.：Characterization of nonresponse to high caloric oral nutritional therapy in depleted patients with chronic obstructive pulmonary disease. Am J Respir Crit Care Med. 2000；161（3 Pt 1）：745-752.

〔小野沢　滋〕

Tips 1

在宅での体重測定
―栄養状態を簡単に把握評価できる指標！

　体重の経過をみることで脱水・浮腫・エネルギー過不足の評価ができ，個人の適切な必要栄養量の算出の目安になる．

＜用意するもの＞
　①体重計（寝たきりの方の場合は 2 台：同じ機種・機能のもの）　②バスタオル（厚手）or シーツ 1 枚　③計算機

＜注意＞
・体重計は，畳・絨毯の上でも計測可能な補助脚付（図1）で，最小 0.1 ～ 0.5 kg 単位，最大 150 kg 計測可能タイプ．測定値を数秒間デジタル表示するものがおすすめ．
・バスタオルやシーツ以外に図2 の取っ手付布があると便利である．

＜計測方法＞

立位（5 秒以上静止）可能な場合
・通常の立位計測を実施

寝たきり，人工呼吸器装着者など立位静止困難な場合
・バスタオルやシーツなどのしっかりした布を身体の下に敷き，計測者 2 人，体重計 2 台で計測する（図3，4）．同時表示した計測値から計測者と布分を引き算で算出．
　注）同じ機種の体重計で，表示タイミングが同時であることが誤差防止になるので計測者は声をかけあい確認する．

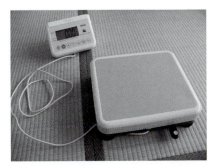 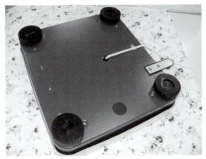

図 1　補助脚付デジタル体重計

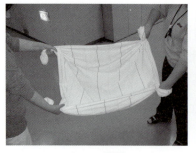
シーツで計測

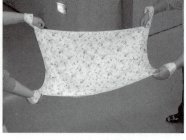
取っ手付布（作成品）

図2　取っ手付布

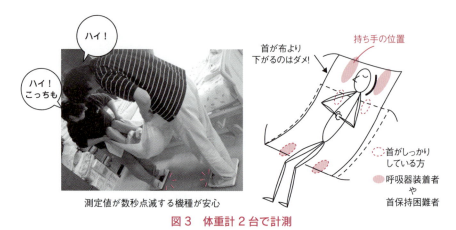
測定値が数秒点滅する機種が安心

図3　体重計2台で計測

・布利用時の注意として，呼吸器装着者や首保持困難者は布を頭頂部まで敷くことで安心して計測できる（図3イラスト参照）．

・計測時間帯は，嘔吐防止を考慮し，経口摂取・経管栄養の方ともに，食前（経管栄養投与前）か食後（投与終了後）1時間以上経過してから計測実施する．

・計測時のベッドの高さは，計測者の腰痛防止のため，腰よりやや低い高さに設定し，布は身体の近くを持つと楽である．

・計測時には，両手が身体の下や布の外に出ないよう事前に腹部の上で組んでおいてもらう．従命困難者や拘縮や麻痺がある場合は寝衣ズボンに両手を入れておくと安心である（図5参照）．

端坐位可能，車いす乗車可能な場合：布を事前に敷いておき端坐位姿勢（もしくは車いす移乗）をとり，計測者が左右に配置し計測（図6, 7）．

小柄な方の場合：計測者1人で横抱き，もしくは背負って計測実施．

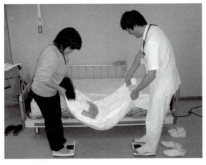

図4

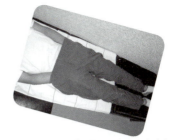

寝衣ズボンに両手を入れてもらうと安心

図5

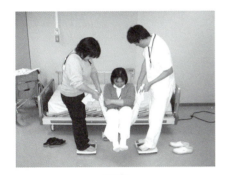

図6

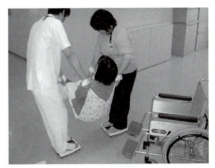

図7

 病院や福祉施設を利用：ショートステイやデイサービス利用者の場合は，担当ケアマネジャーや施設相談員に計測実施依頼し「連絡ノート」に記載していただく．場合によっては，定期計測（例：1回／月）依頼．

 最近は，浴槽にお湯を入れたまま体重が測定できる「バススケール」もあるので，訪問入浴事業所に確認するとよい．

 ☆上記いずれかの方法で，本人拒否以外は事故なく100％計測してきたが，どうしても困難な場合は下記式で体重予測できる．

＜予測式で体重算出＞

体重の予測式（1）

　男性　$(1.01 \times KH) + (2.03 \times AC) + (0.46 \times TSF) + (0.01 \times 年齢) - 49.37$

　　　　　　　　　　　　　　　　　　　　　誤差 ±5.01 kg

　女性　$(1.24 \times KH) + (1.21 \times AC) + (0.33 \times TSF) + (0.07 \times 年齢) - 44.43$

　　　　　　　　　　　　　　　　　　　　　誤差 ±5.11 kg

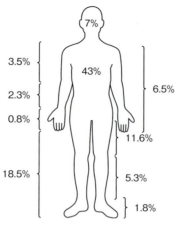

図8 総体重に対する身体各部の割合
(Brunnstrom S：Clinical Kinesiology. 3rd ed. FA Davis；1981)

KH：膝高（cm）　AC：上腕囲（cm）　TSF：上腕三頭筋皮下脂肪厚（mm）
(内山里美，宮澤　靖，岩谷　聡，他：身長計測の実際─身長・体重・上腕周囲長・皮下脂肪厚の測定方法．臨床栄養．2005；107（4）：394-398．)

体重の予測式（2）　Grantの式（kg）
男性（0.98×CC）+（1.16×KH）+（1.73×AC）+（0.37×SSF）−81.69
女性（1.27×CC）+（0.87×KH）+（0.98×AC）+（0.4×SSF）−62.35
　CC：下腿周囲長（cm）　KH：膝高（cm）　AC：上腕囲（cm）
　SSF：肩甲骨下部皮下脂肪厚（mm）

◆四肢欠損者：身体各部の割合（図8）

〔松井　孝子〕

Tips 2

寝たきりの人の身長を測ろう
―身長計測値は必要栄養量算出の要！

初回時には計測把握する習慣をもとう．

＜用意するもの＞
① メジャー（2 m タイプが便利）
② 物差し（ティッシュの箱で代用 OK）

＜計測方法＞

<u>脊椎彎曲がなく立位可能な場合</u>
1. 柱や壁沿いに立位していただきメジャー計測
   注）息を吸って止めた状態で計測
2. 病院や利用施設の身長計を利用

<u>寝たきりで立位困難な場合</u>
枕を外し仰臥位姿勢で身体をできるだけ伸ばし，頭頂部と足底部に平行な板や物差し（or ティッシュの箱）を当てて計測（イラスト参照）．

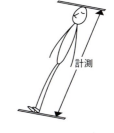

<u>極度の脊椎彎曲や拘縮のある場合：2 方法</u>
1. 側臥位にて
5 点法測定
① 頭頂部〜首付け根（図 1）
② 肩〜腸骨（図 2）
③ 腸骨〜大転子（図 3）
④ 大転子〜膝中央（図 4）
⑤ 膝中央〜踵（足底）（図 5）

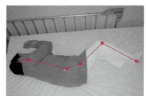

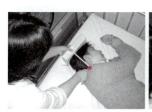

図 1

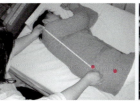

図 2

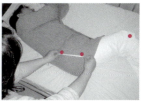

図 3

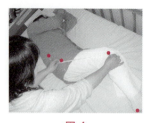
図4

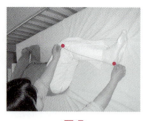
図5

2. 胸の中央の胸骨～一方の腕の指先（中指）までの計測値を2倍で算出
両下肢を失った方の場合：2方法
①両腕を肩の高さで最大限に横に伸ばし，左右の指先（中指）までを計測
②胸骨～一方の腕の指先（中指）までの計測値を2倍で算出

＜身長の予測式＞

knee height（膝高）による患者の予測式

男性　膝高（cm）／0.301

女性　膝高（cm）／0.297

（東口らの鈴鹿総合病院計測データより）

男性　64.02 ＋（膝高×2.12）－（年齢×0.07）
　　　　　　　　　　　　　　誤差 ±3.43（cm）

女性　77.88 ＋（膝高×1.77）－（年齢×0.10）
　　　　　　　　　　　　　　誤差 ±3.26（cm）

単位　膝高（cm）年齢（年）

（宮澤らの日本静脈経腸栄養学会発表より，2004）

欧米の場合

男性　64.19 ＋（膝高×2.02）－（年齢×0.04）

女性　84.88 ＋（膝高×1.83）－（年齢×0.24）

指極*による推定　身長（cm）＝指極（cm）

（*左右の腕を90度に，鎖骨の高さに合わせて水平に一直線に広げ，右の中指先端から左の中指先端までの直線距離を計測する．）

座高による推定　身長（cm）＝座高（cm）×11/6

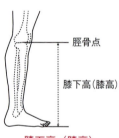
膝下高（膝高）

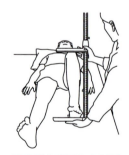
膝高計を利用した計測

〔松井　孝子〕

高齢者の栄養評価

　筆者が所属している在宅チーム医療栄養管理研究会が作成した「在宅高齢者食事ケアガイド」で記述している「スリーステップ栄養アセスメント（NA123）」を応用しながら高齢者の栄養評価を説明していく．まず，高齢者の低栄養に必要な栄養評価であるMNA®（Mini Nutritional Assessment®），主観的包括的評価であるSGA（Subjective global assessment）や介護保険施設で用いられる栄養ケア・マネジメントをふまえ，誰でもどこでもできる栄養評価の例を示したい．

　在宅訪問診療は医師・看護師2人で行っている場合や医師1人で行っている場合もあるが，ケアマネジャーをチームリーダーとして他の専門職の訪問ケアチームと共にサービス担当者会議で意見交換しながら行っている場合など事情が少しずつ違う．最低捉えておきたい事項が抽出できれば幸いである．

(1) 高齢者の低栄養に必要なアセスメントツール

　詳しくは，厚生労働省ホームページの栄養ケア・マネジメント様式例を出力して確認していただきたいが，筆者は，高齢者の低栄養のリスク判断に用いる栄養スクリーニング（通所・居宅用）は，平成24年4月版の様式集を変更して使用している（**別表1**）．

　評価にADL，認知症，うつなど高齢者にとって栄養障害リスクとして重要な項目が組み込まれており，採血を必要とせず特別な専門家でなくても十分対応できるとされるMNA®-SF（簡易栄養状態評価表）（**別表2**）を提示しているので参考にされたい．このほか簡単な情報のみで栄養障害はもちろん，創傷の治癒遅延や感染症などのリスクのある患者を正確に予測できると言われるSGA（主観的包括的評価）もある．それぞれ特徴があり使いこなしていく中で利用価値のあるものを使用すればいいと思う．

(2) 管理栄養士が介入した場合

　居宅療養管理指導（訪問栄養相談）において栄養状態の変化を即座に捉え，対象者や家族の心をつかみながら栄養改善を進めていくことは必ずしも簡単なことではない．特に医師や利用者や他職種に説明をしていくには誰でも納得するエビデンスがなければならない．管理栄養士が実際にアセスメントしている項目のリ

ストと実際の評価例の一部を表 I-2-1 に示す．この表 I-2-1 の項目はモニタリングとしても利用でき，現在の課題を抽出し，その課題の原因や症状および兆候などを引き出す．この引き出した事項を勘案して栄養ケア計画を作成し，多職種に連携し承認を得る．連携の方法は，サービス担当者会議，電話連絡，IT を用いたケアネット，報告書郵送などいろいろ状況に応じて実施している．

　在宅訪問ケアは，各専門家が単独で訪問する場合が多く，多職種連携が難しい．特に管理栄養士の場合，食の支援，栄養状態の改善のためには多職種からの情報やアドバイスが欠かせない．多職種協働のためにも，手間を惜しむことなく連携に心掛けている．このような管理栄養士の努力も認めていただき，ケアチームの中にぜひ管理栄養士を介入させていただきたい．

(3) スリーステップ栄養アセスメント「NA123」とは

　在宅高齢者の家族構成は，単身世帯，高齢者だけの世帯，家族が外出がちの日中独居世帯が多く，朝は定番の簡単な食事，昼はパンや麺，夜は惣菜を組み合わせた食事のパターンになってしまうことが多く，食事の量や栄養素の不足から生じる低栄養状態に陥る高齢者は予想以上に多い．このような食習慣の中から生じる食事・栄養の諸問題を早期発見，早期対応するためには，在宅高齢者に適切な栄養・食支援を行わなければならない．そのためには，ケアマネジャーを中心とした多職種協働のチーム医療・ケアにつなげていくことが必要である．

　「NA123」とは，医療や福祉の経験があれば誰でもどこでも簡単に食の評価ができるように作成されたものである．その調査段階（第 1, 2, 3 段階調査「NA123」）で，どのような食の問題があるかが読めるようになっている．

a. スリーステップ栄養アセスメント「NA123」の構成

　多職種協働のチーム医療・ケアを行うためには，誰もがアセスメントから課題を抽出でき，評価ができるアセスメントツールが必要になる．在宅チーム医療栄養管理研究会で，何回か検討を重ね作り上げた 3 段階調査法，スリーステップ栄養アセスメント「NA123」を解説する．

　①第 1 段階調査（NA1：食事リスク調査）
　　◆意義：単品食べ・むら食べはないか確認する
　②第 2 段階調査（NA2：脱水発見調査）
　　◆意義：脱水予備軍を発見する
　③第 3 段階調査（NA3：食事摂取状況調査）
　　◆意義：摂取栄養素量の把握

表 I-2-1. 管理栄養士の行うアセスメント・モニタリング項目

本人情報	・本人の意向（生きがい，健康感，意欲など） ・個人情報（疾患名，医師の指示，本人の思い，住居，家族，生活習慣など） ・身体状況（生活機能，身体機能，身長，体重，腹囲，BMI，体温，呼吸，血圧，排便，尿，むくみ，吐き気・嘔吐） ・病状履歴（既往歴，発症状況，家族歴，薬，食品の相互作用，意識レベル，栄養指導歴）
栄養補給，食事状況	・食事摂取基準と実際の摂取量（摂取カロリー，蛋白，水分，塩分） ・その他（食欲・満足感，食べ方，好き嫌い，禁忌食品，アレルギー，食事環境，介助状況，食事形態，間食，水分補給状態，歯・口の状態など） →下に例示
アセスメントツールによる評価結果（NA1，2，3 など）	
その他の食事関連事項	・摂食・嚥下評価（食べ残し，体重減少，むせ，せきこみ，構音障害，肺炎の既往） ・食べ方評価（カロリー，蛋白質，根菜類，糖，油脂，塩分，水分，偏り，量など） ・血液検査値（血清アルブミン，ヘモグロビン，血糖値，HbA1c，尿素窒素（BUN），クレアチニン，尿酸値，HDL コレステロール，LDL コレステロール，中性脂肪，AST，ALT）
栄養食事相談（相談事項，実習（リハクッキング）など）：リハクッキングとは不自由な手でもリハ食器具を用い管理栄養士と共に料理を楽しむこと	
多職種による課題の解決	・医師（栄養・食事指示，投薬，褥瘡関係） ・訪問看護師（皮膚，吸引，清拭，身体管理） ・訪問歯科（義歯，舌，頸部，喉頭，吸引筋の訓練） ・訪問歯科衛生士（口腔ケア） ・訪問リハビリ，訪問介護，訪問マッサージ，訪問入浴，訪問薬剤師 ・摂食嚥下評価（喉頭残留，気管への流入，嚥下反射状況，内視鏡検査結果） ・家族・近隣の協力 ・配食などの食事サービス
栄養ケア提供経過記録：食事，栄養改善事項のとりくみと効果の経緯を記録	

評価の例（部分）

カテゴリー		小項目	現在の課題・ケア項目	状況・栄養ケア
栄養補給・食事状況	指示栄養量比	エネルギー　kcal 蛋白質　g 水分　mL 塩分　g 他	医師指示量 エネルギー kcal 1500 蛋白質 g 60 水分 mL 1500 塩分 g 6	朝食，昼食の食べ方は変わらないが，食欲のないときがある 昼にエネーボは飲んでいる．水分も飲むように心がけている 1400 48　｝ほぼ 95％ 取れている 1450
	指示栄養量と摂取栄養量の比			
	食欲・満足感 食べ方 食事条件・環境 食事形態 間食状況 水分補給状況 歯の状況 口の状況 摂食嚥下評価 低栄養評価 療養食評価	残量　自助具　介助など 食給与（購入・作成・デイなど）	低栄養予防 摂食嚥下問題 糖尿病	効率よい栄養充足を行い夏場の体重減少を 1kg までにする目標 （エネーボ 1 日 1 缶 300 kcal 付加） 毎年，摂食嚥下機能障害が原病のため少しずつ進行する 5 月の VE 検査をふまえて対処法をチームで検討する お菓子はやめている 野菜から食べるを実行している 血糖・HbA1c もコントロールされている

I. 高齢者が食べられない時の対処

以上の「NA123」の3段階に構成されており，この様式を応用しながら多職種協働で栄養介入していくことは可能と思う．ただ，疑問を感じたら訪問栄養士と連携し，訪問栄養士のサービスが入っていない時は，施設や病院，市や保健所に所属する食事・栄養の専門家（管理栄養士）との連携を試みていただきたい．

b. 誰でもどこでもできる「第1段階調査　NA1：食事リスク調査」

第1段階調査（**図 I-2-1**）では，医師や看護師はもちろんヘルパーや本人，家族でも使い方を教わらなくても記入可能で，栄養リスクが正確に判定できる．0～1点を問題なし，2～5点を要観察，6～10点を危険と判断する．食事リスク点が6点以上であれば，栄養状態が「危険」状況にあり，医療の介入を必要とすることが多く緊急状態であるため，医師・看護師と連携する．ほとんどが栄養介入，あるいは全身管理が必要と判断される場合が多い．食事リスク点が2～5点の場合は，「要観察者」として次の2段階調査：NA2に進む．

NA1：10項目から予測される食生活状況

① 一人で食べる：「はい」にチェックが付いた場合は，孤独な食卓で，多彩なメニューは揃わないのではないかと予測される．

② 買物や食事の準備ができるか：「いいえ」にチェックが付いた場合は，食事を抜くこともあり，ありあわせの物を何回も食べることも考えられる．満足に食事が取れていないことを懸念しなければならない．

③ 3食食べているか：「いいえ」にチェックが付いた場合は，欠食による絶対量の不足に由来する必要栄養量の不足を予測すること．また，一回の食事量が多かったり少なかったりする．

④ 食べられる量が少なくなった：「はい」にチェックが付いた場合は，食欲低下の原因を追求すること．口腔の問題，摂食嚥下の問題，疾病の問題，心身の問題がないか検討する．

⑤ 体重が減った：「はい」にチェックが付いた場合は，6か月前の体重は何kgだったか．何％の減少か．2～3か月前の体重は．減少率は．などをチェックする．体重減少の要因をしっかり捉えることが大切である．特に2～3か月の短期間の体重減少は，原因を追求し的確な対応をする必要がある．

⑥ 野菜を毎日食べるか：「いいえ」にチェックが付いた場合は，朝はクッキーと紅茶，昼はそば，夕は揚げ物中心の食事，など野菜の姿のない食卓の恐れが考えられる．

⑦ アルコールの習慣：「はい」にチェックが付いた場合は，疾病との関連を追及する．

調査項目			結果評価より読めるもの
①食事は一人で食べることが多いですか	はい	いいえ	食事の環境
②買物や食事の支度は一人でできますか	はい	いいえ	食事を満足に摂っているか
③一日3回きちんと食べていますか	はい	いいえ	食事量の不足の有無
④この頃,食べられる量が少なくなったと感じますか	はい	いいえ	食欲
⑤この頃体重が減ってきたと感じますか	はい	いいえ	低栄養予備軍の有無
⑥野菜は毎日食べていますか	はい	いいえ	食品の配分・効率よく食べているか
⑦晩酌を毎日しますか	はい	いいえ	アルコール弊害の有無
⑧薬は何種類飲んでいますか	3種類以上	2種類以下	病気の予測
⑨食べたりのんだりする時にむせますか	はい	いいえ	摂食・嚥下困難状況の有無
⑩入れ歯やかみ合わせに問題がありますか	はい	いいえ	口腔ケアの必要性
合計	(	)点	評点（　　　　）

調査年月日：　　　年　月　日　　調査員名・職種：
回答者：本人・家族・その他（　　　　）
氏名：　　　　　　　　　　　　　性別：男・女　年齢　　歳
住所：〒　　－　　　　　　　　　電話：

お願い：質問に対して該当箇所を○で囲んでください.

▇ 部分のチェック数を1点として,合計してください.
【評価の目安】0点〜1点：問題ありません. 定期的な栄養状態のチェックを行ってください.
2点〜5点：あなたの栄養危険度は中等度です（要観察）水分チェック調査が必要です
6点以上　：あなたは高い栄養危険度があります（危険）栄養状況調査が必要です

<在宅チーム医療栄養管理研究会編>

図 I-2-1. 誰でもできる第1段階調査表（NA1：食事リスク調査）

（文献1）p.4より改変）

⑧薬の数：「3種類以上」にチェックが付いた場合は,疾病管理をしつつ栄養管理をする必要性を認識する.

⑨むせるか：「はい」にチェックが付いた場合は,外来受診の時でもビデオレントゲンまたは内視鏡で口腔機能状況を調べることができたら最高であるが,できない場合は,家族や多職種と検討し,咀嚼,摂食,嚥下状況の情報を共有し,誤嚥性肺炎を食い止める努力が必要である.また,低栄養,脱水

の素因についても一考したい．

⑩かみあわせに問題：「はい」にチェックが付いた場合は，訪問歯科診療の歯科医，訪問歯科衛生士による口腔機能評価が必要である．また，口腔の問題，食品の選択，切り方，煮方などの考慮が必要になる．

　このような簡単な10項目の食事リスク調査であるが，色々なことが読める．①②③にチェックが付いた場合は，食環境に問題があると考えられ，デイサービスの利用や地域ボランティア，ヘルパーサービスの介入を勧める．④⑤にチェックが付いた場合は，健康状態の悪化を考え，医師に全身状態のチェックをしてもらうことを勧める．⑥⑦にチェックが付いた場合は，食習慣に問題があり，食事内容の偏りが見られることが多々あり，管理栄養士の介入を勧める．⑧にチェックが付いた場合は，多くの慢性疾患の罹患が考えられ，薬剤師の介入を勧める．⑨⑩にチェックが付いた場合は，摂食嚥下機能に問題があり，言語聴覚士，歯科医師，歯科衛生士，摂食嚥下評価医などへの連携を勧める．

c. 努力すればできる水分量把握の「第2段階調査　NA2：脱水発見調査」

　第2段階調査（図I-2-2）は，大まかに食べたものから取れる水分の量を知る調査である．高齢者は，老化により水を蓄えておく筋肉の量が減ったり，基礎代謝量の減少により代謝によって生成される水が減ったり，さらに，細胞数が減少し，細胞内液が少なくなるなど若い人に比べて体液量が少ない状態で，そのために脱水になりやすく，水の出入りについては細心の注意を要する．

1）脱水症とは

　体液量（体内の総水分量），正確に言えば水と電解質（特にナトリウム）の不足状態をいう．高齢者の場合，意欲低下，無気力，せん妄（意識のくもり）などの症状が出やすいと言われるが，皮膚や口唇や舌の乾燥，皮膚の弾力性の低下，あるいは微熱からも疑う．

2）食事からとれる水分

　表I-2-2, 3で示すように健康に生活し，かつ3食欠食することなく色々な食べ物を食べ合わせている高齢者の場合，入る水が2000〜2800 mL，出る水が2000〜2800 mLと水の出入りのバランスが保たれていることがわかる．

　虚弱状態になり熱発や病気による食欲不振や嘔吐，下痢がある場合や，摂食嚥下困難があり食べる量が減っている場合などは，脱水を考える必要がある．

3）第2段階調査表の使用法と効果

　「第2段階調査　NA2：脱水発見調査」の目的は，前述したように食べたもの，飲んだものから大まかな水分摂取量と食事のバランスや量を把握し，脱水，低

料理の種類により、おおよその水分換算値が数字で示してあります。該当する料理を完食したら○、一口でも食べたり、少しでも残した場合には△として下さい。この結果は連絡いたします。

調査年月日　　　年　　月　　日
調査員（職種）（　　　　　　）
回答者：本人・家族・その他（　　　　　）

氏名：　　　　　（性別：男・女）（年齢：　才）（身長：　　cm）（体重：　　kg）
連絡場所　〒　　　　　TEL（　　）　　FAX（　　）
住所

時	食事	食事の種類						食事水分合計	食事以外の水分	料理・その他など（どの種類かわからない時は料理名を記録しておいてください）
朝	主食	飯	90	パン	20	麺・粥	200		水　　杯 お茶　杯 コーヒー　杯 その他　杯	
	主のおかず	揚物	100	煮物・蒸し物	120	生物・焼物	50			
	その他のおかず	お浸し・和え物・酢の物	50	煮物・蒸し物	60	揚物・焼物	50			
	汁椀他	汁	180	ヤクルトなど	60	漬物	15	mL	mL	
昼		朝と同						mL	mL	
夕								mL	mL	
おやつ等	飲み物	牛乳	150	ジュース	130	ヤクルトなど	60		水　　杯 お茶　杯 コーヒー　杯 その他　杯	
	果物	スイカ	130	その他果物	50	羊羹・あんまん	40			
	菓子	チョコレート	0	和菓子・ケーキ	20	プリン・ゼリー・ヨーグルト	70	mL	mL	
1日合計								mL ＋	mL ＝	mL

※ 食事の種類の中の右上の数字は、水分量．
在宅チーム医療栄養管理研究会編

【判断の目安】
1,500 mL/日以上→問題なし　　1,000～1,500 mL/日→要観察　　1,000 mL/日未満→危険

図 I-2-2．第2段階調査票（第　　日目）

（文献1）p.10より改変）

栄養の傾向を早期に発見することである．

4）第2段階調査表の記入方法

①調査表の決まりごと

・調査表右上の数値：特別養護老人ホーム第三南陽園資料より在宅チーム医療栄養管理研究会で抜粋したもので、その料理の水分量を示したものである．その示された水分量はそれぞれの料理の重量を予測して水分計算した数値で

1. 高齢者が食べられない時の対処

表 I-2-2. 水の出入り（高齢者の場合）

[入る水]

食事から‥‥‥‥‥800〜1000 mL
（老人ホーム年間献立表より計上）

食事以外（飲み物・間食）・1000〜1500 mL

代謝で生まれる水　200〜300 mL

合計‥‥‥‥‥‥‥2000〜2800 mL

[出る水]

不感蒸泄‥‥‥‥ 50 kg の人では約 1000 mL

皮膚や口などから呼吸によって
無意識に失う水　体重×20 mL

尿から‥‥‥‥‥‥800〜1500 mL

便から‥‥‥‥‥‥200〜300 mL

　　合計‥‥‥‥2000〜2800 mL

◆不感蒸泄は気温が 30 度から 1 度上昇するごとに 15% 上昇

表 I-2-3. 老人ホームでの一日の水分給与

・ほぼ 1 回量：湯のみ 1 杯（130〜150 mL）

早朝　朝食後　10:00　昼食後　15:00
夕食　20:00 の計 7 回　900〜1000 mL 飲んでいる

元気で外出し，3 食きちんと取れている人
　飲み物から＝900〜1000 mL
　　食事から 800〜1000 mL
あわせて口から 1700〜2000 mL 取る

◆表 I-2-2，3 で示すように食べ物から取れる水が重要で，飲む水，代謝水をあわせたものが入る水である．

ある．その料理の重量は，**表 I-2-4** に基づいて計上し，水分量を算出し数値で表した．

②水分量の計算

　第 2 段階調査表で該当する食事の種類に 1 食分全部食べたら○，半分だったら△，食べなかったら×とし，調査表右上の数値を参考に○の場合数値そのまま，△は 1/2 量，×はゼロとして水分量を計算する．1 日飲んだり，食べたりしたもの全部の水分量を合計する．

③判断指標

　1500 mL 以上は問題なし，1000〜1500 mL は要観察，1000 mL 以下を危険（脱水予備軍）と判断する．

5）第 2 段階調査結果とその対応

◆高齢者の脱水問題は，最重要事項である．特に食事が食べられなかったり，欠食が続いたり，△や×が目立つ場合は，脱水予備軍として考え，対応していくことが大切である．

◆調査表で△や×が目立つ場合は，食事の配分が悪く，健康維持に必要な量も摂れない状況にあることを察知し，低栄養の早期発見，早期対応のために

表 I-2-4. 水分量算出のための食物重量参考値

主食	ご飯は，茶碗は軽く1杯150 g パンは6枚切り1枚60 g 全粥は小丼1杯200 g 麺は麺丼1杯（乾麺60 gと汁200 mL）
主のおかず（主菜）	パン皿1枚にもれる量150 g
副のおかず（副菜）	野菜，芋，海草，キノコなどを材料で小鉢1杯100 g
汁物・その他	お椀1杯180 g
飲むヨーグルト，ヨーク，ヤクルトなど	1本60 mL
漬物	小皿1皿20 g
おやつなど	1個40 g
飲み物（お茶，牛乳，ジュースなど）	コップ1杯150 mL
果物（すいか，他果物）	一切れ150 g，一つ・一個なら70 g
菓子（アメ，せんべい，クッキー）	15 g

も，「第3段階調査 NA3：食事摂取状況調査」に進むことが必要である．

高齢者の場合，低栄養を考えると同時に脱水を考える必要を理解されたと思う．食べたものから水分量を把握するこの調査は，細かい誤差を気にしないで大まかな水分量を捉え早期対応することが最大の目的である．思うより簡単に水分量を出せるので取り組んでいただきたい．

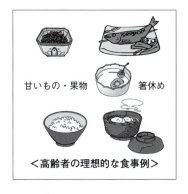
＜高齢者の理想的な食事例＞

d．管理栄養士が行う栄養調査「第3段階調査 NA3：食事摂取状況調査」

利用者が現在食べているものを分析し，栄養摂取量を管理栄養士が割り出していくことは，食べたいものを自由に小皿に盛り付けて食べている在宅においては，簡単なことではない．

第3段階調査では，対象者が食べたものを聞き取った中から，大まかな栄養摂取量を割り出し，推定必要栄養量との誤差を即座に読み取り，低栄養予備軍を察知し，早期対応していくことが重要である．

1）低栄養の判断指標

判断指標は，1日の摂取エネルギーで判断する．1200 kcal以上は問題なし，900〜1200 kcalを要観察（偏食，欠食，栄養バランスが悪い，水分摂取不

I. 高齢者が食べられない時の対処

足の疑い)，900 kcal 以下を危険（脱水・低栄養の疑い）と判断する．

2) [第3段階調査票NA3：食事摂取状況調査] の使用例（表I-2-5）

3) 第3段階調査集計法（表I-2-6参照）

4) 食べた量を目安量に転換するコツ

　イ・主食量をきちんと把握し分析する．
　　ⅰ．どのくらいの茶碗で食べているか．
　　ⅱ．ごはんの固さは普通か，柔らかめか，極端に柔らかめか聞き取る（ご飯・粥を判断）．
　　ⅲ．何gを何人で食べているか（重量を決定）．
　ロ・おかずは何をどのくらい食べたか（食器を実際に示し重量を決定）．

表I-2-5.「第3段階調査票」の使用例

	食べたもの・飲んだもの	目安量(g)	エネルギー(kcal)	蛋白質(g)	水分(mL)	塩分(g)
朝	お粥　小茶碗1杯	200	140	2.2	165	0.0
	小松菜のみそ汁　椀1杯	180	48	4.1	169	1.8
	豆腐と人参の卵とじ	140	57	4.1	100	1.0
	（卵）	25	38	3.1	19	0.1
	小梅干	5	2	0.0	3	0.7
	ヤクルト	65	50	0.8	57	0.0
	お茶	150	0	0.2	149	0.0
昼	食パン　耳取8枚きり	40	106	3.7	15	0.5
	イチゴジャム　少々	30	26	0.8	37	0.0
	牛乳	180	121	5.9	157	0.2
	キャベツとひき肉の炒め物	180	85	9.8	126	1.0
	バナナ半分	50	43	0.6	38	0.0
	ポカリスエット	100	27	0.0	96	0.1
夕	お粥　小茶碗1杯	200	140	2.2	165	0.0
	煮物（里芋，練り物，人参，インゲン）深皿1杯	180	138	7.2	138	2.0
	小梅干	5	2	0.0	3	0.7
	トマト・レーズン・リンゴマヨネーズ・ヨーグルト和え	90	100	1.5	68	0.3
	お茶	150	0	0.2	149	0.0
他飲食	薬の白湯100 mLを3回	300	0	0.0	150	0.0
	ようかん一口	30	93	1.8	8	0.1
	お茶湯のみ1杯	150	0	0.2	149	0.0
計	飲食の栄養量　食べもの　飲みもの	1540　910	1216	48.4	1961	8.5

※ 栄養素等簡易早見表（在宅高齢者食事ケアガイド参考資料）等を参考に計上

ハ・食事のパターン化や食習慣を聞き取る（食べる量やむら食べを察知）．
ニ・日本栄養士会が推奨する「食事日記」（**図 I-2-3**）を使用し，食べたものを記入してみると何がどのように不足しているか食習慣が判断できる．
　この調査は，実施してみればわかると思うが，茶碗の大きさ，その中に入る食

表 I-2-6. 第 3 段階調査票集計用参考資料 （栄養素等簡易早見表より抜粋）

		品　名	目安量 (g)	総量 (g)	エネルギー (kcal)	蛋白質 (g)	水分 (mL)	塩分 (g)
主食	ご飯ものパン	全粥茶碗1杯 食パン	茶碗1杯 6枚きり1枚	220 60	156 158	2.4 5.6	183 23	0.0 0.8
汁物	みそ汁	キャベツとわかめ	椀1杯	180	30	2.0	164	1.8
主菜	豆腐料理	蒸し豆腐 あんかけ+卵	豆腐1/2丁 卵1個	280 50	114 76	8.1 6.2	150 38	2.0 0.2
副菜	野菜料理	野菜炒め（肉入り）	中鉢1杯	180	85	9.8	126	1.0
		筑前煮	中鉢1杯	120	92	4.8	92	1.3
		ポテトサラダ	中鉢1杯	90	100	1.5	68	0.3
デザート	果物菓子類デザート	バナナ	1本	100	86	1.1	75	0.0
		栗まんじゅう	1個	70	216	4.2	17	0.1
		フルーツゼリー	カップ1個	70	60	1.9	58	0.0
飲みもの	飲みもの	牛乳	コップ1杯	180	121	5.9	157	0.2
		ヤクルト	1本	65	50	0.8	57	0.0
		スポーツドリンク	コップ半分	100	27	0.0	96	0.1
		緑茶	湯飲み2/3杯	150	0	0.2	149	0.0
		ほうじ茶	湯飲み2/3杯	150	0	0.0	150	0.0

※ 参考資料の詳細は在宅高齢者ケアガイド資料集を参照のこと
※ 早見表と食べた重量の誤差は，％で割り出した．早見表のお粥は，220 g で計算されているため，200 g は約90％に当たる．表の数値の90％で計算し計上した．同じく食パンは早見表では60 g で計算されているが実際に食べた分量は40 g のため67％で計上した．以下同じように計算して計上した．みそ汁は蛋白質の入らないキャベツとわかめで計上した．同じように料理の材料が同類のものは代行した．
※ 大まかな栄養摂取量を早期に掴むことが大切なため，食べた料理そのものが表になくても似通ったものを代行して計算すること．この立証は，在宅チーム医療栄養管理研究会で何回か試行した結果，たいした誤差は出なかったため同じような料理の栄養量は代行してよいと判断した．

（文献1）p.14 より改変）

I. 高齢者が食べられない時の対処

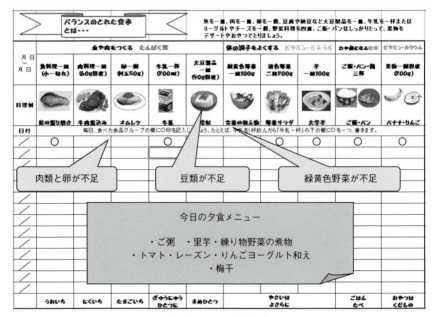

図 I-2-3. 食事日記

品の重量，対象者の体格，食習慣から食べた重量を割り出し，栄養計算することでエビデンスが取れる．料理や食器に入る食品の重量がわからなければ難しいと思われることであろう．栄養のリーダーを決めて実施するか，または，事業所に所属する栄養士・管理栄養士の応援を求めてほしい．

(4) スリーステップ栄養アセスメント「NA123」の効果

図 I-2-4 でも示すように第1段階調査（NA1）で食の危機状況を読み取り，第2段階調査（NA2）で水分量をキャッチすることによって，脱水の早期発見に繋がる．第3段階調査（NA3）では，実際に食べたもの，飲んだものから大まかに栄養量を出し，推定必要栄養量との差を見ることによって低栄養の発見に繋がる．また，食事日記（図 I-2-3）を使用し，食べた内容に偏りがないか対象者に説明することで食生活改善のポイントを理解してもらえ，栄養改善の効果を上げることができる．ただ，第3段階調査（NA3）の分析は，他職種ではかなり難しく訓練を要する．できることなら，栄養士・管理栄養士の関与を願う．

NA123 の調査を重ねることにより，その結果から，単身高齢者が脱水傾向にある時は，食事の内容も思わしくなく，お菓子やインスタントラーメン，単品の

惣菜の組み合わせが多く，野菜が少ない食事になっている．反面，デイサービスなどの食事サービスを受けている時や，配食サービスを受けている時は，水分の充足もされている．介護状態にある単身高齢者にとってデイサービスや配食サービスの利用が栄養補給源として，どんなに役立っているかを知らされた気がする．最後にスリーステップ栄養アセスメント（NA123）の流れ（**図 I-2-4**）とほぼ3か月おきに行う栄養評価報告書の参考資料を通記したので参考にされたい．

(5) 3か月おきに行う栄養ケア報告書

介護保険，居宅療養管理指導においては，医師，ケアマネジャー，本人への報

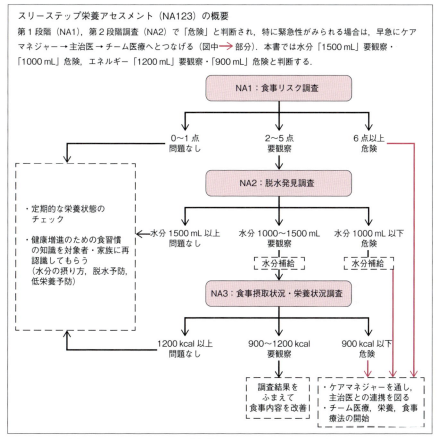

図 I-2-4．スリーステップ栄養アセスメント（NA123）の流れ
NA123は第1段階調査：NA1（食事アセスメント），第2段階調査：NA2（水分摂取量調査），第3段階調査：NA3（食事摂取状況，栄養状況調査）の3つの調査からなる．

Ⅰ. 高齢者が食べられない時の対処

栄養ケア報告書　平成 27 年 3 月 21 日報告
訪問栄養食事指導　□開始　☑中間報告　□終了　内容報告書（平成 27 年 3 月期）

氏名：	●● ●●殿　63才	☑男　□女	要介護度 4	昭和 27 年 2 月 20 日生

解決すべき課題	低栄養のリスク（低・中・高） ①原病のため摂食嚥下機能障害があり，食事量の不足による体重減少が見られる ②脱水，熱中症の予防…水分摂取時，むせこみがあるため，十分な水分量の確保が難しい． ③栄養量の不足を補うための栄養補助食品が飽きてしまうため考慮が必要	【身体状況】・立位歩行不可：四つんばいで移動する・手の振るえ：電子レンジ使用不可・コップからの飲水難しい 【家族】妻と二人暮らし：仕事で 3 時過ぎしか帰れない．昼食が 4 時ごろになる ◆【デイサービス】木・土　粥，キザミ菜ととろみ付けの食事：完食		
本人・家族の希望	胃瘻の説明も受けているが，できることなら現在の口から食べることを望む．	医師の指示栄養量		栄養摂取量	
医師の指示事項	難病による摂食嚥下機能障害の対応と定期的なフォローの必要性（胃瘻の話は済んでいる）		1500		95%
			60		92%
		エネルギー kcal	6	エネルギー kcal	110%
長期目標	あらゆる支援を得ながら経口摂取と健康維持に心がけ低栄養にならないよう努力する．55 kg 以下の体重にしない．	蛋白質 g 塩分 g 水分 mL カリウム mg	1500 指示なし	蛋白質 g 塩分 g 水分 mL カリウム mg	90% 指示なし
短期目標 【栄養ケアプラン】	①摂食嚥下機能障害に適した食形態の提案と理想体重（60 kg）の維持のための体重観察 ②水分の収支を示し，脱水予防に努める． ③栄養補助食品の提案	【管理・観察】 ■体重変動　□低栄養　■摂食嚥下機能障害 □脱水　□糖尿病 ■精神状況の落ち込み　□消化器症状 ■血圧　□腎疾患　□心・肺疾患			

栄養ケア内容	評価基準	平成 26 年 4 月報告	平成 26 年 10 月報告	平成 27 年 3 月報告	評価
①不足しがちな野菜料理を取り入れる努力 低栄養対策 体重管理 便秘の解消	体重 60 kg の維持 55 kg 以下にしない	①自宅では麺類は 10 cm に切り，おかずを切るなど食べやすさを追求している．デイの食事も受け入れている． ○体重ほぼ 59 kg で安定している． ○高エネルギー食品の取り入，夕食材料の利用で野菜不足解消をはかる．	①カット野菜サラダを食べる努力をしている．また，野菜から食べるも守っている． ○夏場の体重減少も最小限に留まり，58～59 kg を保持している． ○デイサービスにも高エネルギー食品を持参して栄養強化している．	②便が固いため，ファイバー食品を一日 5 g 強化を始めた． ○野菜を毎食取り入れている ○体重変化無く良好 59 kg ○高エネルギー食品（ゼリー状）の継続 ○夕食材料購入の継続	□達成 □未達成 ■継続 ■新ケア
②水分の収支観察	食べる水，飲む水の管理 1500 mL はとる	②水筒に 500 mL の水分を入れて飲むようにしているが半分しか飲めない場合が多い．ゼリーの栄養補助食品で水分を補給している．	②食べ物，飲み物，栄養補助食品を含めて 1500 mL ぎりぎり．水分補給の努力を促す．	②医師の処方であるエネーボ 250 mL を保持するためにも摂るように動機付けする ○気候の変わり目の温度の差に対応する水分のとり方を示す． ・3 食食べること ・500 mL の飲水はとること	□達成 □未達成 ■継続 □新ケア
③栄養状態の把握		③甘くてラコールが飲めなくなった．糖質が考慮されている甘みを抑えた薬価の取れるエネーボを処方していただいた．	③1400 kcal，蛋白質 50 g は取れている．医師の指示量の 90% は確保されている．	③エネーボは，継続して飲まれている． ○高エネルギー食品は自宅でもデイでも薬を飲む時に食べている ○栄養状態の維持のため，食事の欠食はしないことを実行している．	□達成 □未達成 ■継続 □新ケア
今後の検討事項	原病の影響で進行する摂食嚥下障害への対応	・再度 NA2・3 の調査の実施 ・摂食・嚥下調査の実施 ・体重管理	・NA2　NA3：食事量も質も特変なし．不足分をエネーボ，高エネルギー食品で補っている	5 月に VE 検査：少しずつ飲み込み困難，むせこみが強くなっている．自宅でも細かくやわらかくとろみの検討が必要	■新ケア

報告書作成
平成 27 年 3 月 21 日
確認者
平成 27 年　月　日

佐藤　悦子　印

職種（　　　　　）
氏名（　　　　　）

表 I-2-7．栄養ケア報告書

告が義務化されており，おおよそ3か月ごとに栄養評価報告を行っている（**表Ⅰ-2-7**，**図Ⅰ-2-5**）．同時に他の訪問サービスの専門家（歯科医師，看護師，薬剤師，理学療法士など）へ報告を行い，連携を蜜にしている．栄養評価報告をすることで他職種の専門家からも貴重な情報が得られ栄養ケア・マネジメントの効果をあげられ，訪問の一員として認めてもらえる．

文　献

1) 在宅チーム医療栄養管理研究会監修：スリーステップ栄養アセスメント（NA123）を用いた在宅高齢者食事ケアガイド　第3版．第一出版，2014．
・在宅チーム医療栄養管理研究会編集：訪問栄養指導って何をするの？　在宅訪問栄養ハンドブック．ライフメディコム，2015．
・ネスレ栄養科学会議　学術シンポジウム資料
・「施設及び居宅高齢者に対する栄養・食事マネジメントに関する研究会」報告書―米国栄養士会栄養ケアプロセス基準の活用―
・「介護予防における『栄養改善』の推進に関する総合的研究」報告書

〔佐藤　悦子〕

I. 高齢者が食べられない時の対処

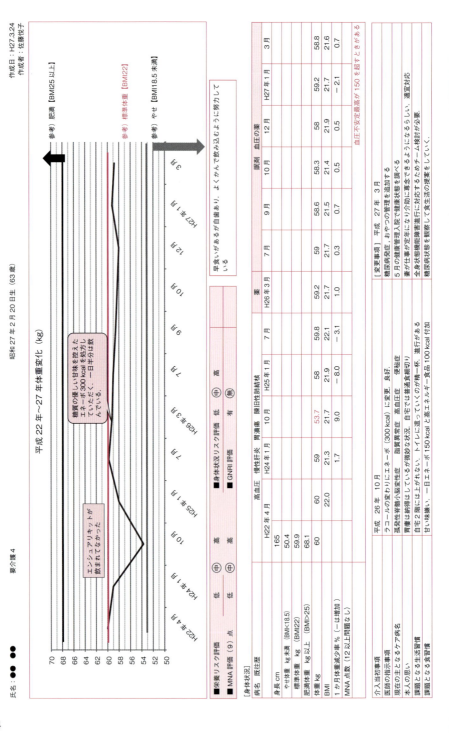

[各項目モニタリング]

	検査日	H26.5	H26.9		検査日	H26.5	H26.9
検査値	ALB (mg/dl)	4.1			血糖 (mg/dl)	148	
	TP (g/dl)	6.7			HbA1c (%)	8.2	7.0
	CRTN (mg/dl)	0.52	0.61		HDL (mg/dl)	42	40
	BUN (mg/dl)	15.2	13.8		LDL (mg/dl)	135	134
	UA (mg/dl)	4.1	4.2				
	TG (mg/dl)	428	158		Hb (g/dl)	13.6	
	AST (IU/l)	21	16		赤血球 (μl)	458	
	ALT (IU/L)	29	20		Ht (%)	42.6	
	Na	144	140		K	4.1	3.8
	Cl	106	101		Ca		

		平成 27 年 3 月現在の摂取状況		
	栄養素	指示量	摂取量	
医師指示栄養量及び摂取栄養状況	エネルギー (kcal)	1500	90%	
	蛋白質 (g)	60	85%	
	塩分 (g)	8	100%	
	水分 (g)	1500	90%	
	他の指示	有 　無		%
	脂肪			%
	糖質			%
	カリウム			%
補助食	栄養補助 2 品 :200 ～ 250kcal			

[食事摂取状況モニタリング]

栄養ケアの視点	介入時 (平成 22 年 4 月)	変更事項	現在 (平成 26 年 10 月)
		視点	
食形態	小盛り ご飯　常菜　間食しない	食形態	自宅は左記のとおり　デイはキザミにとろみ付け食
食事姿勢は 自助具	ベッドに腰掛けてベッドと同じ高さのテーブル使用して (前かがみ)	姿勢・具	60 度前かがみ
食事準備は 自力摂取	準備=妻	準備・自食	左記と同
お口の問題 (義歯など)	自歯　食を口に運ぶ時、手の震えが激しく困難	義歯など	左記と同　題は何とか箸を使う
摂食嚥下障害	飲み込みの困難を感じる、しかし早食べ	摂食嚥下	訪問歯科開始
食欲増減関与 (精神状態含)	摂食嚥下障害に対して不安がある	食欲・精神	飲み込みの不安を感じる。　水分も同
食方傾向 (○△×で評価)			摂食、嚥下に不安を感じながらも安定している。

	肉類	魚類	卵類	乳製品	豆類	海草類		果物類	油脂類	緑黄色菜	その他食関係
調査日 26 年 2 月	△	○	○	○	○	△	芋類	○	△	○	嗜好 すききらいなし
調査日 26 年 10 月	△ 細切り	○	○	○	○	△	△×	△×	△	○	食方特徴 早い、こぼす
							ピーナツ OK				NA123 結果 芋類嫌い NA2 水分調査 OK

栄養提供記録：
①体重減少を忍す、エネルギーをとるを目的に糖質優先食 (おにぎりやラーメンのみ、お菓子の食べすぎ) にならないように動機付けしている　②摂食嚥下障害の状況を観察する。(摂食嚥下障害の進行はないか VE 検査後の医師の指示事項を本人、家族に連携、食べ方の提案をするおよびデイスタッフに連携。栄養摂取量の報告と食べ方の傾向を報告して協力をする。)

図 I-2-5. 体重経緯・栄養モニタリング報告書 2

I. 高齢者が食べられない時の対処

別表1. 栄養スクリーニング（通所・居宅用）

別紙1

作成日　平成　　年　　月　　日

氏名	（ふりがな）　　　　　　　　　　　殿　□男・□女 □明　□大　□昭　　年　月　日　（　）歳	介護度 要支援 1・2 要介護 1・2・3・4・5

低栄養状態のリスクレベル

	現在の状況	□ 低リスク	□ 中リスク	□ 高リスク
身長(cm) （測定日）	（　　cm） 平成　年　月　日			
体重(kg) （測定日）	（　　kg） 平成　年　月　日			
BMI		□ 18.5〜29.9	□ 18.5未満	
体重減少率	（　）か月に （　）%（増・減）	□ 変化なし （減少3%未満）	□ 1か月に3〜5%未満 □ 3か月に3〜7.5%未満 □ 6か月に3〜10%未満	□ 1か月に5%以上 □ 3か月に7.5%以上 □ 6か月に10%以上
血清アルブミン値(g/dl) （測定日） （検査値がわかる場合に記入）	（　g/dl） 平成　年　月　日	□ 3.6g/dl以上	□ 3.0〜3.5g/dl	□ 3.0g/dl未満
		良好 （76〜100%）	不良（75%以下） 内容：	
栄養補給法			□ 経腸栄養法 □ 静脈栄養法	
褥瘡				□ 褥瘡

栄養面や食生活上の問題からの低栄養状態のおそれ	□ なし　　□ あり 「あり」の場合の理由（複数回答可） □ 疾患（脳梗塞・消化器・呼吸器・腎臓疾患）　□ 手術・退院直後の低栄養状態 □ 身体状況（発熱・風邪など）　　　　　　□ 口腔及び摂食・嚥下機能の問題 □ 精神的ストレス（ライフイベントなど）　　□ 生活機能低下（買い物・食事づくり等） □ 閉じこもり　　　　　　　　　　　　　　□ うつ □ 認知症　　　　　　　　　　　　　　　　その他（　　　　　　　　　）

【低栄養状態関連事項】

□ 皮膚の状態	□ 摂食・嚥下障害	□ 発熱
□ 口腔内の問題	□ 下痢（下剤の常用を含む）	□ 経腸栄養
□ 痛み　□ 義歯の不都合	□ 便秘	□ 経管栄養
□ 口臭　□ 味覚の低下	□ 浮腫	□ 医薬品の種類と数, 投与法,
□ 口が渇く　□ むせ	□ 脱水（腋下・口唇の乾燥など）	食品との相互作用
□ 食欲低下	□ 感染	具体的に記載

※ 特記事項

食生活と意識 NA1 の結果	① 食事は一人で食べることが多いですか　　　　　はい　いいえ ② 買い物や食事の支度は一人で出来ますか　　　　はい　いいえ ③ 一日3回きちんと食べていますか　　　　　　　はい　いいえ ④ この頃、食べる量が少なくなったと思いますか　はい　いいえ ⑤ この頃、体重が減ってきたと感じますか　　　　はい　いいえ ⑥ 野菜は毎日食べていますか　　　　　　　　　　はい　いいえ ⑦ 晩酌は毎日ですか　　　　　　　　　　　　　　はい　いいえ ⑧ 薬は3種類以上飲んでいますか　　　　　　　　はい　いいえ ⑨ 食べたり、飲んだりする時にむせますか　　　　はい　いいえ ⑩ 入れ歯や噛み合わせに問題がありますか　　　　はい　いいえ	0〜1点『良好』 2〜5点『要観察』 6〜10点『危険』 計　　　点
その他	牛乳・乳製品をとっていますか　　　　　　　　　はい　いいえ 食事での楽しみはありますか　　　　　　　　　　はい　いいえ 最近、入院を経験しましたか　　　　　　　　　　はい　いいえ	

担当　管理栄養士

（厚生労働省様式集より一部改変）

別表2. MNA®-SF（簡易栄養状態評価表）

簡易栄養状態評価表
Mini Nutritional Assessment-Short Form
MNA®

Nestlé **NutritionInstitute**

氏名：

性別：　　　年齢：　　　体重：　　　kg　身長：　　　cm　調査日：

下の□欄に適切な数値を記入し、それらを加算してスクリーニング値を算出する。

スクリーニング

A 過去3ヶ月間で食欲不振、消化器系の問題、そしゃく・嚥下困難などで食事量が減少しましたか？
0 = 著しい食事量の減少
1 = 中等度の食事量の減少
2 = 食事量の減少なし

B 過去3ヶ月間で体重の減少がありましたか？
0 = 3 kg 以上の減少
1 = わからない
2 = 1～3 kg の減少
3 = 体重減少なし

C 自力で歩けますか？
0 = 寝たきりまたは車椅子を常時使用
1 = ベッドや車椅子を離れられるが、歩いて外出はできない
2 = 自由に歩いて外出できる

D 過去3ヶ月間で精神的ストレスや急性疾患を経験しましたか？
0 = はい　　2 = いいえ

E 神経・精神的問題の有無
0 = 強度認知症またはうつ状態
1 = 中程度の認知症
2 = 精神的問題なし

F1 BMI(kg/m²)：体重(kg)÷[身長(m)]²
0 = BMI が19 未満
1 = BMI が19 以上、21 未満
2 = BMI が21 以上、23 未満
3 = BMI が23 以上

BMI が測定できない方は、**F1** の代わりに **F2** に回答してください。
BMI が測定できる方は、**F1** のみに回答し、**F2** には記入しないでください。

F2 ふくらはぎの周囲長(cm)：CC
0 = 31cm未満
3 = 31cm以上

スクリーニング値
(最大：14ポイント)

12-14 ポイント：　栄養状態良好
8-11 ポイント：　低栄養のおそれあり (At risk)
0-7 ポイント：　低栄養

Ref.　Vellas B, Villars H, Abellan G, et al. *Overview of the MNA® - Its History and Challenges.* J Nutr Health Aging 2006;10:456-465.
Rubenstein LZ, Harker JO, Salva A, Guigoz Y, Vellas B. *Screening for Undernutrition in Geriatric Practice: Developing the Short-Form Mini Nutritional Assessment (MNA-SF).* J. Geront 2001;56A: M366-377.
Guigoz Y. *The Mini-Nutritional Assessment (MNA®) Review of the Literature - What does it tell us?* J Nutr Health Aging 2006; 10:466-487.
Kaiser MJ, Bauer JM, Ramsch C, et al. *Validation of the Mini Nutritional Assessment Short-Form (MNA®-SF): A practical tool for identification of nutritional status.* J Nutr Health Aging 2009; 13:782-788.
® Société des Produits Nestlé, S.A., Vevey, Switzerland, Trademark Owners
© Nestlé, 1994, Revision 2009. N67200 12/99 10M

さらに詳しい情報をお知りになりたい方は、**www.mna-elderly.com** にアクセスしてください。

2章 高齢者の栄養評価

Tips 3

高齢者と脱水

　栄養に関し高齢者の特徴としては，まず脱水になりやすいことが挙げられる．高齢者では水分保持作用のある筋肉量が減少していることから，水分予備能力が低下している．加えて，夜間頻尿や尿失禁を怖れ，水分摂取量を減らしている高齢者が多い．さらに高齢者では口渇を感じにくくなってきており，意識的に水分を摂るようにしないと脱水になりやすい．

　以上のような高齢者に特徴的な状態下では，少しでも高温環境にさらされると容易に熱中症となり意識障害を起こす．一人暮らしなどで発見が遅れると死亡する例も多い．また，風邪による発熱や軽度の下痢でも，脱水によるせん妄状態になる．このような例では直ちに維持輸液（例：ソリタT3 500 mL）を行う．最近市販されるようになった経口補水液（例：OS-1）も有用である．経口補水液とはWHOが推奨する，下痢や嘔吐時でも上部消化管から速やかに吸収されるよう配合されたイオン飲料水である．

　高齢者の一人暮らしでは，3食摂らなかったり，食品数が極度に少なかったり，同じものを何日も食べたりする方が多く，食事摂取量も少なくなる傾向にある．

　さらに外出による転倒や治安悪化を恐れ，家に閉じこもって外出の機会が少なくなってくる．過剰な介護や援助によっても活動性が低下する．このような場合，食欲低下から摂取カロリー不足や栄養バランスの悪化をもたらす．

　食欲の低下は摂食嚥下機能の低下を招き，嚥下障害による誤嚥性肺炎の危険性も高くなる．「寝たきり」「肺炎」「褥瘡」といった悪循環が始まる．高齢者が陥りやすい脱水・栄養障害は早期に発見し対応することが望まれる．

　栄養投与においては，水分・電解質・エネルギー・蛋白質・ビタミン・微量元素の順に重要であり，長期になればこれら全てが問題になる．

　高齢者では水分は食事から1000 mL，飲み物から1000 mL程度摂られているが，この総量が1000 mLを切ると脱水予備状態であり2～3日以内に改善しなければならない．電解質は塩分が重要で，1日の必要量としては4.5 g（75 mEq）である．維持輸液の1日量1500～2000 mLを入れると，大体この量になるように調整されている．

　栄養投与法には，経口摂取，経腸栄養，末梢静脈栄養，中心静脈栄養がある．中心静脈栄養や経腸栄養を行っていても，誤嚥性肺炎予防のために摂食嚥下訓練や口腔ケアの継続が必要である．嚥下訓練によって脳循環改善効果も認められている．

〔塚田　邦夫〕

Column

在宅チーム医療に管理栄養士の活躍の場を

　在宅での栄養管理は，住み慣れた地域で，予防・医療・介護という専門的なサービスの体制を整備することが掲げられている．しかし根本的に欠かすことができない食の生活支援は，どこまで受け入れられるか気になる．生活支援者は医療・介護に関わる従事者だけではなく，地域の食堂，配食サービス事業，地域の商店（スーパーマーケットなど），買い物の支援，経済力，介護者の協力までもが関係しており，療養者に必要なサービスを模索しつつ医療・介護・生活面として構築し，特に管理栄養士は在宅療養者個々の栄養状態を見極め，総合的な栄養ケアプロセスが必要とされている．

管理栄養士が行う訪問栄養食事指導への理解

　1994年10月の健康保険法の一部改正により在宅医療の推進から医療保険では在宅患者訪問栄養食事指導として，2000年4月からは介護保険の居宅療養管理指導により在宅訪問栄養食事指導が導入された．現在のところこの指示ができるのは病院および診療所の管理栄養士に限られており，管理栄養士は，療養者が介護保険の認定を受けている限り優先的に居宅療養管理指導として出向くこととなる．また，在宅訪問栄養食事指導は介護食の指導といったイメージがあるが，在宅医療としてのサービスであることを理解しながら，在宅支援が必要に迫られた療養者に対する栄養管理の連携を進めることが重要である．

在宅訪問管理栄養士と認定栄養ケア・ステーション

　公益社団法人日本栄養士会が登録商標を持つ栄養ケア・ステーションは，地域に顔の見える管理栄養士・栄養士を増やすために2008年4月より都道府県に一か所設置されている．今後地域に増加していく在宅訪問管理栄養士の働く場としておおいに期待されている．

　地域での在宅での栄養管理は必須であり，在宅医療と関わる多職種と連携を取りながら，療養者の疾患・病状・栄養状態に適した栄養食事指導（支援）ができる管理栄養士を育成し，そのものが社会的に重要な役割として責務を果たし，療養者が在宅での生活を安全かつ快適に継続でき，さらにQOLの向上に寄与することを目的とした特定分野認定制度「在宅訪問管理栄養士」の認定資格の活用が鍵を握っている．人，組織，労務，職務分析などの計画，教育の5つをうまく同時に動かしながら在宅訪問管理栄養士として労働意欲をもたせることが重要である．

在宅訪問栄養食事指導による栄養介入方法とその改善効果の検証

2010年に日本在宅栄養管理学会（旧全国在宅訪問栄養食事指導研究会）で実施された表記の検証は，管理栄養士が在宅訪問栄養食事指導を展開し，それにより在宅高齢者の栄養素等摂取量や栄養指導がどのように改善するのかを検討した．対象は在宅訪問栄養食事指導を利用している62例とし，MNAによる栄養評価，食事摂取量調査，QOL，ADLなどの3か月の介入調査を行った．要介護高齢者は82%が栄養不良もしくはリスク者であり，3か月間で9例が入院などの理由により脱落した．指導継続者の53例は在宅訪問栄養食事指導を実施した3か月後のエネルギー，蛋白質などの栄養素等摂取量は有意に増加し，それに伴い体重，MNA，QOLおよびADLなども有意に改善している．この在宅訪問栄養食事指導の3か月間の継続率は85%（新規100%）であった．脱落者は要介護度高く，ADL得点も低い寝たきり療養者で栄養状態も悪かった．本研究では，管理栄養士が食事摂取量状況を明らかにした上で，要介護高齢者の意向を加味しながら在宅訪問栄養食事指導を実践し，栄養素等摂取量を有意に増加させていることだけではなく，介入前後のMNAスコア，ADLおよびQOLを高めることも実施している．

しかしながら，2014年度老人保健健康増進等事業「管理栄養士による在宅高齢者の栄養管理のあり方に関する調査研究事業」での調査において在宅訪問栄養食事指導の実施していない理由としてどこから依頼を受けてよいのかわからない，施設の人数が不足，特別養護老人ホームや介護老人保健施設などでは在宅支援はサービスとなってしまうため採算が取れないという回答が多く見られ，良い効果が得られるとしても地域住民や関連職種に伝えるスキルが身についていないことがわかった．

現在，問題視されている在宅訪問栄養食事指導の課題を表と図に挙げる．

表．在宅訪問栄養食事指導の課題

制度の理解（医師，ケアマネジャー，関連職種，療養者）
介護保険の知識
病態に基づく栄養管理能力
コミュニケーション能力
管理栄養士の専門性への理解（医師，ケアマネジャー，療養者）
栄養アセスメント能力
在宅関連職種についての理解
生活アセスメント能力
栄養ケア能力

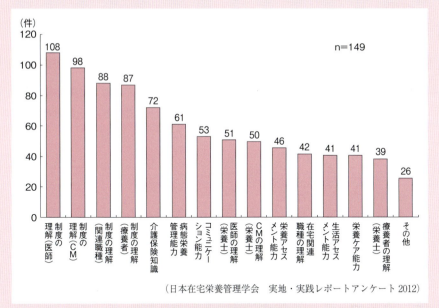

図. 在宅訪問栄養食事指導の課題

（日本在宅栄養管理学会　実地・実践レポートアンケート 2012）

おわりに

　今後は，管理栄養士の業務を理解していない医療・介護従事者だけではなく，管理栄養士自体の意欲やスキルを向上させ積極的な多職種との連携を図ることが急務である．管理栄養士一人ひとりが課題と向き合い邁進していかねばならない．

文　献

・高齢社会白書：内閣府：平成 25 年度版
・平成 25 年度地域在住高齢者の生活環境による栄養状態とアウトカム指標との関係性の検討：厚生労働科学研究費補助金（長寿科学総合事業）：2014
・公益社団法人日本栄養士会：平成 26 年度老人保健事業推進費等補助金老人保健健康増進等事業　管理栄養士による在宅高齢者の栄養管理のあり方に関する調査研究事業報告書．2015.
・井上啓子：管理栄養士による在宅栄養ケアの位置づけ．臨床栄養．2013；123(6)：724.
・井上啓子，中村育子，髙﨑美幸，他：在宅訪問栄養食事指導による栄養介入方法とその改善効果の検証．日本栄養士会雑誌．2012；55(8)：656-664.
・公益社団法人　日本栄養士会ホームページ．栄養ケア・ステーション．
　http://www.dietitian.or.jp/caring/index.html

〔田中　弥生〕

在宅チーム医療に管理栄養士の活躍の場を

3 栄養投与量の決め方

　私たちの目の前にいる対象者一人一人の栄養必要量をどのように決めていったらいいのだろうか．この項では，投与エネルギー量，蛋白量，水分量をどのように決めたらよいのかについて簡単に解説してみたい．

栄養投与量を決める手順

　栄養投与量は，以下のような手順で決めていく．
　①必要エネルギー量の決定
　②必要蛋白量の決定
　③必要水分量の決定
　④ビタミン，ミネラルなどの充足についての検討
　以下，この順序に沿って，説明していく．

(1) 必要エネルギー量の決定

　在宅医療の現場では介護が大変になるからという理由で体重の増加が嫌われる場合が少なくない．また，「痩せているから，これぐらいのエネルギーでいいだろう」，という安易な方法は現時点ですでに飢餓状態にある人をさらに追い込むことにもなりかねない．きちんとした基準に基づいたエネルギー量の決定が必要である．

　投与量を決める基準としては，基準表，推定式，間接熱量計による測定値という三つの方法が考えられる．

　基準表としては2015年版の食事摂取量基準[1]のような，国や団体が定めた必要栄養量表などがある．推定式は年齢，性別，身長，体重など個人個人の情報から投与エネルギーを計算するために様々な観察を元に作られた算出式である．個別性はあるがこれもあくまで推定値に過ぎない．ポータブルの間接熱量計を用いる方法もある．安静時代謝率 resting metabolic ratio（RMR）（単位時間あたりの安静時エネルギー消費量）を直接測定できる利点がある．しかし，測定環境によってRMRは大きく変化することが知られており，必ずしもこの方法も万能ではない．

　栄養管理の現場では，推定式を用いることが多い．その中で最も多く用いられているものが，Harris-Benedictの計算式であろう．その他にも，簡易法，WHO

表 I-3-1. 主なエネルギー消費量の推定式

Harris-Benedict の式	男性	66.47＋(13.75× 体重)＋(5.0× 身長)－(6.75× 年齢)
	女性	655.1＋(9.56× 体重)＋(1.850× 身長)－(4.68× 年齢)
日本人のための簡易式	男性	14.1× 体重＋620
	女性	10.8× 体重＋620
Mifflin-St Jeor の式	男性	5＋10× 体重＋6.25× 身長－5× 年齢
	女性	－161＋10× 体重＋6.25× 身長－5× 年齢
Ireton-Jones の式		1925＋5× 体重－10× 身長＋281×(性別)＋292×(外傷有無)＋851(熱傷)有無
簡易法		体重 ×25－30(虚弱高齢者では 25 が用いられることが多い)

全ての身長は cm, 体重は kg, 年齢は年で計算

方式, Mifflin-St Jeor, 日本人の計算式などがある (**表 I-3-1**).

　寝たきり患者の場合には, これらの式から算出された値が大きすぎる場合がある[2]. また, 消耗性の疾患や, 褥瘡時などでは係数を掛ける必要がある.

　しかし, どの計算式を用いたとしても正確に個人個人の必要エネルギーを算定することは不可能であくまで計算結果は推定に過ぎない. 特に, 寝たきりの患者や経管栄養の患者, 神経難病の患者など, 一般人と大きく筋肉量や活動量が異なる対象を見ることが多い在宅医療の現場では, これらの算出式から必要エネルギーが大きくずれていることも少なくない.

　どのような式を用いても目安にしかならないので, 対象が高齢者であれば, 本書では最も簡便な簡易法を推奨したい. 体重に 25〜30 を掛けるという単純な方法で, 初期投与量を決めることができると共に, 褥瘡などのストレス下であれば 30 を用い, 通常であれば 25 を用いるなどのさじ加減ができる.

　初期投与量を決めた後, 適切なモニタリングを行い, 投与量の再設定を行う必要がある. その際の目安は体重 1 kg の増減について約 7000 kcal の過不足と考えるとよい. つまり, 1 日約 200 kcal 多いと 1 か月で約 1 kg 太る計算となる. 他項でも述べているが, 体重を測定することは栄養管理の上では必須事項といってよい. 様々な工夫でそれほどストレスなく体重測定を行うことは可能であり, ぜひ実行していただきたい.

(2) 必要蛋白量の決定

　必要蛋白量は, 理想的には窒素バランスが正になる量を投与する必要がある.

高齢者を対象にした研究では[3,4,5]，窒素バランスを正に保つためには若年者よりも多くの蛋白質摂取を必要とすることが示唆されている[6]．一般に必要蛋白量は腎不全，肝不全などの特殊な病態がなければ 0.8 ～ 1.0 g/kg が標準的に必要となるが，高齢者の場合，0.9 g/kg 以上が望ましいと言える．健常人が必要栄養量を経口の普通食で摂取する場合には蛋白質の量はあまり気にしなくても必要量以上になる．しかし，虚弱高齢者で，経管栄養などを行っている場合，経験的に 1000 ～ 1200 kcal 程度で体重の平衡を見ることが多く，そのエネルギー量で少なくとも 0.8 g/kg を満たすかどうかはきちんと計算し，確認する必要がある（表 I-3-2 参照）．

また，ストレス下で必要蛋白量は増加する（表 I-3-3）．褥瘡時などのように蛋白質が浸出液として失われる時や，ネフローゼなどでは蛋白の流出分を必要量に加える．

腎不全時には，投与量を 0.6 ～ 0.8 g/kg に抑え尿毒症の悪化を防ぐ必要があり，透析導入後は 1.0 ～ 1.2 g/kg，腹膜透析では 1.1 ～ 1.3 g/kg 程度が推奨されている[7]．肝疾患時には，蛋白を十分に取る必要があるが，肝不全時には 0.5 g/kg 程度に制限する必要がある．

（3）必要水分量の決定

必要水分の量は，その人の生活環境によっても大きく左右される．クーラーの効いた部屋にいる人と，汗だくになるような部屋にいる人とでは当然ながら必要な水分量は異なってしまう．また，高齢者の場合，心不全や腎不全などの病態を持っていることも多く，それらを勘案して決める必要がある．一般的には 30 ～ 40 mL/kg，もしくは摂取エネルギーあたり 1 ～ 1.5 mL/kcal[8] 程度の水分が投与されていればよい．

また，経管栄養剤の中の水分量は全量の 80 ％前後であることを知っておく必要がある．

（4）ビタミン・ミネラルなどの充足についての検討

ビタミン類と鉄，銅，亜鉛，ヨウ素，クロム，セレンなどの微量元素は，基本的には日本人の推奨量 recommended dietary allowance（RDA）を満たすように心がける．経口摂取で微量元素が問題となることは少ないが，食欲不振がある場合，亜鉛などは不足しがちである．

栄養剤単独で行う経管栄養の場合，投与量によっては，ビタミン，亜鉛，銅，セレン，クロムなどが所要量を満たさない期間が長期間続いてしまうこともまれ

表 I-3-2. 主な保険収載栄養剤の熱量と蛋白量

栄養剤	熱量 （1 mLあたり）	蛋白量 （g/100 kcalあたり）	投与エネルギー (kcal) に対する蛋白量 (g)			
			800	1000	1200	1500
ラコール NF	1 kcal	4.5	36	45	54	67.5
エネーボ	1.2 kcal	4.5	36	45	54	67.5
ラコール NF 半固形	1 kcal（1 g あたり）	4.4	35	44	53	66
エレンタール	1 kcal	4.4	35.2	44	52.8	66
ツインライン	1 kcal	4	32	40	48	60
エンシュアリキッド	1 kcal	3.5	28	35	42	52.5
エンシュア H	1.5 kcal	3.5	28	35	42	52.5
エレンタール P	1 kcal	3.1	24.8	31	37.2	46.5

表 I-3-3. 蛋白量の設定

状　態	必要蛋白量（g/体重 kg/day）
平常時	0.8 ～ 1.0
軽度代謝亢進ストレス	1.0 ～ 1.2
中等度代謝亢進ストレス	1.2 ～ 1.5
高度代謝亢進ストレス	1.5 ～ 2.0
腎不全時	0.6 ～ 0.8
血液透析	1.0 ～ 1.2
腹膜透析	1.1 ～ 1.3
肝炎	1.2
肝硬変	1.0 ～ 1.3
肝性脳症（高アンモニア血症）	0.5

ではない．経管栄養の投与計画を立てる場合に，所要量を満たしているかどうかの確認を行い，満たしていない場合にはビタミン剤の併用や，微量元素を補うための補助食品を積極的に用いたい．それらの使用が経済的に難しい場合には，家族が食べている食事をミキサーにかけ胃瘻から注入することも微量元素不足を補う一つの方法である．また，最近保険収載された栄養剤の中には，微量元素も標準摂取量を満たすように調整したもの（エネーボ®）もある．

　虚血性腸炎などで回盲部を含めた回腸を 60 cm 以上切除された場合，内因子

の欠乏からビタミンB_{12}の定期的な注射が必要となる．また，上部空腸切除後では，亜鉛など微量金属の吸収障害が起きることが知られている．小腸切除歴のある患者の栄養管理では，どの部分の小腸が切除されたのかを確認する必要があり，適切に微量栄養素を補う必要がある．

(5) エネルギーの配分

2015年版日本人食事摂取基準では脂質のエネルギー配分目標値は20〜30％以下とされている．糖質は50〜70％，残りは蛋白質である．経口摂取の場合には食事の工夫で何とかなるが，経管栄養では，多くの栄養剤が脂肪によるエネルギー量が多く，この値に近づけることは難しいことが多い．

いずれにせよ，経管栄養ではこの比率は目をつぶらざるを得ないというのが現状で，エネルギーと蛋白が決まれば必然的に栄養剤の選択によって脂質の量も決まってしまう．

以上，栄養処方の基礎となる栄養量の決め方について述べてきた．ここで述べていることはあくまでも一般論で，個々の症例できちんとモニタリングを行い，それぞれにあった食生活や経管栄養の方法を本人と介護者とよく話し合って決めていくことが必要である．栄養サポートは人の生き方そのものに強く関わる部分での介入であることを認識し，科学として栄養投与量を知ることは必要だが，それをいたずらに振り回さないことが肝要だと思う．

文　献

1) 厚生労働省：「日本人の食事摂取基準（2015年版）策定検討会」報告書．
   http://www.mhlw.go.jp/stf/shingi/0000041824.html.
2) 栗原美香，岩川裕美，丈達知子，他：PEG症例の経腸栄養投与熱量設定における間接熱量測定の有用性について．静脈経腸栄養．2007；22（3）：329-335.
3) Uauy R, Scrimshaw NS, Young VR：Human protein requirements：nitrogen balance response to graded levels of egg protein in elderly men and women. Am J Clin Nutr. 1978；31（5）：779-785.
4) Campbell WW, Crim MC, Dallal GE, et al：Increased protein requirements in elderly people：new data and retrospective reassessments. Am J Clin Nutr. 1994；60（4）：501-509.
5) 藤田美明，大関知子，海老沢秀道：高齢者のエネルギーおよびタンパク質所要量．日本臨床栄養学会雑誌．1996；18（4）：36-41.
6) 藤田美明：高齢者のタンパク質必要量．必須アミノ酸研究．1999；（156）：20-22.
7) 日本静脈経腸栄養学会編：静脈経腸栄養ガイドライン　第3版．照林社，2013．
8) ASPEN Board of Directors and the Clinical Guidelines Task force：Guidelines for the use of parenteral and enteral nutrition in adult and pediatric patient. JPEN J Parenter Enteral Nutr. 2002；26（1Suppl）：1SA-138SA.

〔小野沢　滋〕

栄養投与経路の選択の実際

　食事がうまく食べられていない時，その不足分をどのように補うかはいつも頭を悩ませる問題だ．投与経路の選択は一応の基準もあるし，その大まかな根拠もあがっている．経静脈栄養が明らかに感染の面で経腸栄養に劣っていること以外，実際にはそれらのエビデンス自体が金科玉条にするほどのものではないというのが実情である．したがって，一例一例原則には従いながらも，患者や家族の希望に添い，耳を傾けながら投与経路を選択する必要がある．時には，試行錯誤に近いことも必要となる．この章では在宅の現場でどのように栄養投与の経路を選択したらよいのかを考えてみたい．

(1) ガイドラインでは

　米国経静脈経腸栄養学会 American Society for Parenteral and Enteral Nutrition（ASPEN）のガイドラインでは，**図 I-4-1** のようになっている[1]．まず，安全に腸管が使用できるかどうかで経静脈か経腸かどうかが決まる．経腸であれば次に嚥下機能によって，経管か経口かが決まり，期間によって経鼻か胃瘻かが決まる．日本静脈経腸栄養学会のガイドライン[2]では，4週間以上の経腸栄養が見込まれれば，消化管瘻を選択し，第一選択は胃瘻となっている．経静脈は2週間以上必要であれば中心静脈栄養を選択する．

　これらのガイドラインに従えば，経静脈的な栄養投与は例外的であることがわかる．ある在宅医療の会で講演した時に経口摂取ができない患者のほぼ全員を在宅中心静脈栄養で見ている在宅専門の診療所があることを知り愕然とした．

　在宅での経腸栄養と経静脈栄養を比べると，経腸栄養では感染のリスクが低い，コストが安い（経腸栄養のコストは経静脈栄養のコストの1/10である），腸管を使用しているため経口摂取への移行が比較的スムーズであるなどメリットが多く，一方，経静脈栄養では高血糖が起きやすい，感染のリスクが高い，神経系の疾患の長期管理では経静脈栄養で死亡率が高い[3]，デイサービスやショートステイの受け入れ施設がほとんどない，老老介護で経静脈栄養の管理は困難であるなど，様々な面で経腸栄養を第一に選択すべきことは明らかである．

I. 高齢者が食べられない時の対処

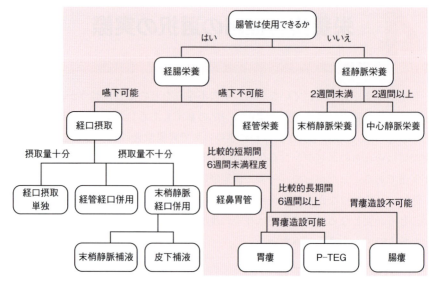

図 I-4-1. ASPEN ガイドライン 2002（　　部分）に基づいた
在宅医療での投与経路選択アルゴリズム

（2）実際の在宅の現場では

　在宅医療の現場では経静脈栄養よりは経腸栄養がいろいろな面で優れていることはすでに述べた．医学的な適応は上の ASPEN や日本静脈経腸栄養学会のガイドラインに従うべきであるが，在宅医療という場を考えた時にはさらにいくつかのことを考慮する必要がある．

　在宅医療は病院での医療と異なり，患者と長期に，そして多くは患者が亡くなるまで，患者だけでなくその家族の生活をも見ていく必要がある．日本で胃瘻患者の予後を調べた論文では，他国のデータに比べ予後が良いことが示されている[3,4]．**図 I-4-2** は私たちの施設で，脳梗塞の患者の予後を調べたものである．このように，脳梗塞の患者では経管栄養の有無にかかわらず3〜5年，神経難病などでは7〜8年ほど在宅医療でずっと関わっていくことになる．したがって，私たち医療者は生活を支えているのだという視点で患者と家族に関わる必要がある．私は栄養の投与経路を決める時に以下のことに気をつけるようにしている．

　①食事の介護者が誰か．どの程度の時間が割けるのか．
　②その栄養方法を選択した場合に患者や家族が希望する生活が可能か．幸せになれるのか．

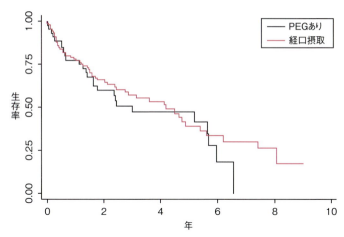

図 I-4-2. 脳梗塞患者の予後：在宅医療は長期のつきあい

③長期間にわたる栄養サポートを遂行することの不都合がないか．

　そして，在宅医療の現場での栄養摂取に関しては，**図 I-4-1** の色部分以外のように，経口摂取と経管栄養の併用や末梢静脈栄養と経口摂取の併用もよく行われる．さらに私たちは**表 I-4-1** に示したような療養場所ごとの受け入れ状況も考えた上で投与経路の選択をしたい．

　ここで，症例を考えてみよう．

> 85歳男性，165 cm，52 kg．脳梗塞で右片麻痺．これまで介助で食事摂取をしていた．脳血管性の認知障害はあるが，軽度である．この人が発熱を契機に1か月前から食事量ががくっと減ってしまった．食べられなくなった1か月間で体重は54 kgから2 kg減っている．割合にして約4％弱の減少である．

　この症例の栄養をどうしたらよいのだろうか．だいたい，体重1 kgの増減で7000 kcalの過不足があると言われている．ここでは簡易的に1か月で約2 kg減なので14000 kcalの不足があったと考えれば，1日あたり約450 kcal前後のカロリー不足があることがわかる．まずはこのカロリーをいかに補うのかを考えなくてはいけない．現実には食欲不振の原因を探るのだが，ここではそのことは考えないこととする．

a. 投与経路の原則1：口から食べる！

誰でも口から食べられるのであればそれにこしたことはない．どんな場合でも

I. 高齢者が食べられない時の対処

表 I-4-1. 療養場所の特徴

	介護力	経管栄養の管理	経管栄養の受け入れ	経静脈栄養の受け入れ	ざっくりとした1か月費用	現状での問題点
自宅	0 ～ +++	家族もしくはホームヘルパーが行う. ホームヘルパーは喀痰吸引等研修を受けていれば, 実地研修を行った上で, 実施可能.	家族, もしくは喀痰吸引等研修を受けたホームヘルパーが投与できれば退院可能.	経静脈栄養は家族, 医療者のみ実施可能. 家族の対応能力が求められる.	家族介護が主なら, 月額2万円～5万円程度. 独居で経管栄養だと, 限度額を超えることが多く, 介護保険自費分だけで15万円弱＋医療費が一般的.	経管栄養はホームヘルパーでも実施可能だが, ヘルパーの数自体が不足していることに加え, 研修修了者がほとんどいない.
介護老人保健施設	+++	経管栄養の接続は看護師と研修を修了した介護職員が行っている. 経静脈栄養の管理は看護師.	受け入れ可能な施設が多いが, 多くの場合, 人数制限がある. 経鼻胃管の受け入れはさらに敷居が高い.	中心静脈栄養を受け入れ可能な施設は例外的.	部屋代によるが, 月額7万円から15万円程度.	1年程度の利用が前提. 看護師, 経管栄養を扱える職員が不足している. 医療費が丸めのため, 高額な内服などがあると入居不可能.
介護老人福祉施設	+++				部屋代によるが, 月額7万円(相部屋)から15万円(ユニット)程度. 収入による減額あり.	経管栄養を扱える職員が不足.
療養病床	+++		受け入れ可能	受け入れ可能	部屋代によるが月額15万円程度.	国が減らす方向にあり, 地域によっては今後半減する可能性がある.
有料老人ホーム（特定施設）	++ ～ +++		可能な施設もあるが, 多くは看護師が常駐する月額25万円以上の施設.	可能な施設もあるが, 経管栄養よりは敷居が高い. 月額25万円以上の施設.	初期費用 数十万円～数千万円. 施設により月額10万円から60万円.	医療対応ができる施設は, 費用が高額なことが多い.
サービス付き高齢者住宅（特定施設内部型）	++ ～ +++		受け入れ可能な施設は看護師が常駐する施設で費用は高め（25万円以上）.	受け入れ可能な施設も少数ながら存在するが, 高額なところが多い.	介護費込みで月額20万円前後	急速に普及しており, 介護職力量不足が目立っている.
サービス付き高齢者住宅（特定施設外部サービス利用型）	+	経管栄養の接続は介護職員			介護費別で月額15万円～30万円	外部のサービスを利用するため, 夜間が手薄になりがち.
無認可高齢者向け住宅	0 － +	運が良ければ研修を受けた介護職員	質は定かではないが, 受け入れ可能な施設もある. 時にボランティア的に行っている無認可住宅の場合, 非常によいケアを行っていることも.		月額数万円から15万円程度	質の保証がない. 制度の外にあり, 住宅扱いのため, 良心的な場合には非常に融通が利く. 反面劣悪な場所もあるので注意が必要.

経口摂取の可能性を排除しない方がいい．他章に述べられている嚥下機能の評価などを行い，あまり問題がなければまずは経口摂取での栄養摂取量アップを試みるべきであろう．多くの症例では通常は嚥下機能に何らかの障害がある．これは筆者の個人的な意見であるが，本人やご家族が経口摂取を強く望まれた場合，嚥下障害があったとしても肺炎などのリスクをお話しした上で，経口摂取を試みることは悪いことではないと思う．

　この症例では嚥下障害はあるものの，とろみをつければ何とか経口摂取可能なレベルであった．したがって，まずは栄養補助食品を試みることにする．ここで考えなくてはいけないのは，誰がどの程度の時間をかけて介助しているのか，という点である．例えば，高齢の妻が1食2時間かけてようやく食べさせている，というような状況であれば，摂取量をこれ以上増やすこと自体が困難かもしれない．また，パートの仕事の合間に介護している嫁が食事介助をするのであれば，補助食品を食べさせる時間すら取れないかもしれない．逆に，熱心な家族では注射器で1mLずつ栄養剤を口に入れてまで何とか必要栄養量を確保する場合もある．

　このように経口摂取が可能であっても，実際に摂取量の増加が期待できるかどうかは，本人のみならず，周囲の環境によることが大きい．この環境の中には在宅栄養士の有無や，有能なホームヘルパーの有無などの療養環境も入る．場合によっては，エンシュア®リキッドなどを医師が処方するだけ，という環境もあるかもしれない．

　症例に戻ろう．実際に，栄養補助食品を試みたり調理を工夫するが，なかなか経口摂取量は増えず，1か月後さらに体重の減少が見られ，ついに体重は49kgとなった．

b．投与経路の原則2：経管栄養は常に念頭に置く

　はじめから嚥下障害が強ければ，胃瘻造設が現在の日本の療養環境ではベストの選択と言える．それでは，本症例のように経口摂取が可能である場合はどうだろう．この症例では，現在の患者の状況と環境では経口栄養のみでの低栄養の改善は難しそうである．このように経口摂取をしている場合に経管栄養を導入することについては本人・家族も，私たち医療者も躊躇しがちではあるが，栄養的な介入をきちんと行っても経口摂取ではPEMから脱却できないのであれば，経管栄養の導入を本人・家族と相談する必要がある．この症例のように1〜2か月の経過の食欲不振で，飢餓関連低栄養であれば，短期間の経管栄養で驚くほど回復することもある．経口摂取を併用することを考えると短期間であっても胃瘻を考

えたいが，本人や家族の同意が得られない場合もあるし，また，確率は低いが胃瘻造設時に重度の合併症を来すこともある．したがって，私は説得してまで胃瘻を造設することはあまりなく，細径の経鼻胃管をまずは導入してみることが多い．近年，胃瘻の減少に伴い経鼻胃管が選択されることが増加しているが，経鼻胃管は短期的な経管栄養が前提である．予後についてはそれほど差がないと言われているが[3]，本人の苦痛やトラブルの多さを考えると長期の管理には向かないことは知っておく必要がある．実際，経鼻胃管は多くの施設でショートステイやデイサービスの利用を嫌がられてしまう．そのため短期の経鼻胃管への経管栄養でも経口摂取量が増加しない場合では経管栄養を継続するのか，それとも胃瘻造設を行うのかという選択を迫られることになる．

本症例でも，患者は経鼻胃管を選択し，しばらく経口摂取と併用するが，違和感が強く，無意識に何度も抜去してしまい，結局，本人と相談の上，胃瘻造設を行うこととなった．

c. 投与経路の原則3：経口と経管の併用を考慮する

ASPENのガイドラインでは，経口と経管を併用するという選択肢ははっきりとは示されていない．また，日本静脈経腸栄養学会のガイドラインでも同様である．しかし，実際の現場では胃瘻と経口摂取の併用は日常的に行われている．経管栄養を適切に行って，全身状態が改善してくるに従って，感染にも強くなるのか，かなり危うい嚥下状態であっても自らの意志で経口摂取を行って，何年間も発熱もしないという方もいる．私の経験では，VF検査上は，経口摂取は不可能であろうと考えられた気管切開のある脳幹部梗塞後の患者が，私たちの制止にもかかわらず経口摂取を続け，ついにほとんど経管栄養を使用しなくなってしまったという症例もあるほどだ．これも完全に自己責任であれば一つの選択肢であろう．私たち医療者はリスクを把握しそれを患者に説明する努力は最大限に払うべきだが，同時に患者の希望を叶える最大限の努力も惜しまないことが必要とされる．経管栄養導入後であっても，嚥下評価や嚥下訓練を行うことは常に念頭に置きたい．

症例に戻ると，経口摂取で不足していた450 kcalを胃瘻から摂取．その後，順調に体重は増え，栄養状態が改善してくるにつれて経口摂取量も増加するものの，必要栄養量を満たすまでには至らなかった．当初の体重54 kgを維持するために経口摂取と並行して1日1回200 kcalを胃瘻から投与を続け，その後は安定した生活を送っている．

(3) 様々な経管栄養法について

a. 胃瘻と経鼻胃管

　胃瘻と経鼻胃管を比べた場合，本人の QOL や福祉施設の使用のしやすさでは明らかに胃瘻が優れている．また，日常管理の上でのトラブルの頻度も胃瘻の方が少ない[5]．しかし，内視鏡的な胃瘻造設であっても術手技による合併症はある頻度で発生し，場合によっては死亡ということもあり得る[6]．ガイドライン上では 6 週以上の経管栄養を行うのであれば胃瘻を造設することになっているが，意識のないような状況の患者に胃瘻と経鼻胃管を行った場合，どちらの方が生命予後がよいのかははっきりわかっていない．意識がある患者に経管栄養を長期に行うのであれば明らかに胃瘻の方がよいと思うが，意識がないような状態の患者の経鼻胃管を胃瘻に変えるべきかどうかは慎重になる必要がある[7]．ただし，多くの場合，受け入れ先施設や介護力の問題などで胃瘻にせざるを得ない現状ではあるが….

b. PTEG：percutaneus trans-esophageal gastric tubing

　PTEG（ピーテグ）はバルーンで拡張した頸部食道をエコー下に穿刺し，そこから胃にチュービングを行う方法である．胃瘻造設が困難な症例でも比較的容易に作成できるので徐々に普及しつつある．詳細は他章で述べられているので参照されたい．

c. 腸　瘻

　経鼻胃管との比較では外見上のメリットはあるが，一方で胃瘻などと異なり注入速度が制限されることなどから胃瘻や PTEG などが可能であれば，積極的に腸瘻を選択するメリットはないと言える．

d. 人工栄養を行わないもしくは中止するという選択

　もしも上記の症例で患者が経管栄養を拒否したらどうなるのであろうか．もしくは，家族が拒否したら…．これらのケースはいずれも倫理的な検討が必要であるが，少なくとも本人がはっきりと経管栄養を拒否した場合には無理強いできないということには多くの人が賛成すると思う．

　このまま摂取量の低下が続くと PEM は進行し，やがて典型的なマラスムス marasmus と言われるような病態を示して易感染性から肺炎などを繰り返しさらに栄養摂取量は減っていく．やがて褥瘡もできるだろう．そのうちに命に危険が及ぶ状態になる．

　このようなことをきちんと患者に説明した上でそれでもなお，経管栄養をしな

いという選択を本人がするのであれば，私たちはその選択を尊重すべきであろう（この点については異論があるかもしれないが…）．

それでは，医師の側から経管栄養をしないという選択肢を提示すべきであろうか．私自身は必ず経管栄養をしないという選択肢も提示するようにしている．いずれにしてもこの問題は本書の栄養の倫理の項で述べられると思うが，栄養のサポートを考える上で非常に重要な問題点である．

また近年，人工栄養についての負の側面がマスコミなどで取り上げられたことで，胃瘻の造設件数は減少している．一方で，経鼻胃管が増加している．しかし，経鼻胃管の選択は，短期間で退院が必要な急性期病院で「もしかしたら，回復するかもしれない」という家族と医師の思いが前提で選択されていることが少なくない．回復しない場合には（実際にはその方がはるかに多いのだが），経管栄養の中止か，胃瘻の造設をしなければ，本人はずっと経鼻胃管の苦痛と同居していくこととなる．経管栄養が本人に苦痛しか与えていないのではないかと疑った時には，中止についてきちんと話し合うことが必要な時代に今の医療はおかれているのだと思う．

こういった事項に対して，厚生労働省から話し合いのプロセスについてのガイドラインが示されている．倫理の項で詳細に述べられているので，参照されたい．

（4）経静脈栄養の選択について

ガイドラインでは腸管が使用不可能な場合に経静脈栄養を選択することになっているが，実際には脱水の改善や経口摂取時の補助として行われることが多い．例えば先に示した症例で，本人，家族が経管栄養を拒否したような場合でも点滴はしてもらいたいという希望が出されることがある．

また，夏場に経口摂取が不良となった場合，一時的に末梢からの補液を行うと，食欲が改善することはよく経験する．

そういった，補液を主な目的とした投与ルートとしては末梢静脈のほかに，皮下注射が近年用いられることが多くなっている．皮下補液はカテーテルの管理にそれほど気を遣わなくていいことや，末梢静脈の穿刺が困難に感じる症例であっても容易に施行できるなどメリットも多い．1日 1000 mL 程度であれば十分に投与可能である．

中心静脈栄養については他章で詳説されるのでそちらを参考にされたい．

(5) 社会で在宅医が果たすべき役割

　ここ数年で，地域包括ケアが叫ばれるようになってはきたが，栄養摂取に問題があるような高齢者の地域での生活を支えるようには変化していないというのが現状だろう．特に深刻なのが，介護職不足である．あまり知られていないが都市部では医師数よりも常勤換算のホームヘルパー数の方が少ないのが通常である．また，近年，サービス付き高齢者向け住宅などの環境が急速に拡大した地域では，介護労働力の不足とスキルの低下が現場からは聞こえてくる．

　一方で，2011年の法改正を受けて，研修を受ければ介護職による経管栄養の実施が可能になった．しかし，介護職がそもそも不足していることに加え，制度上の問題もあり，なかなか実施可能な介護職員数が増えないという現実がある．

　私たちは，患者が望む人生を送れるように栄養支援を行うのであり，栄養支援を行うために人生を捻じ曲げるようなことは本末転倒だと認識すべきである．そのために，患者が望む療養環境に適した栄養投与経路を選択することは必須の事項であり，生活を支える医学の専門家である在宅医には，介護職の教育に力を貸すことで，地域の療養環境の整備に取り組む姿勢が求められている．

文　献

1) ASPEN Board of Directors and The Clinical Guidelines Task Force：Guidelines for the use of parenteral and enteral nutrition in adult and pediatric patients. JPEN J Parenter Enteral Nutr. 2002；26（1Suppl）：1SA-138 SA.
2) 日本静脈経腸栄養学会編：静脈経腸栄養ガイドライン　第3版．照林社，2013．(https://www.jspen.jp/ ガイドラインよりクイックリファレンスがダウンロード可能)
3) Bito S, Yamamoto T, Tominaga H, et al.：Prospective Cohort Study Comparing the Effects of Different Artificial Nutrition Methods on Long-Term Survival in the Elderly: Japan Assessment Study on Procedures and Outcomes of Artificial Nutrition (JAPOAN). JPEN J Parenter Enteral Nutr. 2015；39（4）：456-464.
4) Suzuki Y, Tamaz S, Murakami A, et al.：Survival of geriatric patients after percutaneous endoscopic gastrostomy in Japan. World J Gastroenterol. 2010；16（40）：5084-5091.
5) Norton B, Homer-Ward M, Donnelly MT, et al.：A randomized prospective comparison of percutaneus endoscopic gastrostomy and nasogastric tube feeding after acute dysphagic stroke. BMJ. 1996；312（7022）：13-16.
6) James A, Kapur K, Hawthome AB：Long-term outcome of percutaneus endoscopic gastrostomy feeding in patients with dysphagic stroke. Age Ageing. 1998；27（6）：671-676.
7) Rabeneck L, Mc Cullough LB, Wray NP：Ethically justified, clinically comprehensive guidelines for percutaneous endoscopic gastrostomy tube placement. lancet. 1997；349（9050）：496-498.

〔小野沢　滋〕

5 chapter 経口摂取者へのアプローチ

A 摂食嚥下機能評価と嚥下訓練

　口腔は食べる機能（摂食嚥下機能）に関する主たる器官であるが，食べる機能の減退した高齢者に対して減退の程度の診断や嚥下の評価など，在宅においてはあまりなされていないのが現状である．特に摂食嚥下機能が減退した高齢者では，咀嚼機能の減退と共に，誤嚥性肺炎や窒息など合併症が起こりやすく，また摂食嚥下機能の減退は様々な疾病原因で見られる．在宅において摂食嚥下障害を有した高齢者と関わっていく上で知っておくべき基礎知識について述べる．

（1）在宅における摂食嚥下障害への対応

　摂食嚥下とは食べ物が視覚，触覚，嗅覚などによって認知された後に，口腔に取り込まれて，咽頭，食道を通過して，胃に至るまでの過程を示す（図 I-5-1）．

a. 摂食嚥下の基本機能
(1) 認知期：食べ物を認知し，何をどのように食べるか判断する時期→対物認知，状況認知，食欲，動作認知
(2) 準備期：捕食，咀嚼し，食塊形成までの時期→協調運動（目と手と口），手の微細運動，指向性運動，口唇捕捉機能，ひとくち量，前歯咬断，押しつぶ

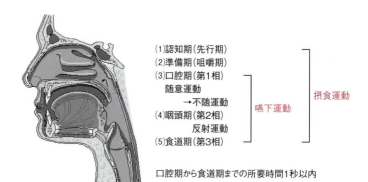

図 I-5-1. 摂食嚥下運動（Leopold らの摂食 5 期）

表 I-5-1. 摂食嚥下障害の原因

1. 器質的障害 口腔・咽頭部の領域の炎症や腫瘍，食道部の炎症や腫瘍，外からの圧迫（頸椎症など）
2. 機能的障害 脳血管障害，脳腫瘍，頭部外傷，多発性硬化症，脳炎，パーキンソン病，ALS，脊髄小脳変性症，重症筋無力症，筋ジストロフィー，筋炎，代謝性疾患，薬剤の副作用，アカラジアなど
3. 心理的原因 認知症，拒食症，うつ病，心身症など
4. その他 低栄養など

し機能，舌の側方運動
(3) **口腔期**：食塊を形成し，口腔から咽頭へ送る時期→随意運動から不随意運動に移る時期→食塊形成，舌尖部の固定，口蓋への舌挙上
(4) **咽頭期**：食塊を嚥下反射によって中咽頭から食道入口部へ送り込む時期→鼻咽腔の閉鎖，喉頭挙上と気道閉鎖，食道入口部開大，中咽頭の閉鎖
(5) **食道期**：食塊を食道入口部から上食道部・下部食道を経て胃へ送り込む時期→食道入口部閉鎖，噴門への移送，気道の再開

b. 摂食嚥下障害の原因

摂食嚥下障害の原因は「器質的」，「機能的」，「心理的」なものの3つに大きく分けることができる（**表 I-5-1**）．このうち，在宅診療で遭遇する可能性の高いのは機能的障害と心理的原因とその他の低栄養であろう．

c. 摂食嚥下障害を疑う主な症状

既往歴を聴取し，実際に摂食嚥下障害を疑う疾患があった場合，**表 I-5-2** の症状がないかどうかを家族や介護者に聞く．食事中のむせや声の変化などは，嚥下障害と密接な関係があるためにわかりやすいが，食事時間の延長や体重減少などは嚥下障害の症状として見落としやすいので注意が必要である．

また，誤嚥性肺炎と診断がついている場合には，食環境（食事姿勢，食具など），食内容および食形態などに関する指導を行うが，むせのない誤嚥（不顕性誤嚥 silent aspiration）は診断がより困難なために，誤嚥していることに気づかず，適切な処置が行われない可能性がある．

d. 摂食嚥下におけるスクリーニングテスト

外部から見えない咽頭，食道などの嚥下運動を可視化し，摂食嚥下障害を診断するにはVF検査（ビデオエックス線嚥下検査）やVE検査（ビデオ内視鏡検

I．高齢者が食べられない時の対処

表 I-5-2．嚥下障害を疑う主な症状

むせ	よくむせるようになった（特に水分）
咳	食事中や食後の咳，夜間の咳
痰の性状，量	食物残渣はないか，痰の増量
声	食後に声の変化がないか，ガラガラ声ではないか
食欲の低下	食が細くなる，痩せてくる
食内容の変化	のどごしの良い物だけ食べていないか
食事時間の延長	口腔内にいつまでも溜めている
食べ方の変化	上を向いて食べる，口からこぼれる
食事中の疲労	食事に伴う呼吸の変化
咽頭の異常感	食物の残留感

査または嚥下内視鏡検査）や超音波診断法のような専門的な検査を行うのが一番確実である．近年，持ち運びが簡単な VE 機器も出現して在宅や施設で VE 検査を実施して摂食嚥下障害の診断に実績を挙げている地域も出てきている．しかし，診断のみで評価，訓練，栄養など地域連携にはまだ時間がかかると思われる．

下記のスクリーニングテストをいくつか組み合わせ，活用することで，摂食嚥下機能の障害をある程度は把握することができる．

また実際，摂食嚥下障害の約6割の患者は認知期から口腔期までと言われているので，食事の介助場面を観察することでも，ある程度の判断ができることが多い．

1) 反復唾液嚥下テスト　repetitive saliva swallowing test（RSST）

30秒間に何回唾液を飲めるか調べる．

誤嚥有無のスクリーニング．拇指と中指で甲状軟骨を触知し，30秒間に何回嚥下できるかをみる．3回/30秒以下では異常とされている．

嚥下障害患者では嚥下の繰り返し，間隔が延長すると報告されている．患者の喉に手をあてて診察する．食塊を用いないので簡便で安全．

RSST と嚥下造影検査の異常所見は高い相関を示す．

RSST で3回/30秒以上を正常とすると感度は 79～96％，特異度は 52～66％（高齢者では異常となることも多い）．

ただし，口腔が乾燥している時はアイスマッサージ後に行うことが望ましいと言われているが，口腔内の乾燥状態が著しい場合や傾眠傾向が強い場合などは不適と思われる[1]．

2）改訂水飲みテスト　modified water swallowing test（MWST）

冷水 3 mL を口腔底に注ぎ嚥下を命じる．嚥下後反復嚥下を 2 回行わせる．評価基準が 4 点以上なら最大 2 施行繰り返し，最も悪い場合を評点とする．

【評価基準】
1. 嚥下なし，and / or むせる and / or 呼吸切迫
2. 嚥下あり，呼吸切迫（不顕性誤嚥 silent aspiration の疑い）
3. 嚥下あり，むせる and / or 湿性嗄声
4. 嚥下あり，呼吸良好，むせない
5. 4 に加え，追加嚥下運動が 30 秒以内に 2 回可能

むせたらその場で息こらえ嚥下，体幹角度の調整，とろみの添加などを試してもよい．

3）簡易嚥下誘発試験　simple swallowing provocation test（S-SPT）

シリンジとカテーテルのみで，ベッドサイドで簡便に施行可能で，患者負担が少なく，繰り返し施行可能であり，意思疎通不可例や寝たきりや四肢麻痺の患者でも実施できる．さらに S-SPT は一般的な水飲みテストと比べ，感度，特異度とも高く，信頼性が高いのも特徴である（sensitivity76-100%（WST；70-71%），specificity84-100%（WST；70-72%）．本法は口腔内清拭後，臥位にて施行する．通常使用する 5Fr エキステンションチューブ（内径 4 mm）と 5 mL シリンジを使用し，口腔から（原法は鼻腔から）中咽頭に挿入し，口唇で軽くくわえさせ，0.4 mL，1 mL，2 mL の順に水を注入し，嚥下運動の誘発までの時間を測定し，3 秒以内であれば正常とする．正常の場合は 0.4 mL の少量の注入で嚥下反射が誘発される．

4）食物テスト　food test（FT）

主として食塊形成と咽頭への送り込みの動きを観察するために提唱された検査方法で，嚥下後に口腔内を観察し残留の有無，位置，量を確認する．

茶さじ 1 杯のプリンを舌背前部に置き食させる．嚥下後反復嚥下を 2 回行わせる．

評価基準が 4 点以上なら最大 2 施行繰り返す．最も悪い場合を評点とする．

【評価基準】
1. 嚥下なし，and / or むせる and / or 呼吸切迫
2. 嚥下あり，呼吸切迫（silent aspiration の疑い）
3. 嚥下あり，むせる and / or 湿性嗄声，and / or 口腔内残留中等度
4. 嚥下あり，呼吸良好，むせない

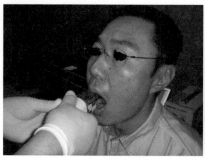 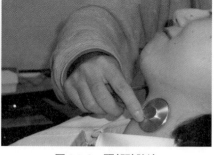

図 I-5-2. 咳テスト　　　　　　図 I-5-3. 頸部聴診法

5. 4 に加え，追加嚥下運動が 30 秒以内に 2 回可能

フードテストからわかること
・嚥下時のむせ
　　嚥下機能不全：嚥下訓練，VF 検査で要精査
・舌背面へ残留
　　食塊形成不全：舌筋訓練（嚥下補助床）
・口腔前庭へ残留
　　食塊形成不全：舌・頬筋訓練（嚥下補助床）
　　食物移送不全：舌・口唇訓練（嚥下補助床）

5）咳テスト cough test（CT）（図 I-5-2）

気道の防御反応を反映．

不顕性誤嚥のスクリーニング法．

1％濃度のクエン酸生理食塩水溶液を使用．ネブライザーより噴霧し，患者に口から呼吸をさせる．吸入時間は 1 分間，咳が 5 回の出現にて咳ありと判定．

＊注意：喘息の既往のある患者には行わない！

6）その他

①パルスオキシメーター

パルスオキシメーターとは動脈血の酸素ヘモグロビンの結合度（飽和度）を表すもので，通常は 97〜99％程度である．誤嚥により酸素補給状態が悪くなると，SpO_2（酸素飽和度）が低下するため，摂食（食事）場面のモニターに有用である．特に不顕性誤嚥の検出には有用である．摂食訓練の際には必ず装着させ，モニタリングする習慣を身につけることは重要である．90％以下，もしくは初期値より 1 分間の平均値が 3％以上低下した場合，摂食を一時中止し，呼吸の改善に努める．

②頸部聴診法（図Ⅰ-5-3）
　通常，粘度の低い液体では，嚥下時より大きな音圧レベルでかつ持続時間の短い明瞭な嚥下音を発すると考えられている．3～5 mL 程度の水を使用するのが一般的で，嚥下時に泡立ち音やむせに伴う喀出音が聴取された時には誤嚥が強く疑われる．誤嚥直後の呼気音で，湿性音や嗽音が聴取された場合には誤嚥，あるいは嚥下後咽頭に液体や唾液が貯留していることが疑われる．
　この場合の対応法はゼリーなどを用いて，横向きに嚥下をすることで改善する．

e. VF 検査 videofluoroscopic examination of swallowing と
　 VE 検査 videoendoscopic evaluation of swallowing（図Ⅰ-5-4）

1）VF 検査（ビデオエックス線嚥下検査）
目的：嚥下障害の有無，程度を調べる．
　　　誤嚥の検出および咽頭内の食物残留の評価．
　　　嚥下障害が存在した場合，治療法の指針を得る．
　　　適応：臨床症状から嚥下障害が疑われる症例．
　　　（検査前に RSST や水飲みテストによるスクリーニングは必須）
　　　禁忌：呼吸状態が不良，重症の肺炎，嚥下反射が認められない，意識レベルが常に JCS（Japan coma scale）で 2 桁以下，VF 検査に対して患者または家族の同意が得られない．
方法：バリウムだけでなくバリウムで作成した疑似食品を使用．
　　　誤嚥させないように心がける．
　　　「飲みやすいものを飲みやすい体位で」
　　　嚥下反射は 1 秒以内で完了するので動画を記録する．

2）VE 検査（嚥下内視鏡検査）
目的：嚥下障害の有無，程度を調べる．
　　　嚥下障害が存在した場合，対処法を検査中に検討する．
適応：臨床症状から嚥下障害が疑われる症例．
　　　（検査前に RSST や水飲みテストによるスクリーニングは必須）
方法：ベッドもしくは車いすでリクライニング位をとる．
　　　鼻孔から内視鏡を挿入する（挿入前にキシロカインゼリーで挿入する鼻腔孔を麻酔）．
　　　ポリープなどの器質的疾患の有無を確認する．
　　　内視鏡の観察下でゼリーなどの食品を摂取する．嚥下造影検査と同様に動画を記録する．

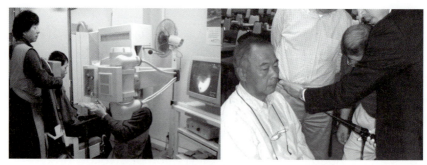

図 I-5-4. VF 検査（左）と VE 検査（右）

（2）在宅口腔リハビリテーションの意義と内容と他職種連携

　当然のことながら，在宅での自立を目指す．

　"be well（良くする）"は，すべての医療，福祉の原点である．現状維持を目的とすれば，ADL（日常生活動作）は低下の一途をたどるであろう．たとえパーキンソン病，ALS，癌など進行性の疾患であっても，その病状自体は変わらない．そこには，ADLを向上させて，元気にしてあげたいという使命感や意欲，そして思いやりが絶え間なく漂っている必要がある．それでこそ疾患は改善し，利用者も自立の方向に動き出すものと思える．

　筆者が最初に在宅訪問歯科診療を手がけたのは脳血管障害の後遺症と軽度の認知障害のため，経鼻経管栄養を受けていた患者である．依頼の内容は摂食嚥下障害の問題ではなく，歯肉が腫れて痛いという内容であった．患者の口腔内は歯がぐらついており，歯肉が腫れ，口から食べられない状態（口腔機能の低下）がそのまま放置されていることが問題と思われた．患者はたびたび誤嚥性肺炎を起こすという理由で，口から食べる機会が奪われていた．このような患者は自分の意思が伝わらない場合が多いため，周囲の判断によって生活が変えられてしまう．この患者への訪問歯科診療の中に摂食嚥下機能療法も加えたのは，治療を継続していく中で「可能性があるなら，もう一度口から食べさせてあげたい」と家族の希望が強かったからである．すぐに在宅訪問に関わっている医療従事者（ケアマネジャー，訪問看護師，ヘルパー）に声を掛けて，摂食嚥下機能療法をみんなで支援することを提案した．しかし，地域において摂食嚥下障害についてまだまだ十分に理解されていないことを痛感し，地道な啓蒙と地域医療連携に積極的に関わることの重要性を学んだ．

　在宅においても病院と同様に患者・家族を含めて嚥下障害における医療連携を

作るという考え方は大切であるが，一つの施設で完結するものではないため，多くの困難がある．地域の場合，医療連携に関わる従事者の構成は病院のようにそれぞれの専門職の連携ではなく，多くの施設・サービス事業者を利用しながら医療職以外も含めて多くの職種が関わるという二重の構成から成り立っている．現状ではそれぞれの介護レベル，摂食嚥下障害に対する知識・対応能力も職種の差ということを除外しても非常に異なっているため，まず，在宅療養を担うかかりつけ医としては各施設の摂食嚥下障害に対するレベル（マンパワー，嚥下調整食提供の有無，吸引など医療対応の有無も含む）について情報収集する必要がある．必ずしも，その地域で摂食嚥下障害に熱心な事業者や個人とだけ協働できるわけではない．その上で，病態・障害の理解や，食形態・介助方法・急変時の対処法を統一し，情報を共有できるようにリーダーシップをとることが大切である．

情報提供の仕方も施設や職種，個人によりその知識・理解度は異なるため，細やかな配慮を必要とする．場合によっては教育・啓蒙のため医師自らカンファレンスを主催したり，食事介助方法や，嚥下調整食について具体的にイメージできるように見学をしてもらったり，ビデオを作ったり，実際に訪問してヘルパーの作った食事を見せてもらったりなど，介助方法をチェックする．緊急時対応ができないなどの物理的困難さを伴う場合は，現場のレベルに合わせて要求水準を下げると共に，各施設の特徴をよく把握して実行可能で安全な方法（対応可能な施設でのみ経口摂取を行うなど）を考えながら，総合的に在宅生活をサポートすることも重要である．

また，重度の摂食嚥下障害者となると，誤嚥性肺炎と隣り合わせの在宅生活となるため，緊急時の受け入れ先病院の確保に加えて，その後のリハビリテーションをどこで行うか，在宅で肺炎治療をした場合，経口摂取をどのように開始するか，いつからどの施設を使えるかなどについてもかかりつけ医が判断し，各医療機関・施設と連携していかなければならない．病診連携の中では病院の治療がスムーズに行われ，患者・家族に不安のないように両者の仲介を果たすこともかかりつけ医の大切な役割である．

在宅患者は，安定した慢性期のものばかりではない．急変時には当然のことながらチーム構成員は変化する．入院しない場合には往診，訪問診療と訪問看護により肺炎の治療をしつつ，病状変化について各施設やケアマネジャーにきめ細かく連絡し，医師がイニシアチブを取りつつ，共にリハビリテーション・ケア計画を考えていくことになる（**表 I-5-3**）．

I. 高齢者が食べられない時の対処

表 I-5-3. 在宅ケアで起こりうる医療問題と連携体制

起こりうる問題	協力を求める対象	分　野
皮疹・褥瘡・骨折・下痢・発熱・関節痛	医師	医師・薬剤師・歯科医師
薬の処方・薬剤情報	薬剤師	
歯周疾患・虫歯 摂食嚥下障害	歯科医師	
摂食嚥下障害 口腔衛生・口腔機能低下	言語聴覚士 歯科衛生士	コメディカルスタッフ・セラピスト
リハビリテーション	理学療法士・作業療法士	
褥瘡・低栄養	看護師・栄養士	
介護サービスの利用	ケアマネジャー	非医療職
生活保護・公的サービス	市町村役場職員	
家屋改造・自助具	業者	

口を閉じたまま，ほっぺたを膨らましたりへこませたりする．
（2～3回）

口を大きく開いて舌を出したり引っ込めたりする．
（2～3回）

首をゆっくりとまわす．
右に1回，左に1回まわしたら，前後に1回，左右に1回ずつゆっくりと首を曲げる．

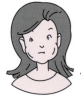

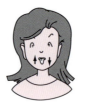
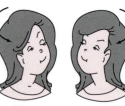

舌で唇のまわりを上下，左右となめる．
（2～3回）

また，上下の歯を奥歯から順になめる．

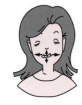
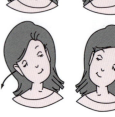

図 I-5-5. 間接的訓練（食べる前の準備体操および嚥下体操）

(3) 在宅において知っておくべき嚥下訓練と口腔リハビリテーション

a. 嚥下訓練

嚥下訓練には，食物を用いず嚥下器官へ刺激や運動（舌，口唇，軟口蓋など）を加えることで嚥下機能を改善させる訓練（間接的訓練）と，食物を飲み込むことで嚥下を上達させ改善させる訓練（直接的訓練）がある．重篤な誤嚥が疑われたり，意識状態が安定しないなど経口摂取が困難な時期には，口腔リハビリテーションと間接的訓練（図 I-5-5），適切な経管栄養法の選択などを行い，徐々に食物を用いた直接的訓練を取り入れていく．

b. 口腔リハビリテーションと栄養

老化，廃用，疾患，栄養不良などがあれば，個々の機能だけ高めても全体的に底下げになる．こういったベースへの対応のどれかが欠けても，個々の機能を単独で鍛えても十分な効果が出ない．

逆に，口と呼吸状態が改善され，栄養状態が良くなると，リハビリにより口腔環境，口腔機能，咀嚼・嚥下機能などが底上げされる．

低栄養を合併すると，さらに諸機能が低下し，悪循環に陥る．それにより喉頭周囲筋や舌筋などの筋肉量や筋力などが低下し，飲み込めない，溜め込みといった症状を呈する．

高齢化で飲み込めない人が多くなり，噛めるようにしても飲み込めない人が増えてきている．

文献

1) 小口和代，才藤栄一，馬場尊，他：機能的嚥下障害スクリーニングテスト「反復唾液嚥下テスト」(the Repetitive Saliva Swallowing Test：RSST) の検討 (2) 妥当性の検討．リハ医学．2000；37 (6)：383-388．
・舘村 卓：臨床の口腔生理学に基づく摂食・嚥下障害のキュアとケア．p.38，医歯薬出版，2009．
・藤島一郎：嚥下障害患者さん，高齢の患者さんの食事方法のポイント．p.1-8，エルメッド エーザイ（株）発行，2001．
・山川 治：在宅における摂食・嚥下障害への対応．日本大学歯学部同窓会雑誌．2006；50 (5)：28-33．

〔山川　治〕

Column

在宅診療における歯科医の役割

　在宅診療の対象となる患者の半数は，脳血管障害後遺症により何らかの身体障害ないし認知障害があり，摂食嚥下障害はその脳血管障害が原因で生じることが多い．在宅診療における歯科医の役割は，ただ単に虫歯治療や歯周治療に留まらず，特に摂食嚥下障害を有する患者は，口腔も全身の一器官と認識しなければならない．つまり，適切な摂食嚥下機能の評価を行い，患者に適した食環境（食姿勢や食具），食形態，適切な訓練を実施すること，さらに器質的・機能的な口腔ケアの実施が不可欠である．これらの在宅医療の対応によって，口腔の機能的な健康の回復と誤嚥による呼吸器感染の予防（気道感染予防）や全身の栄養状態の改善などが挙げられる．そのためには，摂食嚥下障害に対する正しい理解はもとより，栄養の基礎知識の習得や万一に備えての危機管理が必要不可欠である．

　身体の生理機能が安定しない中での口腔機能向上への対応は「熱があるから」という患者の身体状況だけで，簡単に中止してはならない．それは，口腔が発熱などにみられる感染の源になりやすいことも念頭におくべきである．さらに口腔は使用しないと機能が低下し，正常な口腔機能を喪失する．加えて要介護高齢者の義歯の汚れ，あるいは誤嚥性肺炎および心内膜炎の起炎菌などの存在は適切な口腔ケアを行わないで放置することで「お口で食べられない」という摂食嚥下障害の患者を作り出すことに繋がる．

　専門的な口腔ケアは全ての患者に必要な基本的かつ重要な対応である．口腔内に付着したバイオフィルムを機械的清掃で除去することが必要である．また誤嚥性肺炎予防のための口腔ケアは口蓋や舌などの粘膜ケアが重要である．誤嚥性肺炎は就寝時に起きることから，夕食後の口腔ケアも十分にする必要がある．

　口腔ケアには口腔衛生管理のほかに，口腔機能改善のための機能訓練の両面がある．したがってリハビリとしての各療法的アプローチは口腔ケアにおいても必要不可欠である．歯や義歯などに起因した咀嚼障害や口腔の機能障害に対する嚥下機能補助装置による対応は歯科医師のみができる職種である．歯を失った高齢者が食べる楽しみを再び得るには義歯が必要である．また，義歯装着により口元の感じが良くなったり，発音がしやすくなるといった効果もあり，生活の質（QOL）の維持，向上に義歯は重要な役割を持っている．非経口摂取やミキサー食などのような咀嚼しないものを長期に摂取していた患者への義歯については，古い義歯でも新たに製

作する義歯でも，噛み合わせの高さや義歯を装着した時の口腔の容積を狭くしておき，徐々に修正していくことが食事時に義歯を外されない方法である．

　今後，高齢化に伴って，増加する摂食嚥下障害患者に対して，他の疾患と同様に，多職種間の密な連携がないと嚥下障害のリハビリを十分に行うことができない．在宅診療を行う上で多職種間の密な連携は必要不可欠であるが，実際に現場で連携を行うには患者について多職種間で情報の交換や，話し合う機会が不足していたり，情報が職種ごとに分散し，患者情報が不十分なので適切なサービスを行うのが困難であったりと様々な課題がある．

　まずそれぞれの職種がそれぞれの役割をお互いにきちんと理解し，歯科医師は自分たちのできることとやるべきことを認識することが必要である．さらに在宅に関わる歯科医師は歯科診療ばかりでなく，口腔リハビリと同時に栄養状態にも積極的に関わるべきである．

　「どのような障害があっても諦めないで口から食べることを大切にする」ための支援は，具体的には口の機能（呼吸・咀嚼・嚥下・構音）を重視し，口腔ケアの徹底，栄養管理の重視，廃用症候群の予防（フレイルの予防），多職種間の密な連携，および今後増加すると考えられる緩和ケアや終末期のケアなど救急から在宅に至るまでの継続した活動などを幅広く展開していくことである．そのためにはどのような在宅療養のステージなのか理解をし，さらに基礎疾患の状況を把握し，診療内容を検討していく必要がある．

〔山川　治〕

B 食事摂取量の調査

　在宅支援の中で，何（食材や料理，食形態）をどれだけ（量）食べているかという食事摂取量の把握は，栄養アセスメントの中でも基本である．その他のアセスメント項目だけを重要視し，食事摂取量を考慮せず必要エネルギー量を決定すると現状とはかけ離れた必要量を算出してしまうことにもなりかねない．必要栄養量の算出はあくまでも予測式になるため，現状の食事摂取量を把握しその経過と共に判断する．例えば，褥瘡の患者に対し，摂取量が 600 kcal/ 日しかとれていないにもかかわらず，予測式にストレス係数を付加して 1500 kcal などと現状とかけ離れた必要エネルギー量を算出することは過剰な栄養補給にもつながってしまう．逆に，体重減少もなく血液・生化学検査の結果が悪くなくても，食事摂取量の減量が続いていることを把握することは，低栄養予防のアプローチへとつながる．

　在宅医療に携わる職種の多くは，病院や施設での栄養管理とは異なり，食事場面を外して訪問することが多く，食事摂取量の把握の多くは聞き取りや食事記録などから情報を得ることが多い．しかし，実際に食事場面を見ていないと情報を正確に把握できないことも少なくなく，低栄養状態や慢性疾患の食事療法，摂食嚥下障害など，より詳細な食事内容を把握しなければならない場合には，情報把握に工夫が必要である．

　在宅での食事摂取量調査では，（1）聞き取り調査，（2）患者・介護者による食事記録，（3）患者・介護者による食事写真記録，などがある．

（1）聞き取り調査

　「食事食べていますか？」「はい，食べています」実は，このような会話だけでは全く現況がみえてこない．なぜなら，病院や施設とは異なり，在宅での提供量は必ずしも皆理想的だとは言えないからである．「食べています」と回答してきたとしても，実際に食べるものしか提供していなかったり，主食・副食合わせても茶碗1杯にも満たないような量しか提供できていないということもある．食事摂取量の把握には，何をどのくらいどのように食べているのか，ということを詳細にアセスメントしていく必要がある．聞き取り調査では十分に時間をかけ，普段使用している茶碗や食器などを見せてもらったりしながら，食事記録だけではみえてこないことも確認していく．

月日	例	/	/	/
朝食	（7：30） ごはん　1杯 味噌汁　1杯 （油揚げ，白菜） 納豆　1個 お浸し小鉢1杯 オレンジ　1/4個	(　：　)	(　：　)	(　：　)
おやつ	（10：00） ヨーグルト　1個	(　：　)	(　：　)	(　：　)
昼食	（12：00） ごはん　1杯 焼き魚（鮭）切身 1/2切れ 切り干し大根の煮物 小鉢1杯 お新香　2切	(　：　)	(　：　)	(　：　)
おやつ	（15：00） いちご　3粒 牛乳　150cc	(　：　)	(　：　)	(　：　)
夕食	（18：00） ごはん　1杯 豚肉のしょうが焼き ツナサラダ きゅうりの南蛮和え	(　：　)	(　：　)	(　：　)

地域栄養ケアPEACH厚木

図 I-5-6a．食事記録用紙（1）

（2）患者・介護者による食事記録

　食事記録の把握に十分な時間がとれない場合には，記録用紙を渡し介護者等に書き出してもらう．記録の書き方によっては，食事記録を書くことそのものが食事指導にもつながり，記録しながら介護者はいろいろなことを考えることができる．一方で，食事記録をつけるということは介護者にとって負担になることもあり，介護環境に対応してその導入には十分な配慮は必要であり，相手に合わせて様々な記録用紙を準備しておく（図 I-5-6）．また，こちらから準備した食事記録用紙ではなく，カレンダーやメモ用紙，介護日誌などその環境に応じて選択する．食事記録用紙（3）は，経管栄養と併用しており，経口からの食事が不定期に行われる時に用いることが多い．

I. 高齢者が食べられない時の対処

		主食（ごはん，パン，麺類など）	主菜（魚，肉，卵，大豆製品）	副菜（野菜，海草など）	汁もの	デザート	飲み物
記入例	夕食	ごはん（茶碗1杯）	さばの味噌煮（大1切れ）	きゅうりとワカメの酢の物（小鉢1杯）かぼちゃの煮物（3切れ）	みそ汁（大根，人参，しいたけ，里芋，油揚げ，ねぎ1杯）	りんご（1/4個）	茶 *ビール（350 mL/1缶）
1日目	朝食						
	昼食						
	夕食						
	間食						
2日目	朝食						
	昼食						
	夕食						
	間食						
3日目	朝食						
	昼食						
	夕食						
	間食						

地域栄養ケア PEACH 厚木

図 I-5-6b. 食事記録用紙（2）

（3）食事写真記録

　最近では，スマホなどの携帯電話にカメラ機能がついており，こういったものを活用することが増えている．高齢などの理由で対象者は限られるが，携帯電話

月日	時間	食べたもの	様子など
/	:		むせ (− / +)
/	:		むせ (− / +)
/	:		むせ (− / +)
/	:		むせ (− / +)
/	:		むせ (− / +)
/	:		むせ (− / +)
/	:		むせ (− / +)
/	:		むせ (− / +)
/	:		むせ (− / +)
/	:		むせ (− / +)

地域栄養ケア PEACH 厚木

図 I-5-6c． 食事記録用紙（3）

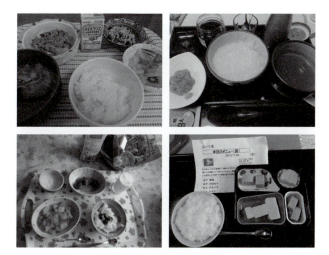

図 I-5-7． 食事記録写真

やデジカメの普及から食事を写真に撮り記録として残しておいてもらったり，メールなどで送ってもらったりすることもできる（**図 I-5-7**）．写真で見ることができれば，食事摂取量だけではなく，献立名などの食事記録だけではみえにくかった使用食材なども把握することができる．

1. 高齢者が食べられない時の対処

　訪問診療などでは食事摂取量の把握までなかなか時間がとれず，詳細なアセスメントまでは難しいかもしれない．管理栄養士による訪問栄養指導があればそれはその管理栄養士にゆだねればよいが，簡単に把握したい場合は（2）や（3）などの方法を用いるとよい．

〔江頭　文江〕

C 不足量充足のためのアプローチ

(1) 摂取量不足への対応

a. アセスメント

　経口からの摂取量が不足している時，より適切な対応をしていくために，なぜ食べられないのかさらに踏み込んでアセスメントしていく．例えば，食べてはいけないと思い込んでいるものはないか，食材により食べるもの食べないものがあるのか，現状どんなものなら食べられているのか（味だけではなく，形や硬さ，食事の出し方など），咀嚼や嚥下機能の低下の影響によっても食嗜好は変化するため，そのような機能評価も必要である．アセスメントから食形態，嗜好，食事の出し方（一皿料理など）を工夫し，まずは食事環境を整えていく．食事回数を増やし，間食などで補うこともできる．

b. 食環境の調整

　買い物，調理，配膳，片付けなどの行為があり，その一つ一つの環境が整っているかを把握することも必要となる．うまく調理ができず，お総菜が中心の食事であれば，近くのスーパーに一緒に出かけ，そのお店にあるお総菜を把握した上で組み合わせの仕方などを助言する．調理支援に訪問介護のサービスが導入されていれば，ヘルパーの介入時間に同行し，具体的な献立の提案や調理指導を行う．その他，介護支援専門員と相談し，配食サービスや民間のお弁当の利用，食材だけの宅配など様々な社会サービスと組み合わせるなどの工夫もできる．

c. 調理の工夫

　エネルギーアップのために油脂類を利用するのもよい．油脂を加えることで，口当たりも滑らかになり，食べやすく飲み込みやすくなる．この場合は炒め物や揚げ物などの料理ではなく，揚げ煮や炒め煮にしたり，マヨネーズなどを使ったポテトサラダや生クリームを加えたポタージュスープ，まぐろの刺身にアボカドを加えるなどもよい．ねり胡麻を利用するのもよい．

　食べやすくするための工夫や，咀嚼や嚥下機能に配慮した食形態の工夫も必要である．食べられないといっていたが，実は硬くて食べられていなかった，うまく食塊形成できず，口の中にため込んでしまい，飲み込めないという状態だった，などという場合もある．咀嚼や嚥下機能が低下した時の調理の工夫は後述する．

I. 高齢者が食べられない時の対処

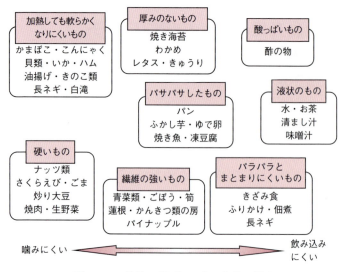

図 I-5-8. 咀嚼・嚥下しにくい食品・料理

d. 栄養補助食品の活用

また通常の食事だけで栄養不足が解消できない時は，市販されているプリン・ゼリー，カステラやまんじゅうなどで補うこともできる．コンビニやスーパーで販売されているプリンやアイスクリーム，高栄養タイプの飲むゼリーなども手軽な栄養補助食品になる．このほかにも病院や施設で利用されている栄養補助食品もある．これらには飲料タイプ，ムースタイプ，ゼリータイプ，クッキータイプなど，食形態も含めて整理した上で，個々の患者・介護者に合ったものを情報提供する．低栄養状態が重度な時は，食べる行為そのものが消費エネルギー量を増大させてしまうため，できるだけ食事時間を短く済ませたい．一時的には3度の食事よりも栄養補助食品の方を優先させ，少量高栄養頻回食のパターンにし，十分な栄養量を確保できるようにすることもある．

(2) 食形態の工夫

a. 咀嚼や嚥下機能に対応した食形態

咀嚼や嚥下機能に問題があれば，咀嚼しやすく，飲み込みやすくなるように，食形態の工夫が必要となる．一般に「硬いものはきざめば食べやすくなる」と思われている節もあるが，単に細かく切る，ということではなく，食材の特徴を知った上でそれに合わせて調理法を工夫する．図 I-5-8 は，左から咀嚼しにくいもの，

右にいくにつれてむせやすくなり，飲み込みにくいものである．咀嚼や嚥下機能が低下している場合はこれらの食品に注意する．

1）加熱しても軟らかくなりにくいもの

かまぼこやハム，こんにゃく，きのこ類，貝類，油揚げなどが挙げられる．これらは細かく切ったとしても，バラバラになってしまうだけで，口腔内でうまくまとめることができない．常食といっても，サラダの中に入っているハムやかまぼこなどの加工食品は硬く，そのものが誤嚥の危険性を秘めている．長ネギは薬味として味噌汁に入れたり，かに玉の具の中に入れたりといろいろな調理に使われる．みじん切りにして使ったとしても，長ネギ自体が硬く，咽頭残留しやすい．こんにゃくや白滝なども同様である．小さく切っても硬いものは調理で用いることは難しく，取り除いて別の食材を加える．

2）硬いもの

ナッツ類，ごま，さくらえび，煎り大豆などがある．食材そのものが硬く，咀嚼してもバラバラになるだけで，誤嚥しやすい．

3）厚みのないもの

厚みのない（薄い）焼き海苔やワカメは，硬口蓋にくっつきやすい．口腔内で食べ物を認知する時，その硬さや大きさ，味などいろいろな要素が影響するが，口腔内の環境が十分でないとこの口腔内での認知機能は低下し，食べ物が口に入ってもうまく情報をキャッチできない．厚みのないものは，口腔内で認知しにくいものの一つである．

4）繊維の強いもの

たけのこやごぼう，れんこんなどの根菜類，青菜類，魚料理など繊維の強いものはうまく噛み切れず，口腔内に残留しやすい．咀嚼機能の低下が軽度であれば，繊維を断つように切ったりしっかりと下茹でしたりすることで対応できる．青菜は茎の部分が硬いので，葉先を十分加熱して軟らかくしたものを使うことで対応できる．魚料理は，加熱により蛋白質が熱変性し，特に焼き魚は余分な脂や水分が落ち，どうしてもパサパサしがちである．咀嚼していてもいつまでも食塊形成できず，口腔内に残留している事例をよくみかける．

5）パサパサしたもの

咀嚼や食塊形成には，唾液は大きな要素の一つである．高齢者は唾液の分泌が減少したり，薬の副作用による口腔乾燥などがみられ，咀嚼や嚥下機能に大きな影響を与える．唾液が不足した上で，食べ物が水分の少ないものであれば，十分に食塊形成できず口に溜め込んだり，窒息の原因になったりもする．

表 I-5-4. 嚥下調整食の特徴

① 食塊としてまとまっている
② 流動性が強くなく適度な粘性がある
③ 咽頭通過に際し変形性がある
④ 口腔や咽頭でバラバラになりにくい

6) 酸っぱいもの

酢はむせやすいものである．かんきつ類などの酸味や酢のものはむせやすい．酢のものは三倍酢にする，酢を一度飛ばすなど工夫する必要がある．

7) パラパラとまとまりにくいもの

佃煮やふりかけなど高齢者はよく使用しているが，実はこれがむせの原因となっていることが多い．また肉は硬いからと代わりにひき肉を使うことがあるが，ひき肉もそぼろ状にしては逆に口腔内でまとまらず咽頭残留しやすい．

8) 液状のもの

さらっとした液体は口腔や咽頭の通過速度が速く，誤嚥につながりやすい．固形食は問題ないのに，お茶や味噌汁でむせるということはよくある．また食事中は問題ないが，服薬中にむせるということもある．

b. 重度な摂食嚥下障害に対応した食形態

重度摂食嚥下障害の食事には，**表 I-5-4** のような嚥下調整食が求められる．咀嚼や食塊形成が不十分であり，嚥下反射の遅延，口腔や咽頭残留などがみられる．誤嚥性肺炎のリスクは高く，食事には十分な配慮が必要である．主なものには，ゼリーやプリンなどがある．

c. 段階的な嚥下調整食基準の一例：日本摂食嚥下リハビリテーション学会嚥下調整食分類2013

従来，統一された嚥下調整食の段階が存在せず，地域や施設ごとに多くの名称や段階が用いられている．また，ゼリー食，ミキサー食，一口大，軟菜と名称がついていることで，それぞれがイメージをもって関わってしまい，共通言語として話しているつもりでも少しずつイメージがずれてしまっていたり，名称と実際の食形態が全く異なるものであったりと，現場は混乱している．日本摂食嚥下リハビリテーション学会では，国内の病院・施設・在宅関係者が共通して使用できることを目的とし，食事ととろみについて嚥下調整食分類2013（学会分類2013）を示した．なお，この学会分類2013は，成人の中途障害による嚥下障害症例に対応するものであり，器質的な狭窄による嚥下障害例や小児の嚥下障害の

発達過程を考慮したものとは必ずしも一致していない.

この学会分類 2013 の早見表（**表 I-5-5**）には，コード，名称，形態，目的・特色，主食の例，必要な咀嚼能力，他の分類との対応が示されている．しかし，量や栄養成分等の表示，物性測定値の表示はしていない．その理由は，栄養管理において，従来の栄養価を縦軸とするならば，食形態を横軸として，栄養価と食形態は別々に設定すべきだからである．また，多くの病院施設でも嚥下調整食の物性測定はできず，かつ不均一な物性測定方法はまだ十分確立されていないことから，物性測定値も表示していない．学会分類 2013 はコード 0j, 0t, 1j, 2-1, 2-2, 3, 4 の 7 段階に分類されている．

①コード 0j
- 嚥下訓練食品の位置づけ
- 誤嚥した際の組織反応や感染を考慮して，蛋白質含有量が少ないものであることが望ましい
- 量や形に配慮してスプーンですくい（例：スライス状），そのまま口の中に運び咀嚼に関連する運動は行わず嚥下すること（丸呑みすること）を目的とする
- 残留した場合にも吸引が容易である物性（やわらかさ）であること
- 離水が少ないゼリー

②コード 0t
- とろみの程度としては，原則的に，中間のとろみあるいは濃いとろみのどちらかが適している
- お茶や果汁にとろみ調整食品でとろみをつけたものが該当する
- なお，蛋白質を含んだり，食品をペースト状にしたりしたものは，コード 2 となる

③コード 1j
- 咀嚼に関連する能力は不要で，スプーンですくった時点で適切な食塊状となっている
- 均質ななめらかで，離水が少ないゼリー・プリン・ムース状の食品である

④コード 2
- ペースト状の食品であるコード 2 の食品の種類は多いため，不均質さによって，2-1 と 2-2 との細分類を行っている
- 一般にはミキサー食，ピューレ食，ペースト食と呼ばれていることが多い
- 管を通して胃に注入するようなミキサー食ではなく，スプーンですくうよう

I. 高齢者が食べられない時の対処

表 I-5-5. 学会分類 2013（食事）早見表

コード[I-8項]		名称	形態	目的・特色	主食の例	必要な咀嚼能力[I-10項]	他の分類との対応[I-7項]
0	j	嚥下訓練食品 0j	均質で、付着性・凝集性・かたさに配慮したゼリー 離水が少なく、スライス状にすくうことが可能なもの	重度の症例に対する評価・訓練用 少量でも丸呑み可能 残留した場合にも吸引が容易 たんぱく質含有量が少ない		（若干の送り込み能力）	嚥下食ピラミッド L0 えん下困難者用食品許可基準 I
0	t	嚥下訓練食品 0t	均質で、付着性・凝集性・かたさに配慮したとろみ水 （原則的には、中間のとろみあるいは濃いとろみのどちらかが適している）	重度の症例に対する評価・訓練用 少量ずつ飲むことを想定 ゼリー丸呑みで誤嚥したりゼリーが口中で溶けてしまう場合 たんぱく質含有量が少ない		（若干の送り込み能力）	嚥下食ピラミッド L3の一部（とろみ水）
1	j	嚥下調整食 1j	均質で、付着性、凝集性、かたさ、離水に配慮したゼリー・プリン・ムース状のもの	口腔外で既に適切な食塊状となっている（少量をすくってそのまま丸呑み可能） 送り込む際に多少意識してでも舌でゼリーを押しつぶし必要がある 0j に比し表面のざらつきあり	おもゆゼリー、ミキサー粥のゼリー など	（若干の食塊保持と送り込み能力）	嚥下食ピラミッド L1・L2 えん下困難者用食品許可基準 II UDF区分4（ゼリー状） （UDF：ユニバーサルデザインフード）
2	1	嚥下調整食 2-1	ピューレ・ペースト・ミキサー食など、均質でなめらかで、べたつかず、まとまりやすいもの スプーンですくって食べることが可能なもの	口腔内の簡単な操作で食塊状となるもの（咽頭では残留、誤嚥をしにくいように配慮したもの）	粒がなく、付着性の低いペースト状のおもゆや粥	（下顎と舌の運動による食塊形成能力および食塊保持能力）	嚥下食ピラミッド L3 えん下困難者用食品許可基準 II・III UDF区分4
2	2	嚥下調整食 2-2	ピューレ・ペースト・ミキサー食などでべたつかず、まとまりやすいもので不均質なものも含む スプーンですくって食べることが可能なもの		やや不均質（粒がある）でもやわらかく、離水もなく付着性も低い粥類	（下顎と舌の運動による食塊形成能力および食塊保持能力）	嚥下食ピラミッド L3 えん下困難者用食品許可基準 II・III UDF区分4
3		嚥下調整食 3	形はあるが、押しつぶしが容易、食塊形成や移送が容易、咽頭でばらけず嚥下しやすいように配慮されたもの 多量の離水がない	舌と口蓋間で押しつぶしが可能なもの 押しつぶしや送り込みの口腔操作を要し（あるいはそれらの機能を賦活し）、かつ誤嚥のリスク軽減に配慮がされているもの	離水に配慮した粥 など	舌と口蓋間の押しつぶし能力以上	嚥下食ピラミッド L4 高齢者ソフト食 UDF区分3
4		嚥下調整食 4	かたさ・ばらけやすさ・貼りつきやすさなどのないもの 箸やスプーンで切れるやわらかさ	誤嚥と窒息のリスクを配慮して素材と調理方法を選んだもの 歯がなくても対応可能だが、上下の歯槽堤間で押しつぶすあるいはすりつぶすことが必要で舌と口蓋間で押しつぶすことは困難	軟飯・全粥 など	上下の歯槽堤間の押しつぶし能力 以上	嚥下食ピラミッド L4 高齢者ソフト食 UDF区分2および UDF区分1の一部

学会分類2013は、概説・総論、学会分類2013（食事）、学会分類2013（とろみ）から成り、それぞれの分類には早見表を作成した。本表は学会分類2013（食事）の早見表である。本表を使用するにあたっては必ず「嚥下調整食学会分類2013」の本文を熟読されたい。なお、本表中の [ ] 表記は、本文中の対応箇所を指す。
*上記 0t の「中間のとろみ・濃いとろみ」については、学会分類2013（とろみ）を参照されたい。

本表に該当する食事において、汁物を含む水分には原則とろみを付ける [I-9項]。ただし、個別に水分の嚥下評価を行い、とろみ付けが不要と判断された場合は、その原則は解除できる。
他の分類との対応については、学会分類2013との整合性を担保できる範囲で記載した。対応する各分類の推奨量を完全に一致するものではない [I-7項]。

（http://www.jsdr.or.jp/wp-content/uploads/file/doc/classification2013-manual.pdf）

なものを想定している
- 主食の例としては，とろみ調整食品でとろみづけしたおもゆ，付着性が高くならないように処理をしたミキサー粥などが代表例

⑤コード3
- 形はあるが，歯や補綴物がなくても押しつぶしが可能で，食塊形成が容易であり，口腔内操作時の多量の離水がなく，一定の凝集性があって咽頭通過時のばらけやすさがないもの
- やわらか食，ソフト食などと言われていることが多い

⑥コード4
- しばしば，軟菜食，移行食と呼ばれるようなものがここに含まれる
- 具に配慮された和洋中の煮込み料理，卵料理など，一般食でもこの段階に入るものも多数ある
- 主食の例としては，全粥や軟飯などである

d．とろみ調整食品の使い方とポイント

　液体はむせやすく，とろみをつけることである程度誤嚥を予防し，飲むことができる．現在は，温度や味に関係なくとろみをつけることができるとろみ調整食品が多く市販されている．とろみ調整食品には，でんぷんを主体としたもの，グアーガムを主体としたもの，キサンタンガムを主体としたものがあり，最近ではとろみをつけた際に色が濁ることなく，味や香りの変化も少なく，キサンタンガムを主体としたものが使いやすいとされている．調理に携わるのはある一定の人だが，とろみをつけるためのとろみ調整食品は，食べる直前にお茶や汁物などに使用することが多く，携わるのも栄養・厨房関係者以外に，介護職員，看護職員など幅広くなる．だからこそ，多くの職種がこのとろみ調整食品の特徴を理解しておく必要がある．

　各社から様々なとろみ調整食品が市販されているが，どのとろみ調整食品にも共通して言えることは，使用濃度が濃くなれば硬さや付着性が増すということである．この硬さや付着性が増すと，口腔内や咽頭での残留が増し，ベタベタして飲み込みにくくなる．とろみ調整食品を使用することは，誤嚥を防止し安全に水分補給できるが，使用濃度を誤ると実は口腔や咽頭での残留を促し，誤嚥のリスクを高めてしまう．とろみ調整食品は，同じ硬さに調整しようとしても添加する量（使用濃度）は微妙に異なる．

　嚥下障害者用とろみ調整食品を選ぶ時は必ず試食し，次のことに注意して選択する．

I．高齢者が食べられない時の対処

①**ダマになりにくさ**：液体に，とろみ調整食品を加える．すぐにきれいに溶けるものもあれば，ダマになりやすいものもある．かきまぜるなどの作業性の影響もある．加える液体も，お茶なのか，味噌汁なのか，牛乳なのかによっても異なる．高齢者は細かい攪拌動作ができないこともあり，簡単にとろみがつくものがよい．

②**透明性**：どんなに誤嚥なく安全に水分補給ができるからといっても，お茶が白く濁っていればそれは「美味しい飲み物」という概念から逸脱してしまう．見た目にも美味しくなければ，継続した使用にはつながらない．

③**べたつき感**：とろみをつけて，口の中に入れた時のべたつき感は，口腔や咽頭への残留の程度にも関連して，重要な視点である．

④**とろみのキレ**：お茶にとろみをつけ，スプーンですくって落としてみる．お茶の落ち方により，キレをみる．キレがよい方がよい．

⑤**味の変化**：お茶などの飲みものはもともと味が淡白であるがゆえにとろみ調整食品という添加物の特徴的な味を感じやすい．美味しく飲んでいただくために，できるだけ味の変化の少ないとろみ調整食品を選びたい．

⑥**香りの変化**：美味しく飲むためには，味だけではなく，香りの要素も大きい．香りには，外で嗅ぐ香りと口に含んでから鼻から抜ける香りがあり，どちらも重要な要素である．味と同様に，美味しく飲んでいただくために，できるだけ香りの変化の少ないとろみ調整食品を選びたい．

⑦**経時的変化**：とろみ調整食品を加えてからとろみの状態が安定するまで，少し時間がかかる．すぐにとろみがつかないといって，加えすぎると非常にベタベタしたものができ上がってしまう．濃度の影響もあるが，とろみが一度安定してから，変化の少ないものがよい．

とろみ調整食品は使用量が多くなると硬さが増し，ベタベタと付着性が増し，味や香りも変化していることが多い．口腔や咽頭残留も多くなる．液体を誤嚥せず安全に美味しく飲むためには，適度なとろみづけが必要だが，濃い濃度では前述のようなデメリットも大きく，嚥下障害が重度なケースでは，とろみでの調整より，ゼリーに調整したもので水分摂取を勧めることも多い．ここで注意しておきたいのは，「とろみ」と「ゼリー」とは物性が全く異なるということである．時々，「とろみ剤を加えてゼリーにしている…」という表現を聞くが，全くおかしい使い方である．とろみ調整食品はあくまでもとろみをつけるということであり，ゼリーにするのは，ゼラチンや寒天などのゲル化剤である．見た目の硬さが似ていても，とろみはベタベタし，ゼリーは付着性が低く，喉越しがよい．学会分類

表 I-5-6．学会分類 2013（とろみ）早見表

	段階1 薄いとろみ 【Ⅲ-3項】	段階2 中間のとろみ 【Ⅲ-2項】	段階3 濃いとろみ 【Ⅲ-4項】
英語表記	Mildly thick	Moderately thick	Extremely thick
性状の説明 （飲んだとき）	「drink」するという表現が適切なとろみの程度 口に入れると口腔内に広がる液体の種類・味や温度によっては，とろみが付いていることがあまり気にならない場合もある 飲み込む際に大きな力を要しない ストローで容易に吸うことができる	明らかにとろみがあることを感じかつ，「drink」するという表現が適切なとろみの程度 口腔内での動態はゆっくりですぐには広がらない 舌の上でまとめやすい ストローで吸うのは抵抗がある	明らかにとろみが付いていて，まとまりがよい 送り込むのに力が必要 スプーンで「eat」するという表現が適切なとろみの程度 ストローで吸うことは困難
性状の説明 （見たとき）	スプーンを傾けるとすっと流れ落ちる フォークの歯の間から素早く流れ落ちる カップを傾け，流れ出た後には，うっすらと跡が残る程度の付着	スプーンを傾けるととろとろと流れる フォークの歯の間からゆっくりと流れ落ちる カップを傾け，流れ出た後には，全体にコーティングしたように付着	スプーンを傾けても，形状がある程度保たれ，流れにくい フォークの歯の間から流れ出ない カップを傾けても流れ出ない（ゆっくりと塊となって落ちる）
粘度 (mPa・s) 【Ⅲ-5項】	50-150	150-300	300-500
LST値 (mm) 【Ⅲ-6項】	36-43	32-36	30-32

学会分類 2013 は，概説・総論，学会分類 2013（食事），学会分類 2013（とろみ）から成り，それぞれの分類には早見表を作成した．
本表は学会分類 2013（とろみ）の早見表である．本表を使用するにあたっては必ず「嚥下調整食学会分類 2013」の本文を熟読されたい．
なお，本表中の【 】表示は，本文中の該当箇所を指す．
粘度：コーンプレート型回転粘度計を用い，測定温度20℃，ずり速度50s^{-1}における1分後の粘度測定結果【Ⅲ-5項】．
LST値：ラインスプレッドテスト用プラスチック測定板を用いて内径30mmの金属製リングに試料を20 ml注入し，30秒後にリングを持ち上げ，30秒後に試料の広がり距離を6点測定し，その平均値をLST値とする【Ⅲ-6項】．
注1．LST値と粘度は完全に相関しない．そのため，特に境界値付近においては注意が必要である．
注2．ニュートン流体ではLST値が高く出る傾向があるため注意が必要である．

2013 ではとろみの段階として，薄いとろみ，中間のとろみ，濃いとろみの3段階を設定している（**表 I-5-6**）．

e．経口摂取継続のための情報

病院や施設からの退院サマリーの一つとして，NST・嚥下連絡票（神奈川摂食嚥下リハビリテーション研究会 http：//kanagawaenge.web.fc2.com/i/nst/ver2.1.pdf）や嚥下パスポートがある．この中には嚥下機能評価などと共に栄養管理や食形態の情報が盛り込まれており，病院や施設の食形態の名称を，学会分類 2013 に対応して記載するようになっている（例：全粥，ミキサー食＝学会分類2-2）．このように，各施設の食形態の情報と共に学会分類を記載することで，食形態のイメー

I. 高齢者が食べられない時の対処

ジも一緒に伝達できる．病院では，摂食嚥下機能の専門的検査として，VF検査やVE検査などがあるが，その結果により食形態が決定されることもある．退院時に，このような書面を通して専門的な評価結果と具体的な支援方法をもって帰ることができれば，多職種で関わりながら在宅でも安全に配慮しながら口から食べることができる．

文　献

- 金谷節子：嚥下食の適正と条件．ベッドサイドから在宅で使える嚥下食のすべて，金谷節子編著，pp. 33-38，医歯薬出版株式会社，2006．
- 中村彩子：訪問で行う食事指導．訪問で行う摂食・嚥下リハビリテーションのチームアプローチ，戸原玄編，pp. 70-75，株式会社全日本病院出版会，2007．
- 江頭文江：誤嚥を予防するための食品の工夫．誤嚥を防ぐケアとリハビリテーション，藤谷順子編著，pp. 112-128，株式会社日本看護協会出版会，2006．
- 藤島一郎：ナースのための摂食・嚥下障害ガイドブック．p. 190，中央法規出版，2005．
- 医療検討委員会　嚥下調整食特別委員会：日本摂食・嚥下リハビリテーション学会嚥下調整食分類2013．日本摂食嚥下リハビリテーション学会誌．2013；17（3）：255-267．

〔江頭　文江〕

6 経管栄養へのアプローチ

A 胃瘻（PEG）の造設・管理と地域連携

　経皮内視鏡的胃瘻造設術 percutaneous endoscopic gastrostomy（PEG）は，経口摂取困難な患者の在宅療養・栄養管理を行う上で重要な役割を果たしている[1]．ここでは，PEG の造設と合併症および交換について，在宅長期管理の観点から述べる．

(1) PEG の造設

a. PEG カテーテルの分類と特徴

　PEG カテーテルは体外のカテーテルの長さによってチューブ型，ボタン型に，胃内ストッパー（体内ストッパー）の種類によってバンパー型，バルーン型に分類される．したがってそれぞれの組み合わせで，バンパー・ボタン型，バンパー・チューブ型，バルーン・ボタン型，バルーン・チューブ型の 4 種類に分類される（図 I-6-1）[2]．

　バンパー型は胃内ストッパーがポリウレタンなどのバンパーであり，耐久性に優れている．このためカテーテル交換の時期は 4 〜 6 か月が推奨されている．後述のバルーン型と比べて抜けにくく抜去事故が少ないとされている．一方で交換についてはバルーン型よりも難しく，一定の技術水準が要求される．

　バルーン型は，バルーンの耐久性から 1 〜 2 か月ごとの交換が推奨されている．交換はバンパー型よりも容易であるが，逆に抜去事故が起こりやすいとされ，その際の対応をあらかじめ準備しておく必要がある（**(4) p.95 参照**）．

　ボタン型は使用しない時は接続チューブを外して着衣内などに隠すことが容易であるため，事故抜去の可能性の高い場合には選択を考慮する．また，活動性の高い患者では整容も容易である．ボタン型には逆流防止弁がついており，そのついている位置によっては減圧用接続チューブを取り付けないと減圧ができない製品があるため注意を要する．

　チューブ型は，接続チューブを取り付ける手間がないため介護者の負担が減るという点と，半固形化栄養剤投与の際ボタン型に比べ注入抵抗が少ないという点

I．高齢者が食べられない時の対処

● カテーテルは4種類

おなかの口（胃ろうカテーテル）は抜けないように，内部ストッパーと外部ストッパーで止めています．内部ストッパーは「バルーン（風船）型」と「バンパー型」の2種類があります．また，外部ストッパーは「ボタン型」と「チューブ型」の2種類があります．

内部＼外部	ボタン型	チューブ型
バルーン型	**＜バルーン・ボタン型＞** 長所 ・バルーン内の蒸留水を抜いて挿入・抜去（出し入れ）するので，交換が容易である ・目立たず動作の邪魔にならないため自己抜去がほとんどない ・栄養剤の通過する距離が短いのでカテーテルの汚染が少ない ・逆流防止弁がついている 短所 ・バルーンが破裂することがあり，短期間で交換になることがある ・指先でボタンを開閉しづらい場合がある	**＜バルーン・チューブ型＞** 長所 ・バルーン内の蒸留水を抜いて挿入・抜去（出し入れ）するので，交換が容易である ・投与時の栄養チューブとの接続が容易である 短所 ・バルーンが破裂することがあり，短期間で交換になることがある ・露出したチューブが邪魔になり自己抜去（引っぱって抜いてしまうこと）しやすい ・チューブ内の汚染が起きやすい
バンパー型	**＜バンパー・ボタン型＞** 長所 ・カテーテルが抜けにくく，交換までの期間が長い ・目立たず動作の邪魔にならないため自己抜去がほとんどない ・栄養剤の通過する距離が短いのでカテーテルの汚染が少ない ・逆流防止弁がついている 短所 ・交換時に痛みや圧迫感を生じる ・指先でボタンを開閉しづらい場合がある	**＜バンパー・チューブ型＞** 長所 ・カテーテルが抜けにくく，交換までの期間が長い ・投与時の栄養チューブとの接続が容易である 短所 ・交換時に痛みや圧迫感を生じる ・露出したチューブが邪魔になり自己抜去（引っぱって抜いてしまうこと）しやすい ・チューブ内の汚染が起きやすい

図 I-6-1．PEG カテーテルの分類
（胃ろう手帳（NPO 法人 PEG ドクターズネットワーク）より）

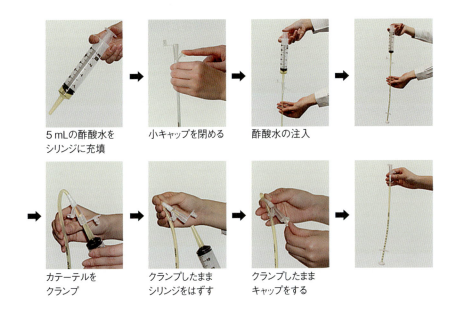

酢酸水の作り方　食用酢：水＝1：9
注意：フラッシュするのではなく充填しておく．次の栄養剤投与の前にはフラッシュする

図 I-6-2. 10 倍希釈の酢水によるチューブ型カテーテルの清潔保持

においてメリットがある．外部ストッパーが移動するために適切な位置にあること（1～1.5 cm 程度のゆるみがあること）を確認する必要がある．チューブ内腔が汚染されやすいため 10 倍希釈の食用酢で内腔を満たし汚染を防止する工夫も行われている（**図 I-6-2**）[3]．

b. PEG の造設方法

　PEG の造設方法は，開発者である Ponsky らの pull/push 法がオリジナルであるが，その後 introducer 法と，その改良としての introducer 変法が主に本邦で開発された．それらは造設時にカテーテルが口腔内を通過するかどうかで大別される[4]．

　各々の特徴について述べる．Pull/push 法の場合，一期的に太いバンパー型カテーテルが造設でき，耐久性にすぐれ交換も 4～6 か月間隔で十分である．しかし一方で，カテーテルが咽頭を通過するため，口腔内常在菌との接触により，清潔手技とならず，瘻孔部の感染が 20～40％生ずることが諸家より報告されている[5]．

表 I-6-1. 造設方法の種類と特徴

	pull/push 法	introducer 法	introducer 変法
カテーテル太さ	太い	細い	太い
カテーテル種類	バンパー型	バルーン型	バンパー型
内視鏡挿入回数	2回	1回	1回
カテーテルの咽頭通過	あり	なし	なし
清潔手技	困難	可能	可能
胃壁固定	必要に応じて	必須	必須
入れ換え時期	遅い（4か月以降）	早い（拡張を要す）	遅い（4か月以降）

Introducer 法は，カテーテルが咽頭を通過せず腹壁から直接腹腔内に穿刺されるために，口腔内常在菌に汚染されず，清潔操作が可能であるといった利点を有する．しかし，初回に留置されるカテーテルは 14Fr と細く，その後何度か拡張のための交換が必要であり，煩雑であることが難点である．

最近の introducer 法の改良で，これらの難点を克服することが可能になってきている．一つは introducer 変法の開発である[6]．これはガイドワイヤーとダイレーターを用いて一期的に太い（20〜24Fr）ボタン・バンパー型カテーテルを留置するという方法である．またもう一つは，introducer 法を穿刺針の改良，あるいはダイレーターを併用することにより一期的に太い（20Fr）バルーン型カテーテルを留置する．それらの特徴を表 I-6-1 に示す．どの方法が優れているということはないが，それぞれの特徴を考慮した上で造設法を選択する必要がある．

c. 胃壁固定について

今まで述べたような introducer 法（introducer 変法や introducer 現法の改良を含む）においては造設手技として胃壁固定が必須である．また pull/push 法においても，早期事故抜去に対する安全性の保証，カテーテル交換時の堅固な瘻孔形成に寄与する観点から必須ではないが推奨されている[7]．

胃壁固定具は，鮒田式として本邦で開発された標準的胃壁固定具[8]を原型として様々な発展を遂げている．最近ではアンカー式という胃内に T バーと呼ばれる金属シャフトを挿入し固定する方式の固定具も使いやすいものが開発されている（図 I-6-3）．（文責：倉）

(2) PEG の長期管理：申し送り書に沿って

筆者（小川）が代表をつとめる金沢・在宅 NST 研究会が 2008 年に作成した「胃

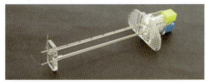
鮒田式胃壁固定具

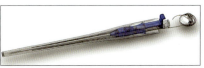
KCイントロデューサーキット胃壁固定具
（アンカー式）

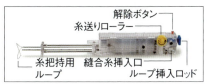
鮒田式胃壁固定具Ⅱ

図Ⅰ-6-3. 胃壁固定具の分類
鮒田式とアンカー式に大別される

瘻栄養申し送り書」（**図Ⅰ-6-4**）は，他医療機関に胃瘻栄養患者を紹介する際に最低限必要な事項を記載するようになっている．逆に言えば，この申し送り書の各欄を理解して記載できれば，PEG長期管理のための基本的知識は押さえていると言える．

そこで，この申し送り書に沿って，PEG長期管理のノウハウを解説していく．なお，申し送り書の最下段には当研究会の推奨事項が注記してあり，記載した内容が妥当かどうかを照らし合わせて検証できるようになっている．

a. 胃瘻カテーテルの名称

メーカー名と製品名を記載する．ボタン型の接続チューブなど消耗品を注文する時のために，メーカーカタログを取り寄せておきたい．特にPEGカテーテル交換に際して，バンパー型では製品によって抜き方が全く異なり，特殊な専用器具が必要なものもある．製品名を知らずにPEG管理するなどありえない．

b. 胃瘻カテーテルの種類（必須）

バンパー型かバルーン型か，ボタン型かチューブ型か（**図Ⅰ-6-1**），を選択することは，必須事項である．バンパー型かバルーン型かによって管理方法が異なるため，ここの情報は受け手の施設への最低限の配慮と言える．なお，ボタン型に関しては推奨事項注1として，規格の合った専用の接続チューブがあることの注意を喚起している．

それでは，各タイプを解説していく．

1）バルーン型とバンパー型

PEG管理を困難にしているのは，全く取り扱いの異なるバンパー型とバルーン型を腹壁側からの情報だけで識別しなければならないことである．通常は，バ

I．高齢者が食べられない時の対処

ルーン水を出し入れする注水孔バルブがあればバルーン型，なければバンパー型だが，クリエートメディック社製胃瘻ボタンだけはバンパー型でありながら，バンパーを補強するための蒸留水を注入するバルブが，ボタンの外部ストッパーに

氏名	男・女　M T S H　年 月 日 生（ ）歳
胃瘻カテーテルの名称：	メーカー名（　　　　　）　製品名（　　　　　　）
胃瘻カテーテルの種類（必須）：	1．バンパー型　　2．バルーン型　　3．その他・腸瘻など A．ボタン型（注1）　B．チューブ型　（　　　　　　　）
＊バルーン水の管理（バルーン型のみ記載）：	注水量（　　）ml　蒸留水の目安（　　）週ごと（注2）
胃瘻カテーテルの規格：	太さ（　　）Fr　・シャフト長（ボタン型のみ記載）（　　）cm
胃瘻造設日（手術日）	（　　）年（　　）月（　　）日
胃瘻造設医療機関：	医療機関名（　　　　　　　　　　）
最終カテーテル交換日：	（　　　　）年（　　）月（　　）日
定期的交換の目安：	（　　）ヶ月ごと（注3）
外部ストッパーの位置：	皮膚から（　　）cm または カテーテルの目盛（　　）cm の位置（注4）
栄養剤名：	（　　　　　　　　　） 濃度（1, 1.5, 2）kcal/ml
栄養剤投与量：	1回総量（　　）ml 1回投与量と投与回数（　　　　　　　）例：朝400 — 昼200 — 夕400 半固形化や希釈している場合は具体的に記載すること：
追加する水分量：	1日総量（　　）ml　1回量と回数（　　　　　　　　　） 半固形化や希釈している場合は具体的に記載すること：
特記すべき申し送り事項：	
記載日　年 月 日	記載者名　　　　　施設名
金沢・在宅NST研究会の推奨事項 注1：ボタン型では，規格の合った専用の接続チューブがあることを確認する． 注2：バルーン水は通常1～2週間に1回入れ替える． 注3：定期交換の目安は，バルーン型は1ヶ月に1回，バンパー型は6ヶ月に1回とする． 注4：外部ストッパーの位置は，皮膚から2cm以上の遊びのあることを推奨する．	

図 I-6-4．胃瘻栄養申し送り書（金沢・在宅NST研究会製）

表 I-6-2. バルーン型の留意点

1. 胃瘻カテーテル本体を1か月に1回交換
2. バルーン水は1～2週間に1回入れ替え
3. 事故抜去しやすいので，その対策をあらかじめ立てておく（瘻孔確保）
4. バルーンによる幽門・十二指腸閉塞を避ける
5. 尿路用のものを流用してはならない

表 I-6-3. バンパー型の留意点

1. 6～8か月に1回交換
2. 交換が難しいので，どこで（病院か在宅か），誰が（主治医か専門医か），どうやって（内視鏡か用手的か）をあらかじめ相談しておく
3. 4か月以上長持ちさせること
4. 内部ストッパーが固いので，胃粘膜や瘻孔部への圧迫を避ける

表 I-6-4. ボタン型の留意点

1. シャフト長を変えられないので，サイズ選定に迷ったら長めのものにする
2. メーカー純正の規格の合った接続チューブが必要
3. メーカー名や製品名を把握しておく
4. バルーン型の場合，バルーン水の量がボタン本体に書かれていないので注意
5. 逆流防止弁の構造（減圧の仕方）を知っておくこと

付いているのが例外的である．

　バルーン型（**表 I-6-2**）は，挿入時は瘻孔の径とほぼ同じ寸法なので比較的交換が容易だが，裏を返せば抜けやすく（事故抜去が起きやすく），不意に抜けた時にどうするかあらかじめ決めておく必要がある．したがって，バルーン型は24時間対応が可能な療養環境で用いる方がよい．緊急時の対策として新品の製品を一つ，あるいは瘻孔確保用の膀胱留置カテーテルを用意しておく．なお，バルーン型は24時間経過していれば，新しい胃瘻カテーテルの保険請求が可能である．

　バンパー型（**表 I-6-3**）は，内部ストッパーに一定の固さがあるので抜けにくいが，裏を返せば交換が難しいということで，6～8か月に1回の交換を病院で内視鏡を用いてやるのか，在宅で用手的にやるのか，あらかじめ相談しておく．なお，バンパー型は4か月以上経過していないと，新しいPEGカテーテルは保険請求できない．また，バンパー型の内部ストッパーはバルーン型よりも固いので，胃粘膜や瘻孔部に圧迫を与えないように留意する．

Ⅰ.高齢者が食べられない時の対処

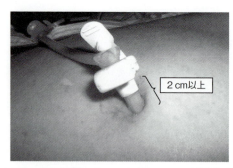

図 I-6-5. ボタン型：シャフト長に2cmの遊びが必要

2）ボタン型とチューブ型

バンパー型とバルーン型それぞれにボタン型とチューブ型があるが，ボタン型（表 I-6-4）の取り扱いは難しい．とりわけ「シャフト長」（内部ストッパーと外部ストッパーの間の距離）の問題は大きい．瘻孔長に対して短いものを挿入してしまうと圧迫壊死に陥る．理想的には，2cmの余裕（遊び）があり，患者が座った状態でも食い込まないものがよい（図 I-6-5）．迷ったら長めのボタンを選ぶ．適正なシャフト長であっても，患者が太ってくると，きつくなる．最長のボタンでも長さが足りない場合は，チューブ型への変更も検討する．

さらに，ボタン型においては，接続チューブの取り扱いが重要で，専用の規格の合った接続チューブをつないで初めて栄養が投与できる．逆流防止弁が外部ストッパーにある製品においては「持続投与用」と「ボーラス投与用」の2種の接続チューブがあるのに加えて，逆流防止弁が内部ストッパーにある製品では，もう1種類「減圧用」がある．

c．バルーン水の管理

バルーン型のみ記載する．注水量はボタン型の場合，PEGカテーテル本体には記載がなく，製品梱包の添付文書かメーカーカタログにしか書いていないので，後から調べるのは困難である．バルーン水は必ず蒸留水を用いる．推奨事項注2では，バルーン水交換の目安は通常1〜2週間に1回であることを指摘している．

d．胃瘻カテーテルの規格

チューブ型なら「太さ」だけ書けばよい．ボタン型なら「シャフト長」が大事である．これらの規格は製品に書いてあるが，時間が経つと印字が消えてしまうので，記録し，きちんと申し送る必要がある．

e. 胃瘻造設日（手術日）

　胃瘻造設術後，初めて退院する時には大変重要な情報である．バンパー型で造設した場合は，瘻孔の強度が安定する4か月以上経過しないうちは，用手的交換はしない方がよいからである．胃瘻造設後1か月以内に胃瘻カテーテルが損傷して交換が必要になったら，内視鏡観察下の交換となり，そういった対応を決めていく上で造設日は大事である．

f. 胃瘻造設医療機関

　造設手術後の初回交換は，造設医療機関で行った方がよいことが少なくないので，造設医療機関名は記録しておく．

g. 最終カテーテル交換日

　とても大切な情報である．バンパー型なら保険請求の関係で4か月以上間隔をあけなければならないし，バルーン型なら原則的には1か月目が交換の目安だからである．

h. 定期的交換の目安

　推奨事項注3のように，バルーン型は1か月に1回，バンパー型は6か月に1回を目安に交換する．ただし，バルーン型は製品によって，添付文書に1か月に1回交換するよう「義務付けている」ものと，「推奨している」ものがあるので留意されたい．もし2か月程度使用したいなら後者の製品を選択するのが現実的対応と言えよう．なお，バンパー型では保険請求に際しては4か月以上間隔をあける必要があるので，「3か月ごと」と書くと保険請求できないので，注意を要する．

> 　PEGカテーテル交換時に際しては，腹腔内誤挿入による痛ましい医療事故を未然に防ぐため，胃内容が十分に吸引できるなど，胃に間違いなく挿入されたことを確認する作業を怠らずに行う．2008年4月診療報酬改訂で胃瘻カテーテル交換法200点が新設され（現在は経管栄養カテーテル交換法に改称），算定の要件として「画像診断等による確認」が義務付けられたことは必然的な流れだと言える．しかし，厚労省が「画像診断等」の解釈についてレントゲンと内視鏡に限定するような回答をしたため，在宅での胃瘻カテーテル交換が困難になっている．病院への搬送や，放射線被爆・内視鏡検査が侵襲となる重症者や小児の存在を忘れてはならない．

i. 外部ストッパーの位置

　バンパーによる圧迫壊死を避けるため，推奨事項注4のように，皮膚から「2 cm」は遊びがほしい．カテーテルの目盛りは「5 cm」くらいが妥当であろう．ただ，

バルーン型では遊びがありすぎると，バルーンが幽門や十二指腸に引き込まれてしまうので，長すぎるのもよくない．

〔胃瘻カテーテルによる瘻孔への圧迫虚血の回避〕

瘻孔部感染・壊死性筋膜炎・瘻孔拡大による栄養剤のリーク・不良肉芽など，胃瘻部のトラブルに共通する原因として「胃瘻カテーテルによる瘻孔への圧迫虚血」が挙げられる[9]．瘻孔と胃瘻カテーテルの正しい関係は，瘻孔の中で胃瘻カテーテル本体が軽く回り，2 cm くらいは可動する状態である．もし，ストッパーがきつく締めつけてあったり，シャフト長が短く外部ストッパーが皮膚に食い込むようなボタン型の場合，内部ストッパーも胃粘膜に食い込んだ状態なので，圧迫虚血ひいては圧迫壊死に陥る．そして，そのことが瘻孔開大と漏れの原因になるのだが，その漏れを止めようとして，さらに圧迫を強くする間違った正反対のケアが，悪循環をもたらしている例が少なくない．

チューブ型であれば，外部ストッパーを末梢側に移動して緩め，PEG カテーテル全体を押し込み気味にして，内部ストッパーの胃粘膜への圧着を外すことによって，圧迫虚血を回避できる．ボタン型であれば，シャフト長の長いものに入れ替えればよいのだが，すぐに交換できない時は，ボタン全体を皮膚に押し付けるようにして，内部ストッパーの胃粘膜への圧着を外す．つまり，皮膚を犠牲にしてでも，胃粘膜を救う．

j．栄養剤名

病院や施設では食品扱いの栄養剤を使用しているが，在宅では薬価収載された保険適応の栄養剤を使用することが多い．したがって，申し送りの段階で，栄養剤を指定するのは，受け入れ側からは困る場合がある．生活の場における経済的実情も考慮していきたい．

k．栄養剤投与量

実際の投与方法を具体的に記載する．特に半固形化などは症例ごとの必要性があるはずなので，なるべく詳しく申し送る．

なお，栄養剤の半固形化を試みる前に，PEG カテーテルが詰まった場合の対策をあらかじめ立てておくべきである．ボタン型であれば，減圧用接続チューブで再開通を図る．チューブ型であれば，胃瘻専用クリーニングブラシを準備しておく．

l．追加する水分量

通常，水分投与は栄養剤と別途投与が原則であり，希釈は濃度依存の下痢がある場合以外はやらない．栄養剤を水で薄めて投与する誤った方法を常習的に行っ

ていないか注意を促す.

m. 特記すべき申し送り事項

　交換や栄養剤投与,スキンケアなどに関して,特記すべき注意点を記載する.例を挙げると,交換であれば「胃瘻カテーテル交換は,○年○月頃の予定です.造設術後はじめての交換ですので,内視鏡を使って交換します.当院内視鏡室にご予約ください」,栄養剤投与であれば「液体の栄養剤では,大変嘔吐しやすい方です.必ず栄養剤の半固形化を行ってください」,スキンケアであれば「腹帯をすると,胃瘻カテーテルのコシで瘻孔部の圧迫壊死が生じます.カテーテルが倒れないように,固定を工夫してください」とか「漏れがありますが,ストッパーは締めないようにしてください.ストッパーの締め付けが原因で漏れがひどくなった方だからです」といった,症例ごとの特殊事情があれば記載する[10].(文責:小川)

(3) PEGの合併症

　PEGの合併症には,造設手技自体に関連したもの,留置したカテーテルに関連したもの,経腸栄養剤投与に関連したもの,カテーテル交換時のトラブルが挙げられる.ここでは在宅管理に必要なカテーテル留置に伴うPEG特有の合併症について主に述べる.

a. バンパー埋没症候群

　バンパー埋没症候群 buried bumper syndromeは,胃内バンパーが粘膜に食い込み粘膜内に埋もれてしまう状態で(図I-6-6),カテーテルの締め過ぎによる局所の血流障害が原因となって生じる[11].バンパー埋没症候群が生じた場合,瘻孔は使用不可能となり速やかな処置が必要となるため,予防と早期発見が重要となる.胃刺入部の炎症所見の増悪,胃瘻カテーテルの回転が不能あるいは回転できても手を離すと元に戻る,流動食の注入障害,刺入部の疼痛の増悪などのバンパー埋没症候群を疑う症状を念頭においた上に,毎日の栄養剤投与やスキンケアの際に,カテーテルの適切なゆるみと回転が可能なことを確認することが重要である.

b. 栄養状態改善に伴うカテーテルシャフト長の不均衡

　ボタン型カテーテルを留置している場合,栄養状態の改善により,きつくなり,バンパー埋没症候群と同様の状態となってしまうことになる.毎日の観察でカテーテルがきつくなったら早めに医師に相談し,長めのシャフトのカテーテルに交換してもらう必要がある.

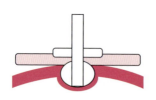
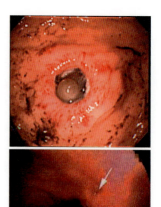

瘻孔完成後にバンパーが胃壁の中に埋もれてしまう.栄養剤の漏れ,滴下不良等で気づくことが多い.

粘膜下に埋もれたバンパー

図 I-6-6. Buried bumper syndrome（バンパー埋没症候群）
（札幌医大第4内科　阿部清一郎先生提供）

c. 胃内バルーンによる十二指腸の閉塞（ボールバルブ症候群）

バルーン型カテーテルの場合，胃内バルーンが蠕動運動と共に引き込まれ，十二指腸に嵌頓し，嘔吐など消化管閉塞症状を呈する場合がある（**図 I-6-7**）．今までゆるみのあったカテーテルが急にきつくなっていることで容易に診断できるため，在宅の場合でも診断が可能である．対処法は，バルーンの固定水を抜き十二指腸で嵌頓しているカテーテルを胃内へ戻すことである．繰り返す場合には，カテーテルをバルーン型からバンパー型へ交換することも検討しなければならない[12]．

d. 胃内バンパーの物理的刺激による対側胃粘膜の潰瘍

カテーテルの胃内バンパーの物理的刺激により，胃粘膜後壁に潰瘍が形成され（**図 I-6-8**），時として大出血を起こすことがある．カテーテル形状の改良で先端の突起がなくなり,このような潰瘍形成はまれとなっているが皆無ではないため，黒色便やタール便が生じた場合，このような潰瘍を念頭において内視鏡による検査が必要となる．

以上，カテーテルという異物が胃内に挿入されていることによって起こるPEG管理における特有の合併症を紹介した．在宅においては，想像力を働かせ，胃内でカテーテルがどのような状態であるかを考えながら介護を行わなければならない．

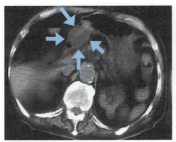
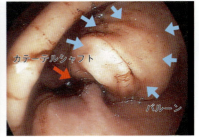

十二指腸にはまり込んだバルーン　　内視鏡像：十二指腸球部にはまり込んだバルーンと，カテーテルシャフト

バルーン型カテーテルの場合，胃のぜん動運動と共に胃内バルーンが引き込まれ，十二指腸球部にはまり込み，消化管閉塞症状を呈する場合がある
症状　嘔吐（胆汁なし）などのイレウス症状・PEGカテーテルが急にきつくなる
対策　まずball valve syndromeを疑うこと．疑われたら，CTや内視鏡で確認する．
　　　バルーンの固定水を抜きカテーテルを胃内へ戻す．
　　　繰り返すようならバルーン型カテーテルから，バンパー型カテーテルへ変更する．

図 I-6-7. いわゆる ball valve syndrome（バルーンによる十二指腸閉塞）
（小樽掖済会病院　勝木伸一先生提供）

（4）事故抜去への対応

　胃瘻カテーテルの管理において，しばしば遭遇するのが事故抜去であり，適切な対応を知っておくことが重要である．

a. 事故抜去の予防

　事故抜去の予防策として，認知症などで患者が抜いてしまう危険がある場合，①ボタン型を選択する，②胃壁固定を造設時に行い早期事故抜去に備える，③つなぎ服や腹帯などの抜去予防衣の着用，が挙げられる．また，スタッフが事故抜去を起こしやすい介護動作として，車いすやストレッチャーへの移乗，オムツ交換，更衣，入浴などの際に注意すべきで，このような介助をする場合にはカテーテルの存在を常に念頭においた配慮が必要である．

b. 事故抜去への対応策

　夜間や在宅で事故抜去が起こった場合の対処法を正しく指導することが重要である．胃瘻の瘻孔はカテーテルが抜けてしまうと数時間で閉じてしまうので，その前に瘻孔確保をすることが大切である．
　バルーン型の場合，瘻孔確保のため可能であればまず抜けたカテーテルを入れてみる．それでもだめな場合やバンパー型の場合に備えて，あらかじめ尿道留置カテーテルなどの瘻孔径より細めのチューブを在宅の場合には介護者に渡してお

I. 高齢者が食べられない時の対処

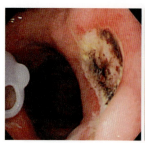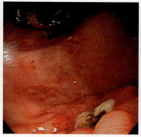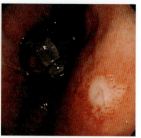

図 I-6-8. 胃瘻カテーテルの物理的刺激で起きた対側胃粘膜の潰瘍
(千歳市民病院　日下部俊朗先生提供)

き，それを挿入して瘻孔確保してもらうようにしっかりと指導する（これは介護老人施設などの医師が24時間常駐していない施設でも同様）．夜間や休日の場合，翌日の日常勤務帯に病院に来院してもらう．

最も重要なことは，上記の方法でとりあえずの瘻孔確保ができても，病院でそのカテーテルが胃内に挿入されていることを確認するまで栄養や薬は一切入れてはいけない（万が一腹腔内に誤挿入されている場合には腹膜炎という重大事故につながる）ということを十分に指導する必要がある．瘻孔確保が困難な場合は速やかに病院へ連絡し搬送する必要がある．

(5) カテーテル交換

カテーテルは，長期間の使用で汚れ閉塞しやすくなり，また瘻孔感染の原因にもなる．シリコン製のカテーテルでは材質の劣化が生じる．このため，定期的な交換が必要である．交換時期はバルーン型で1～2か月ごと（保険適応上はバルーンの破損の可能性に備えて24時間経過していれば交換を保険請求することが可能），バンパー型は4～6か月ごとに交換することが推奨されている．

a. PEGカテーテルの交換方法

交換方法は，①内視鏡下に交換する方法，②経皮的に直接カテーテルを引き抜いて交換する方法（以下，経皮的交換と略す）の2通りがある．内視鏡的交換は交換後の新しいカテーテルが胃内に挿入されていることが直接確認できるため最も確実な方法であるが，在宅や施設では行うことができず場所が限定されること，また内視鏡を行うこと自体が症例によっては肺炎を引き起こすリスクを伴う欠点がある．ベッドサイドでも可能な経皮的交換を安全に確実に行えることが重要と考えられる．

ただし，初回のカテーテル交換時は瘻孔形成がまだ十分とは言えず，内視鏡的

交換が推奨されている[13]．

b．交換に関する重要事項「たかが交換，されど交換」
～PEGに関する重篤な合併症の多くは交換時に起きている～

　カテーテル交換に関する重篤な事故が報告されている．医療訴訟になっている例では，いずれのケースも，交換後，瘻孔損傷によりカテーテルが腹腔内に誤挿入されていることに気づかず，すなわち，カテーテルが胃内に挿入されていることを確認していないため敗訴となっている．日常の忙しい診療の中で「たかがカテーテル交換」と安易な態度で臨んでいないだろうか？カテーテル交換は「されど交換」であり，安全な交換なくして世の中に受け入れられるPEGとはなり得ないということを肝に銘じておきたい．

　カテーテル交換は，古いカテーテルの抜去，新しいカテーテルの挿入という手順を踏んだ後に栄養剤や薬剤の投与が再開される．いずれのステップでも瘻孔損傷は起こり得る可能性があり，カテーテルが腹腔内に誤挿入される可能性がある．防止策として一つめには，交換のストレスに耐えうる堅固な瘻孔を作ること．このためには胃壁固定が寄与する可能性があると考えられる．二つめにはより安全な交換手技（交換キット）の開発が必要である．しかしながら，そのような工夫を行っても瘻孔損傷（カテーテルの誤挿入）を起こす確率をゼロにすることは不可能である．そのため，瘻孔損傷が起きても，そこで留めて対処するために（栄養剤の誤注入による腹膜炎を起こさないために）交換後にカテーテルが胃内に正しく挿入されているかどうかの確認を行うことが非常に重要になる．

c．交換後の確認方法

　今まで述べたように，カテーテル交換において最も重要なのは，交換後の（胃内に挿入されていることの）確認を必ず行うことである．

　確認方法については簡便で確実な方法が望ましいが，各種確認方法についてそれぞれの特徴を述べる．

　1）送気音による確認：挿入したカテーテルチューブからシリンジでエアーを送り込み，聴診器で胃内での音を確認する方法であるが，腹腔内にカテーテルが挿入されていても，区別がつかないことがあり確認方法としては不確実で推奨されていない．

　2）内視鏡による確認：胃内に挿入されていることを直接確認でき最も確実な方法であるが，内視鏡を行うため煩雑で患者負担も少なくない．何よりベッドサイドでは困難で，施設や在宅では不可能でありその度に病院へ移送するという手間が伴う．

I．高齢者が食べられない時の対処

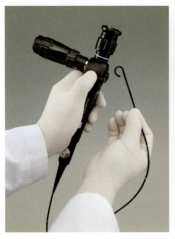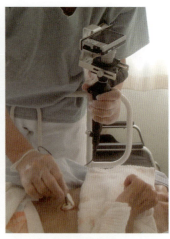

図 I-6-9．極細径内視鏡を用いての交換後の確認

　3）X線透視下での確認：ガストログラフィンなどを透視下に注入する方法で内視鏡確認と同様に確実であるが煩雑となる．また，造影にて確認されたはずが，その後に腹膜炎を起こした症例の報告もあり，造影をきちんと読影できる「目」が必要である．

　4）胃液（胃内容物）の確認：カテーテル挿入後カテーテルチップで吸引し，胃内容物が逆流することを確認する方法である．ベッドサイドでも可能な簡便な方法で，かつ胃内容物が引けることを実際に確認できるため確実な方法と言える．しかし，空腹の時間帯の場合，逆流しない場合がある．この時にはカテーテルから水を注入し，その逆流を確認することも行っている．また，交換前にあらかじめ茶や色素（インジゴカルミンを生食で薄めるなど）を胃内に注入し，その逆流をみる方法も行われている．

　5）極細径内視鏡（通称 PEG スコープ）での確認：PEG カテーテルから挿入可能な極細径内視鏡が開発された（**図 I-6-9**）．携行可能で光源も付属しておりベッドサイドや在宅で確認ができるため簡便性，確実性を有しており在宅管理では威力を発揮する．筆者は，在宅や施設での交換の際に携行し確認を行っており大変役に立っている．

　6）どの方法がベストか：いずれの方法にも優劣があり，患者のおかれている状況に応じて（交換に慣れていない病院で入院患者に行った場合は，確実性を優先して内視鏡や透視を用いる方がよいとも考えられる）使い分ける必要がある．私見ではあるが，まずは患者に負担のかからない方法（胃内容物の確認など）を

行い，それでも確認できない場合，おかしいなと思う場合に初めて内視鏡や透視で確認する手順がベストと考えている．

改めて強調したいのは，交換後は必ず何らかの方法でカテーテルが胃内挿入されていることを確認すること．確認ができないうちにカテーテルから栄養剤の注入を行ってはならないことを忘れてはいけない．（文責：倉）

文　献

1) 倉　敏郎, 日下部俊朗, 村松博士：総説, PEGの造設と交換〜本邦におけるPEGの現状〜. 日本消化器内視鏡学会雑誌. 2013；55（11）：3527-3547.
2) 倉　敏郎：胃瘻造設（PEG）「胃瘻造設（PEG）とその管理」. 消化器内視鏡. 2002；14（9）：1319-1320.
3) 加藤幸枝, 渡辺文子, 坂下千恵美, 他：PEGカテーテル内腔汚染の対策. 在宅医療と内視鏡治療. 2001；5（1）：9-13.
4) 髙橋美香子：内視鏡的胃瘻造設術のコツとトラブル対策. 日本消化器内視鏡学会雑誌. 2014；56（7）：2198-2210.
5) 倉　敏郎：内視鏡的胃瘻造設術（PEG）短期管理の実際. 消化器の臨床. 2004；7（2）：134-140.
6) 髙橋美香子：造設手技の工夫—胃壁・腹壁固定の併用, セルジンガー法・ダイレクト法, 感染防止キットなど—. 消化器内視鏡. 2008；20：44-51.
7) 倉　敏郎：胃瘻造設（総論）. 消化器内視鏡プロフェッショナルの技, 入澤篤志編, pp.295-303, 日本メディカルセンター, 2013.
8) 鮒田昌貴, 中川浩, 佐々木龍久, 他：経皮内視鏡的胃瘻造設術—胃壁固定法の新手技に関する報告. Gastroenterol Endosc. 1991；33：2681.
9) 小川滋彦：瘻孔の管理. NST完全ガイド　第2版, 東口高志編, pp.144-146, 照林社, 2009.
10) 小川滋彦：退院後のPEG管理：患者・家族への指導のポイント. ナーシング・トゥデイ, 2008；23(9)：22-27.
11) 伊東　徹, 髙橋美香子, 藤城貴教：術後早期のバンパー埋没症候群. PEGのトラブルA to Z, 倉　敏郎, 髙橋美香子編, NPO法人PEGドクターズネットワーク, pp.34-35, 2009.
12) 足立　聡：ボールバルブ症候群. PEG用語解説, PEG・在宅医療研究会（HEQ）編, p.136, フジメディカル出版, 2013.
13) 西口幸雄, 上野文昭, 嶋尾　仁, 他：第3回HEQ学術・用語委員会報告—「カテーテル交換について」—. 在宅医療と内視鏡治療. 2005；9：120-123.

〔倉　敏郎・小川滋彦〕

B　PTEGの適応と管理

　H$_2$ブロッカー，プロトンポンプインヒビターがなかった時代には，消化性潰瘍で胃切除術を受けた患者は少なくなかった．また，上部消化器癌特に胃癌の術後患者は，その治療成績の向上と共に増加しており高齢化も進んでいる．こうした胃切除後の患者が嚥下障害を生じた場合，通常のPEGはきわめて困難となる．経皮内視鏡的空腸瘻造設術 Direct PEJ（D-PEJ）を用いることもあるが，私たちの施設では通常経皮経食道胃管挿入術 percutaneous trans-esophageal gastro-tubing（PTEG）[1-4]を安全な経腸栄養路の一つとして選択している．

（1）PTEGの造設手技およびその適応

　PTEGは近年保険収載されたが，その適応はPEG困難な例に限られている．つまり，PTEGは胃切除後症例など，安全にPEGを行えない症例が対象となる．適応と禁忌を表にまとめた（**表Ⅰ-6-5，6**）．禁忌の中で反回神経麻痺例は麻痺側に造設することは可能である．また気管切開については気切孔の感染がコントロールされている場合においては造設可能とされている．

　PEG困難時の代替的手段には経鼻胃管，D-PEJ，外科的空腸瘻造設などがある．ASPEN，JASPENのガイドラインにおいて，経鼻胃管は30日以内の短期的栄養が対象となり，1か月を超えて経腸栄養が必要な場合は胃瘻などの消化管瘻が選択されるべき，と記載されている[5]．手技の容易さは経鼻胃管の右に出るものはないが，経鼻胃管を長期間にわたり在宅で安全に行うことは困難であり，ガイドラインからも推奨されていない．腹水症例，VPシャント例などのPEG困難例は，D-PEJでも困難となるため，PTEGのよい適応となる．手技上の難易度についてはD-PEJ，PTEGは同等と考える（**表Ⅰ-6-7**）．

a. 術前検査

　頸部CTを撮影し，食道の位置を評価することで，通常のルートである左側からの穿刺が可能か判断できる（**図Ⅰ-6-10**）．CTにおいて穿刺ルートの確保が難しいと思われる症例では，Foleyバルーンカテーテルを食道に挿入し，超音波エコー下で甲状腺・頸動脈の誤穿刺を回避できるかを，私たちは事前に検討するようにしている．術前血液検査で，出血傾向，炎症所見，栄養状態を把握することが重要であることはPEGと同様である．

　なお，当院における胃瘻造設を含む栄養・減圧瘻は年間多数例におよぶが，

表 I-6-5. PTEG の適応—PEG が困難な症例

- 胃への穿刺ルートが確保できない
- 多量の腹水
- 水頭症による VP もしくは LP シャント例
- 胃癌のため PEG により癌巣を穿刺する危険性がある
- 腹膜透析を行っている

表 I-6-6. PTEG の禁忌

解剖学的禁忌
　頸動脈・気管・甲状腺の解剖学的位置のため RFB（非破裂型穿刺用バルーン）の穿刺ルートが確保できない
疾患による禁忌
　甲状腺腫大，頸部リンパ節腫大があり穿刺が困難
　右反回神経麻痺があり左側の反回神経麻痺のため喉頭閉塞の可能性がある
　食道静脈瘤
　頸部放射線治療後
　コントロール不能の出血傾向，易感染性疾患
　消化管閉塞（ドレナージ目的を除く）
RFB が何らかの理由で挿入困難である場合

表 I-6-7. PEG 困難時の代替法の比較

	経鼻胃管	PTEG	Direct PEJ
導　入	容易	観血的	観血的
交換時の内視鏡	不要	不要	要する
交換時の確認方法	X 線	X 線	内視鏡（X 線）
事故（自己）抜去	よく起きる	起きる	あまりない
外　観	よくない	よい	よい
嚥　下	困難	容易	容易

PEG 困難例も少なくない．こうした症例では，PTEG と D-PEJ が用いられてきたが，各症例において両穿刺ルートを比較し，症例ごとに適切な瘻孔造設を選択している．

b. 造設手技—住友ベークライト社製 PTEG キットによる手技

　場　所：通常 X 線透視室で行っている．C-arm などの透視装置のある手術室でも行うことができる．

　必要な機材：穿刺用エコー，透視装置，ペアン・モスキート鉗子などを含む小外科トレーおよび住友ベークライト社製 PTEG キット（図 I-6-11）．

　体　位：通常食道は甲状腺左葉背側に位置するため，患者は仰臥位に寝かせ頭

I. 高齢者が食べられない時の対処

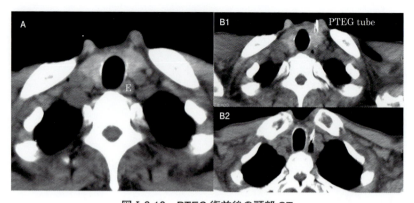

図 I-6-10. PTEG術前後の頸部CT
A. PTEG術前(食道(E)が甲状腺左葉背側に位置している), B. PTEG術後

部のみ右に回旋し軽く後屈すると左頸部の穿刺が容易となる.

　この造設セットの特徴は大石英人医師により考案された非破裂型穿刺用バルーン rupture free balloon（RFB）を用いて，頸部深部にある食道にガイドワイヤーを挿入することである．食道にこのRFBを挿入し甲状腺・頸動脈などの重要臓器を圧排することで，RFBとエコープローブの間に穿刺間隙を作ることができる（**図 I-6-12**）．この間隙から穿刺針をRFBの中心に挿入し，バルーン内にガイドワイヤーを留置する．このガイドワイヤーを用いてダイレーターによる瘻孔拡張を行い，最終的にカテーテルを留置する．

　造設時のトラブルを**表 I-6-8**に示した．当院では，幸いにも造設時トラブル・早期合併症を経験したことはない．文献4）に造設および合併症について詳述されているので，参考にしてほしい．

　最近，X線透視を用いないで，内視鏡を使ったPTEG造設法も開発されている[6]．PTEG開発者の大石医師も最近，RFBを用いたオーバーチューブを作成し，内視鏡補助下のPTEG（EA-PTEG）を提案している[7]（http://www.sages.org/meetings/annual-meeting/abstracts-archive/a-new-procedure-of-esophagostomy-for-endoscopic-surgeons/）．

(2) PTEGカテーテルの交換

　胃瘻のように腹腔を経て中空臓器とつながる瘻孔とは異なり，PTEGは術創が治癒し2週間を経た状態でほぼ完成しているため交換時のトラブルはほとんどない．瘻孔が食道と接線方向に近い角度で造設されていれば，交換時に口側に誤っ

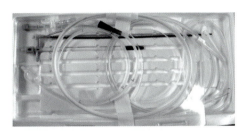
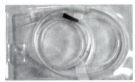
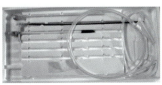
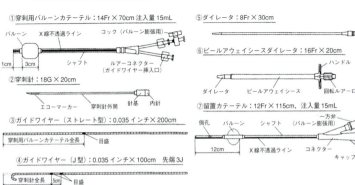

図 I-6-11. 住友ベークライト社製 PTEG 造設キット

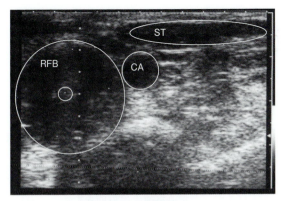

図 I-6-12. 造設時エコー
ST：胸鎖乳突筋，RFB：非破裂バルーンカテーテル，CA：内頸動脈

1. 高齢者が食べられない時の対処

表 I-6-8. PTEG の合併症

造設時の合併症	造設後早期の合併症	維持期の合併症
出血 　RFB 挿入時の鼻出血頸動脈，静脈誤穿刺甲状腺誤穿刺 気管誤穿刺 気胸 反回神経損傷 食道損傷，食道破裂 縦隔内留置，縦隔炎	瘻孔周囲膿瘍 縦隔膿瘍	スキントラブル 事故（自己）抜去 カテーテル閉塞

て挿入されることはない．経鼻胃管とは異なり，喉頭蓋を経ることはないので気道内に迷入することもまずないものと考えている．

交換時の患者体位は仰臥位，座位どちらでも可能である．

カテーテル先端を胃に留置する場合には内視鏡を用いる必要はない．しかし，食道裂孔ヘルニアなどで胃食道逆流（さらに誤嚥）が見られる場合などでは，PTEG カテーテル先端を十二指腸さらに空腸に留置する場合があり，この時は内視鏡が必要となる．最近，経胃瘻的空腸カテーテル留置術 jejunotubing through PEG catheter（Jett-PEG）において親水性ガイドワイヤーを利用して内視鏡なしに空腸カテーテルを交換されており，PTEG にも応用可能である．

PTEG カテーテル交換後の確認は合併症を避けるために大切である．胃もしくは消化管内に正しく挿入されたかどうかを在宅において判断するには，スカイブルー法などを用いて交換前に色素を注入しておき再挿入後に色素を採取することによって確認できる．ただし，色素が残胃などに停留していれば可能であるが，胃全摘例などでは色素が注入部に留まらず採取が困難なことが多々ある．また，酸性度を調べる方法もあるが，胃全摘例では胃酸がないため確認できない．筆者らは通常ベッドサイドで交換し，空気注入後に X 線写真で確認している．在宅においても X 線写真による確認は必要であると考えている．もしくは，前述したガイドワイヤーを利用して PTEG カテーテルを交換した場合には，X 線写真は省略できる．

術後 2 週間以上を経た PTEG カテーテルの交換時において，よほど乱暴な操作をしない限りカテーテルが縦隔内に迷入することはない．また，自己（事故）抜去があり，その後でカテーテル再挿入がしばらく困難であった場合においても，多くの場合はガイドワイヤーの食道再挿入は可能なため，これに沿ってモスキート鉗子などで瘻孔を拡張すれば留置カテーテルの再挿入は可能となる．実際に私

たちは，造設後数か月を経た食道瘻にPTEGカテーテルが再挿入できなかった例を経験したことはない．

(3) 長期におけるメンテナンス上の問題点

a. カテーテル閉塞

PTEGはそのカテーテル径が細いため，薬などで詰まる場合がある．薬剤によっては水にきわめて溶けづらいものもある．現在多くの病院では簡易懸濁法を用いており，こうした薬剤ごとの特徴もしだいに明らかとなってきている[8]．なお，後述する「器具のメンテナンス」も参照してほしい．

b. 口腔ケア・スキンケア

口腔ケアは非常に重要であり，口腔内・咽頭内の分泌物などが直接瘻孔に入ると汚染された肉芽が形成しやすくなる．肉芽に対してはステロイド軟膏などで対処する．瘻孔周囲皮膚の清潔を保つことも大切である．そのためには，水と石けんによる洗浄とその後の乾燥が基本となる．日々のケアにより，炎症・出血の有無を確認し，栄養剤などの漏れがないかチェックする．水・石けんによる洗浄でも改善しない皮膚・瘻孔トラブルがある場合は，担当医による診察が必要となる．

c. 事故（自己）抜去

「PTEGカテーテルの交換」でも述べたように，抜去後あまり時間が経っていない場合は比較的容易に再挿入することができる．留置カテーテルを再挿入する時は，先端が鈍的で挿入しづらいことがあるかもしれないが，先述したようにあらかじめ鉗子を用いて入孔部を拡張することで容易となる．この場合も，瘻孔を使用する前にカテーテルが消化管内にあることを確認しなければならない．

事故抜去を避ける目的で，最近はPTEGボタンを主に採用している．PTEGボタンはPTEGチューブと異なり固定用穴があり，頸部固定用バンドも付属している（図 I-6-13）．なお，完全に閉鎖してしまった場合は新たに造設すべきである．

また在宅で事故抜去発見時にPTEGカテーテル再挿入が困難である時には，瘻孔閉鎖をさけるために（あらかじめ準備しておいた）Foleyバルーンカテーテルを挿入してもらうことが重要で，その後に受診してもらうようにしている．

d. 栄養剤と注入速度

PTEG装着患者は胃切除後であることが多いため，注入速度によっては下痢や，ダンピング症候群による低血糖を起こす可能性がある．注入速度の調節が困難な例では経腸栄養用のポンプを利用することも考慮すべきである．通常，空腸栄養

I. 高齢者が食べられない時の対処

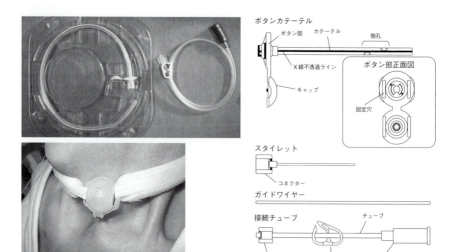

図 I-6-13. PTEG ボタン，住友ベークライト社製

にはエレンタール®などの成分栄養剤やツインライン®などの消化態栄養剤が適応となる．しかし，時間の経過と共に半消化態栄養剤を用いることが可能となってくることが多々ある．

e. 器具のメンテナンス

　在宅経腸栄養においてその器具のメンテナンスは重要である．特に PTEG カテーテルは PEG カテーテルに比べ内径が細く長いため閉塞しやすい．このため頻回にフラッシュすることで予防しなければならない．閉塞の一因となる薬剤投与は，簡易懸濁法を用いても特定薬剤の混合による沈殿が起きることがあるため注意を要する．また，胃全摘例や PTEG の腸瘻化など，栄養剤が胃を通過しない場合は酸による防御作用がなく，細菌が直接空腸に侵入することになる．そのため，器具は中性洗剤などで洗浄後に 80 倍希釈のミルトン液で消毒することが大切となる．また，在宅においては病院に比べ機器が十分ではないため，様々な工夫が必要になってくる（図 I-6-14）．

　ここで，在宅生活されている PTEG 症例の 1 例を供覧したい．

　この症例により，PTEG は経鼻胃管とは全く次元の異なる手段であり，PEG 症例と同様に嚥下訓練を行うことが可能なことが明らかとなった．

　PTEG は日本において開発された重要な栄養・減圧瘻の一つであり，海外においても報告が散見されつつある[9]．今後さらに，国際学会，論文によって情報発信していくことが大切であると考えている．

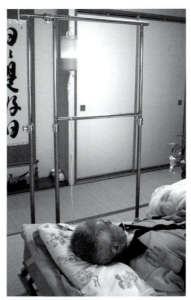

図 I-6-14. 在宅にて PTEG からの栄養
着物掛けを利用しイルリガートルを吊っている.

　日本 PTEG 研究会では，ホームページに各種の情報を公開しているのに加えて (http://pteg.p1.bindsite.jp/pg144.html)，学術集会およびハンズオンセミナーが定期的に開催されている．

症例　50 歳代　女性（**図 I-6-15**）
　X 年 Y 月 Z 日，脳幹（橋背側）出血を発症し，某脳神経外科病院で救命．体幹・四肢麻痺に加え，右顔面神経麻痺，外転・動眼神経麻痺，嚥下障害，構音障害を認めた．その後，療養していた他院で胃瘻造設を希望したが，胃幽門側 2/3 切除を受けていたため PEG は困難と診断され，経鼻胃管栄養を受けていた．本人と夫の強い希望があり，1 年 8 か月後，摂食嚥下機能評価・訓練および PTEG を目的として当院に転院された．嚥下評価において，固形物摂取は可能かもしれないとの評価を受けたが，経口による全栄養の摂取は困難と判断され，1 年 10 か月後に PTEG を受けた．
　食道瘻造設後に栄養状態が改善され，嚥下訓練の効果を認めるようになり，やがて，全粥・ミキサー食を経口摂取できるようになった．当初，水分は PTEG カ

テーテルから補給しなければならなかったが，徐々に飲水も可能となった．3年3か月後に退院でき，最終的に全ての栄養・水分を経口的に摂取可能となった．そのため発症から5年後にPTEGカテーテルを抜去することができた．なお，食残が瘻孔より排出され続けるトラブルがあり，皮膚食道瘻閉鎖術を受けた．現在も在宅療養しており，経口摂取を続けている．

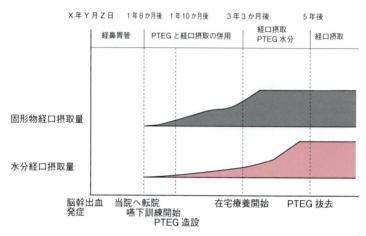

図 I-6-15. 症例の経過

文献

1) Oishi H, Shindo H, Shirotani N, et al.: A nonsurgical technique to create an esophagostomy for difficult cases of percutaneous endoscopic gastrostomy. Surg Endosc. 2003 ; 17 (8) : 1224-1227.
2) 大石英人：外科と栄養 PTEG（経皮経食道胃管挿入術）の実際と管理．外科治療．2010 ; 102 (6) : 887-895.
3) 大石英人：2. 胃瘻の技術的問題 3) PTEGなどの新しい技術のコンセプト．Progress in Medicine. 2010 ; 30 (10) : 2505-2510.
4) 大石英人：PTEGの造設手技．経皮食道胃管挿入術―適応から手技・管理の実際まで，亀岡信悟監修，大石英人編集，pp.45-68，永井書店，2008．
5) 静脈経腸栄養ガイドライン作成実行委員会：栄養療法の種類と選択．日本静脈経腸栄養学会編集，静脈経腸栄養ガイドライン第3版，pp.13-23，照林社，2013．
6) Murakami M, Nishino K, Takaoka Y, et al.: Endoscopically assisted percutaneous transesophageal gastrotubing : a retrospective pilot study. Eur J Gastroenterol Hepatol. 2013 ; 25 (8) : 989-995.
7) 大石英人：PTEG（経皮経食道胃管挿入術）は内視鏡下に安全に．遠藤高夫会長　日本消化器内視鏡学会 第35回卒後重点教育セミナーテキスト，pp.54-59，日本消化器内視鏡学会，2014．
8) 簡易懸濁法研究会編：簡易懸濁法 Q & A―経管投与の新しい手技―．じほう社，2007．
9) Udomsawaengsup S, Brethauer S, Kroh M, et al.: Percutaneous transesophageal gastrostomy (PTEG): a safe and effective technique for gastrointestinal decompression in malignant obstruction and massive ascites. Surg Endosc. 2008 ; 22 (10) : 2314-2318.

〔足立　靖・湯浅博夫〕

C 経鼻胃管の管理

(1) 在宅栄養管理における経鼻アクセスの位置づけ

a. "胃瘻はダメ"なので, 経鼻胃管のままで

近年, 胃瘻が「適応をきちんと考えずに行われている栄養療法」の象徴として報道されることが増えている. 栄養療法の適応があり, 長期的な経腸栄養が必要にもかかわらず, 胃瘻を用いた経腸栄養に漠然とした悪印象を持つ患者や家族が, 胃瘻造設を躊躇する場面を目にすることも多くなった.

"胃瘻はダメ"なので, 経鼻胃管のままで, というのは, 栄養療法の適応判断と, 経腸栄養の投与経路判断の混同である. 適応をきちんと考えずに行われている栄養療法 (その象徴としての"胃瘻") には問題があるが, だからといって経腸栄養経路としての胃瘻を造設せず, 経鼻胃管のままにしておけばよい, というのは誤りである. 諸報道で問題とされているのは, 投与経路の選択 (胃瘻でなければよい) ではなく, それとは判断の次元を異にする, 栄養療法の適応の有無である. 私たち医療従事者も, 経腸栄養の投与経路選択について患者や家族に説明する場合, この議論の混同を十分に意識する必要がある.

もちろん栄養療法の適応は, クリアカットに適応の有無が分かれるような簡単なテーマではない. 患者の価値観や個々の置かれた状況も大きく影響する. 法的, 倫理的問題を含めた泥臭い議論を, 今後も各方面で積み重ねていく必要がある.

b. 栄養療法の適応があり, 経腸栄養を長期実施する場合は, 胃瘻造設が基本

経鼻胃管には, 挿入・交換時の誤挿入による機械的肺損傷, 栄養剤誤注入による窒息・肺炎, 管理中の事故 (自己) 抜去やチューブ閉塞, 長期留置に伴う潰瘍形成など, 多くの合併症がある. 胃瘻・腸瘻と比較すると, 患者自身の違和感も強く, 管理上の煩雑さ, 合併症の多さなどから, 在宅で長期 (4〜6週間以上) にわたり経腸栄養を実施する場合, 経鼻胃管が投与経路として選択されることは少ない. 経鼻胃管からの経腸栄養と, 胃瘻からの経腸栄養を比較したシステマティックレビューでは, 栄養療法不成功 (経腸栄養中断, チューブ閉塞・漏れ, 栄養療法不十分) は, 経鼻胃管患者158例中63例に対し, 胃瘻患者156例中19例 (RR 0.24, p=0.01) で, 統計学的に有意に経鼻胃管からの経腸栄養群に多かったと報告されている[1].

c. 在宅での経鼻胃管からの経腸栄養

　感染による発熱などを契機として，一時的に経口摂取が困難となった高齢者に対する短期経腸栄養を行う場合，経鼻胃管からの経腸栄養を選択する．また，医学的・社会的背景により，胃瘻・腸瘻・PTEGが造設困難である患者への長期経腸栄養のため，やむを得ず在宅で経鼻胃管からの経腸栄養を行う場合もある．本項では，在宅での経鼻胃管の管理について，できるだけ合併症を低減させるための手法や注意点を含め解説する．

(2) 経鼻胃管の種類と使い分け

　様々な経鼻胃管が入手可能であるが，材質とチューブの太さで大別することができる．材質は，ポリ塩化ビニル，シリコン，ポリウレタンなどがある．ポリ塩化ビニルと比較して，シリコンやポリウレタンは軟らかく，留置中の違和感は少ない．チューブの太さは3～21Frの製品まで市販されているが，径の太いチューブ（14Fr以上）は胃からのドレナージ用であり栄養投与には使用しない．経鼻経管栄養には通常5～12Frのチューブが使用される．チューブ径が太くなればなるほど，チューブは閉塞しづらくなるが，留置に伴う患者の不快感は強くなり，胃食道逆流の危険も高くなる．チューブが細くなればなるほど，患者の不快感は減少するが，挿入中にチューブが屈曲しやすいため胃管挿入がやや困難となり，またチューブ閉塞も起こりやすくなる．一般に，食物繊維を含む栄養剤を投与する場合は，チューブ径8Fr以上は必要である．細径のチューブでも，付属の金属製スタイレットを挿入時に使用することでチューブの腰折れを防ぎ，挿入しやすくした製品もある．

(3) 経鼻胃管挿入手技とピットフォール

a. 挿入手技

①患者を仰臥位とする．ベッドアップが可能であれば，30～45度ほど上半身を挙上する．
②左右どちらの鼻孔からチューブを挿入するかを決定する．一般的には通りの良い方の鼻孔から挿入するが，チューブ交換の場合は，今までチューブが挿入されていた鼻孔とは反対側の鼻孔を使用することもある．
③チューブの挿入長を決定する．挿入長の目安は，"耳たぶから鼻経由で剣状突起までの長さ＋10cm"であり，成人の場合45～60cmとなる．
④患者の鼻孔（挿入側）とチューブ先端にリドカインゼリー（キシロカイン®

ゼリー）を塗布する．

⑤鼻孔より，顔面にほぼ垂直の角度で，咽頭へチューブを挿入する．最初の 10 cm が入るまでが最も疼痛が強いことに留意する．

⑥最初の 10 cm が入った段階で，患者に空嚥下，唾液嚥下を促すか，水分を摂取してもらい，飲み込むタイミングに合わせて，チューブを 30 cm の位置まで進める．チューブを進めた時に患者がむせ込んだ場合は，気管内誤挿入の可能性を疑い，いったん咽頭までチューブを抜く．

⑦ CO_2 確認法を実施する場合は，チューブが先端から 30 cm 入った段階で CO_2 確認を行う（CO_2 確認法については後述）．チューブ先端が気管内にあることが明らかになった場合は，咽頭までチューブを抜去し，改めて挿入する．

⑧チューブを予定の挿入長まで進める．

⑨後述する方法のいずれかで，胃管先端の留置位置を確認する．

b. 留置位置確認

従来は，経鼻胃管の留置位置確認として，聴診法が広く行われてきた．これはチューブから注射器で空気を送り込み，腹部での気泡音を聴診器で確認するものである．しかし聴診法単独で留置位置確認を行った結果，気泡音が聞こえても実際はチューブ先端が気管内や肺内にあり，気胸，栄養剤誤注入を来した事例が国内外で数多く報告されるようになった．聴診法単独での確認による誤挿入リスクは高いことが明らかになり，英国 National Health Service，日本看護協会，日本医療機能評価機構の各組織より，聴診法単独での位置確認は行うべきでないという提言が出されている．聴診法以外の確認方法について以下に述べる．

1）吸引物観察＋pH 確認法

経鼻胃管より胃内容物を吸引する．吸引物の色調や残渣を観察し，pH 試験紙で pH をチェックする．pH が 5.5 以下であることを確認できた場合，チューブ先端は胃内に留置されているとする．吸引物の酸性度の確認には，リトマス試験紙（青色リトマス紙の赤変）では不十分である．pH 試験紙で pH5.5 以下を確認する必要がある．

吸引物観察＋pH 確認法は有用な方法であるが，胃内容物が吸引できないと検査ができず，留置位置確認ができないという，実施可能性の問題がある．吸引困難な場合は，チューブの先端位置を少し動かしたり，患者の体位を側臥位にしたり，少し時間を置いてからの再吸引などを試みる．しかし，栄養投与を目的とする細径の材質が柔らかいチューブでは，複数回の試行でも吸引が困難で，この方法では確認ができない場合もある．

2）X線撮影法

チューブ留置位置の確認で，最も確実と言われているのは，胸腹部単純X線写真撮影である．もちろんX線撮影を行うためには病院・診療所の受診が必要であり，在宅で栄養管理を行っている患者では，病態や受診手段の関係でX線撮影のための受診が困難である場合が多い．もし吸引物が引けず，吸引物観察＋pH確認法が実施困難であるが，X線撮影のための受診が可能な場合は，X線撮影法を考慮してもよいと考える．

3）吸引物も引けなければ，X線も撮れない場合

建前としては，きちんとした留置位置確認方法が担保されない状況での経鼻胃管留置，経鼻経管栄養は行うべきではない．もし医学的に適応があるのであれば胃瘻・腸瘻造設を考慮すべきである．しかし，現実に，吸引物が引けず，X線も撮れず，しかし在宅で経鼻経管栄養を必要とする患者は存在する．聴診法に代わる汎用性の高い確認方法が存在しない現状で，このような患者の胃管留置位置確認をどのように行うかは，大きな問題である．気管内誤挿入回避のために，聴診法に加えて患者が発声可能かを確認する，少量（10 mL 以下）の水を交換後の経鼻胃管から注入し，呼吸状態を観察するなど，様々な工夫が現場で行われているが，いずれも十分なエビデンスはない．

一つの対処法としては，CO_2確認法の利用がある．CO_2確認法は，本来は挿管チューブの気管内留置確認のために開発された方法であり，これを逆利用したものである．経鼻栄養チューブを鼻孔から30cm挿入した段階で，CO_2検出器（コンファーム・ナウ™）を用いてチューブ先端のCO_2を確認する．CO_2が検出されれば検出器が黄変し，チューブ先端が気管内にあることがわかる（図 I-6-16）．

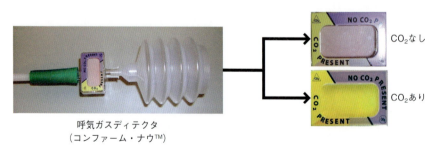

呼気ガスディテクタ
(コンファーム・ナウ™)

図 I-6-16．CO_2確認法

それ以上のチューブ挿入をせず，直ちにチューブを咽頭まで抜去すれば，機械的肺損傷が回避可能であり，気管内への栄養剤誤注入も防ぐことができる．検出器

が青色のままで，チューブが食道内にあることが確認されたら，チューブをさらに進め，予定の深さまで挿入する．

本法ではチューブ先端が気管内にあるか，食道内にあるかを鑑別することは可能であるが，最終的に，進めたチューブ先端が胃内に到達しているかを保証するものではない（食道内でチューブが屈曲している場合もある）ことに留意する必要がある．

(4) 経鼻胃管留置に伴う合併症

a. 経鼻胃管挿入時

上述した気管内誤挿入，栄養剤誤注入は，時として致死的な結果をもたらすため，細心の注意が必要である．また，チューブにより鼻腔・咽頭の粘膜損傷や鼻出血を起こす場合もある．

b. 留置中

長期留置に伴い，チューブの機械的圧迫による鼻翼潰瘍，食道潰瘍を起こすことがある．また，耳管閉塞による中耳炎や，副鼻腔炎，逆流性食道炎にも留意が必要である．できるだけ細径のチューブを使用し，チューブの固定時には鼻翼に過度の圧迫が加わらないように気をつける．

c. チューブ閉塞

栄養剤だけでなく，薬剤をチューブから投与している場合，チューブ閉塞の危険が高くなる．栄養剤注入前後，薬剤注入前後には，20〜30 mLの微温湯でチューブを十分にフラッシュする．特に，細粒の抗けいれん薬，細粒のマグネシウム製剤などはチューブ閉塞を来すことが多い．可能であればシロップ剤や液状剤に剤型を変更する．閉塞したチューブを再開通させるために，保管していた付属のスタイレットでチューブ内腔をつつき，チューブ破損，スタイレットによる食道穿孔を起こした事例もある．チューブが患者体内にある状態でのスタイレット再挿入は，行ってはならない．

(5) 家族への指導

通常の経腸栄養実施に伴う注意点はもちろんであるが，経鼻経管栄養特有の注意点として，以下の点をきちんと家族に指導しなければならない．

①チューブ閉塞を防ぐための微温湯による定期的なフラッシュは，栄養剤注入前後，薬剤注入前後に励行すること

②チューブが途中まで抜けてしまった場合には，栄養剤投与中であれば直ちに

中止し,すぐに医師あるいは看護師に連絡を取ること(自己判断でチューブを押し込まないこと)

　③チューブが詰まった場合に,スタイレットで内腔をつつかないこと

文　献

1) Gomes CA Jr, Lustosa SA, Matos D, et al.:Percutaneous endoscopic gastrostomy versus nasogastric tube feeding for adults with swallowing disturbances. Cochrane Database Syst Rev. 2012;14;3:CD008096.

〔片多　史明〕

D 栄養剤の選択

(1) 経腸栄養剤の分類

経腸栄養剤とは調理を必要としない栄養素の混合物である．その名称に関しては，医薬品から発展したものについては経腸栄養剤とされ，食品として扱われるものについては濃厚流動食とされる．経腸栄養剤は異なった角度からみることにより，各種の分類がなされる．ここでは，栄養成分からみた分類，医療保険制度からみた分類，そして形状からみた分類について解説する（図 I-6-17）．

(2) 栄養成分からみた栄養剤の種類

a. 天然濃厚流動食

1）栄養成分

天然濃厚流動食は自然の食品を粉砕し，流動性をもたせた食品である．そのため窒素源は蛋白質となり，脂質はコーン油などで他の栄養剤に比較して含有量も多い．

2）消化吸収，味覚

天然濃厚流動食の場合，通常の食品と同様に窒素源は蛋白質となる．蛋白質は高分子化合物であるため，そのままの大きさでは体内へ吸収できない．蛋白質の消化は胃や小腸における消化酵素により分解されて吸収が可能となる．そのため

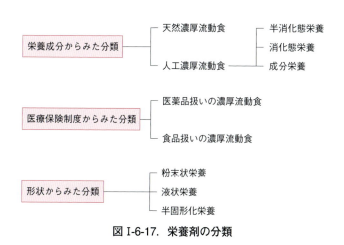

図 I-6-17．栄養剤の分類

天然濃厚流動食においては正常な消化吸収能が必要となる．味覚に関しては良好である．

3）適応症例

栄養剤を消化する必要があるため，消化吸収能が正常な症例が投与の対象となる．しかし一般に半消化態栄養に比較して浸透圧が高く，浸透圧性下痢の原因となり得るため適応は限定される．また粘稠度も高いため細い管腔の通過が困難であり，経鼻胃管の症例に関しては不適となる．

4）主な商品

医薬品：該当製品なし
食品：オクノスセルティ，オクノス流動食品A（ホリカフーズ）など

b. 人工濃厚流動食①：半消化態栄養

1）栄養成分

半消化態栄養は自然食品を人工的に処理し，ある程度消化された状態になっている栄養剤である．窒素源として大豆蛋白やカゼインなどの蛋白質が配合されている．脂質は必須脂肪酸の補給のため長鎖脂肪酸を中心に用いられるが，吸収のよい中鎖脂肪酸を用いているものもある．製品によっては食物繊維が添加されているものもある．

2）消化吸収，味覚

腸管からの吸収にあたっては，一般の食事と同様で消化という過程を必要とする．小腸は消化を行わないと粘膜が萎縮し，腸管免疫能が低下することが知られている．半消化態栄養投与時における小腸粘膜の萎縮は，食物繊維入りの製品に関しては一般の食事と差はなく，食物繊維の添加のないものにおいても萎縮は軽度に認めるのみと報告されている[1]．味覚は比較的良好で経口摂取にも適する．

3）適応症例

栄養剤を消化する必要があるため，消化吸収能が正常な症例が投与の対象となる．液状の製品については天然濃厚流動食と異なり経鼻胃管からの滴下注入も可能で，経管栄養投与の対象症例の多くが半消化態栄養の適応と言える．

4）主な商品

医薬品：ラコール®NF半固形剤（イーエヌ大塚製薬），エネーボ®（アボットジャパン）など
食品：ハイネ®ゼリー，ハイネ®ゼリーアクア（大塚製薬工場），テルミールPGソフト（テルモ）など

c. 人工濃厚流動食②：消化態栄養

1）栄養成分
消化態栄養は食品を直接の材料とせず，全ての成分が化学的に合成された栄養剤である．窒素源としては，アミノ酸やジペプチド・ポリペプチドからなり，小腸からの吸収が容易である．脂質は長鎖脂肪酸，中鎖脂肪酸共に使用されるが，製品によっては脂質濃度の低いものもある．

2）消化吸収，味覚
腸管からの吸収にあたっては，消化という過程はほとんど必要としない．そのため小腸の萎縮による腸管免疫能への影響に注意をする必要がある．味覚に関しては良好とは言えず，経口摂取に際してはフレーバーなどを利用することが多い．

3）適応症例
消化態栄養は消化を必要としないため，短腸症候群，吸収不良症候群，放射線腸炎などの消化機能が低下している症例が適応となる．また腸管の安静を目的として炎症性腸疾患でも使用されることがある．

4）主な商品
医薬品：ツインライン®NF（イーエヌ大塚製薬）
食品：エンテミール（テルモ），ハイネ®イーゲル（大塚製薬工場）など

d. 人工濃厚流動食③：成分栄養

1）栄養成分
栄養成分は消化態栄養と同様に食品を直接の材料とせず，全ての成分が化学的に合成された栄養剤である．窒素源として蛋白質は含まれておらず結晶アミノ酸が使用される．脂質に関しては全エネルギーの1～2％しか含まれておらず，投与にあたっては別途脂肪乳剤の投与を行う必要がある．

2）消化吸収，味覚
腸管からの吸収にあたっては，消化という過程は不要である．そのため栄養療法による小腸粘膜への影響に関しては，半消化態栄養に比較して小腸粘膜の萎縮が高度となる．小腸粘膜の萎縮が発生すると腸管免疫能の低下を来し，様々な問題の原因となるので注意が必要である[2]．味覚に関してはアミノ酸臭などの影響のため不良であり，経口摂取に際してはフレーバーなどを利用することが多い．

3）適応症例
消化が必要のない成分栄養の適応は，消化態栄養とほぼ同様である．ただクローン病の活動期に関しては成分栄養がよい適応となる．また膵液の分泌刺激がないため，膵炎の症例にも用いられる．

4）主な商品
医薬品：エレンタール®, ヘパンED®（味の素製薬）
食品：該当製品なし

(3) 医療保険制度からみた濃厚流動食の種類

a. 医薬品扱いの濃厚流動食

1）医薬品の濃厚流動食とは

医薬品の濃厚流動食とは, 処方薬と同様に医師により処方される栄養剤であり, 個人での購入はできない. 費用は薬価として請求されるため, 患者の負担は保険上の自己負担費のみとなる. 既出の成分栄養に関しては全ての製品が医薬品扱いの栄養剤となる. 一方, 消化態栄養と半消化態栄養に関しては, 薬品扱いのものと食品扱いのものがあるので注意が必要である.

2）医療コストから考える医薬品濃厚流動食の選択

消化態栄養と成分栄養の場合, 全ての製品が医薬品のため, その適応症例に関しては薬品として処方を行う. そのため, 入院中に医薬品半消化態栄養のみで栄養補給を行うと, 入院時食事療養費の請求ができないため, 病院経営から考えると不利である. 一方, 在宅管理を行う場合は, 保険負担分の支払のみで栄養剤が入手できるため, 患者負担を考えると有利となる.

b. 食品扱いの濃厚流動食

1）食品の濃厚流動食とは

食品の濃厚流動食とは, 食品として扱われるため医師の処方は必要なく, 個人での購入が可能である. 既出の天然濃厚流動食に関しては全ての製品が食品扱いとなる. 一方, 半消化態栄養に関しては, 医薬品扱いのものと食品扱いのものがあるので注意が必要である.

2）医療コストから考える食品濃厚流動食の選択

入院中においては, 食事箋により給食として提供すると入院時食事療養費の請求が可能となり, 医薬品半消化態栄養剤より病院経営から考えると有利となる. ただし, 給食で経口摂取を行っている症例の補食として提供する場合は, 薬剤費として算定が可能な医薬品栄養剤の方が有利となる. 一方, 在宅管理を行う場合は, 食品濃厚流動食はあくまで食品扱いとなるため, 費用は全額負担となり薬品のものより費用負担が大きくなる. 一方, 食品の場合は通信販売が利用できるため運搬の手間がないなどの利点もあり, 医薬品のものと比較すると一長一短と言える.

（4）形状からみた栄養剤の種類

a. 粉末状栄養

1）粉末状栄養とは
文字通り粉末状になった栄養剤で，水に溶解して投与を行うものである．溶解にあたっては容器への移し替えが必要で，その後さらにイルリガードルなどに移し替える必要がある．

2）利点と欠点
利点：粉末のため重量が軽く，収納場所も多くを必要としない

欠点：溶解や詰め替えの作業が必要となり，手間がかかると共に感染の機会が増える．液体栄養の合併症である胃食道逆流，下痢，胃瘻からの栄養剤漏れも発生し得る．

b. 液状栄養

1）液状栄養とは
溶解の必要のない液状になった栄養剤である．イルリガートルなどに移し替える必要があるものと，専用のバッグに包装されたものがある．

2）利点と欠点
利点：溶解の必要がなく，感染の機会も少ない．

欠点：収納の場所を必要とする点と，液体栄養の合併症である胃食道逆流，下痢，胃瘻からの栄養剤漏れの頻度が高くなる．

c. 半固形化栄養

1）半固形化栄養とは
半固形化栄養とは液体と固体の両方の物性をもち，液体より固体に近い半流動体であり，栄養の問題点を軽減すべく，粘度や硬度を保持させたものである．粘度増強剤を使用し効果を得る方法や[3]，寒天を使用し粘弾性で効果を得る方法などがある[4]．

2）利点と欠点
利点：液体栄養の高い流動性によって発生する胃食道逆流，下痢，胃瘻からの栄養剤漏れを軽減する効果が得られる．

欠点：経皮経食道胃管や経鼻胃管などの細径のカテーテルからの注入が困難となる．

I. 高齢者が食べられない時の対処

表 I-6-9. 濃厚流動食の種類と特徴

	天然濃厚流動食	人工濃厚流動食		
		半消化態栄養	消化態栄養	成分栄養
窒素源	大豆蛋白 乳蛋白 など	蛋白質 製品により,アミノ酸や ポリペプチドを添加	アミノ酸 ジペプチド ポリペプチド	アミノ酸
脂 質	多い	やや少ない	やや少ない	ごくわずか
消化の必要性	必要	多少必要	ほぼ不要	不要
小腸粘膜萎縮による腸管免疫の低下	なし	繊維無添加の製品:少ない 繊維添加の製品:なし	あり	あり
保険上の取り扱い	全て食品	医薬品と食品	医薬品と食品	全て医薬品
味 覚	良好	比較的良好	不良	きわめて不良
血管内浸透圧との比較	高い	ほぼ同じ	高い	高い
剤 形	高粘稠度の液体	粉末/半固形/液体	粉末/液体	粉末/液体

文 献

1) 井上善文:経腸栄養の意義. 経腸栄養剤の種類と選択 第一版, 井上善文, 足立香代子編集, pp.9-15, フジメディカル出版, 2005.
2) 伊藤博彰, 飯塚政弘, 湯川道弘, 他:ED療法中に便中 Clostridium difficile toxin 陽性を示した5症例. 日本消化器病学会雑誌. 1999;96(7):834-839.
3) 合田文則:PEGから半固形食品短時間注入法の安全性と有用性について. 日本消化器内視鏡学会雑誌. 2004;46(Suppl.2):1894.
4) 蟹江治郎, 各務千鶴子, 山本孝之, 他:固形化経腸栄養剤の投与により胃瘻栄養の慢性期合併症を改善し得た1例. 日本老年医学会雑誌. 2002;39:448-451.

〔蟹江 治郎〕

E 栄養剤の固形化

(1) 栄養剤の形状について考える

a. 多くの栄養剤が液体である理由

　従来から使用されている栄養剤の多くは，粉末を水に溶解して液体としたもの，ないしは初めから液体の形状となっている．これは経皮内視鏡的胃瘻造設が普及する以前に主として使用されてきた経鼻胃管において，その滴下注入を可能とするために液体でなければならなかったためであり，液体が生体にとって有益な形状であったためではない．しかし，栄養を主に固形物として摂取する生体において，全ての栄養を液体で摂取するという非生理的な栄養投与法は，様々な問題の原因となる．

b. 液体栄養剤の問題点（図 I-6-18）

　胃には食物を一定の時間，胃内に留め内容物を少しずつ腸に移送するという生理作用がある．この機能を果たすために，胃は噴門という生理的狭窄部により胃食道逆流を防ぎ，幽門という生理的狭窄部により内容物の通過を調節している．しかし液体は，生体が食物を咀嚼嚥下した胃内容物に比較して流動性が高く，これらの生理的狭窄部の通過が容易となる．その結果，液体のみを投与する経管栄養投与法は，胃食道逆流や下痢の原因の一つとなるものと考える．また PEG 症例においては，瘻孔部分の通過性が亢進すれば栄養剤リークの原因ともなる[1]．

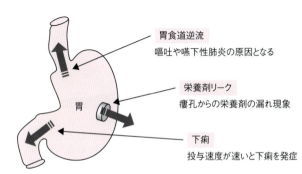

図 I-6-18．液体栄養の問題点

（蟹江治郎：胃瘻 PEG ハンドブック第1版．p.117，医学書院，2002 より転載）

（2）栄養剤の固形化とは

a. 半固形化栄養と固形化栄養（図 I-6-19, 20）

液体栄養の流動性による問題を軽減する目的で，近年，半固形化栄養という概念が提唱されている．半固形化栄養とは"液体と固体の両方の物性を持ち，液体より固体に近い半流動体であり，栄養の問題点を軽減すべく，粘度や硬度を保持させたもの"と定義づけられ[2]，多くの場合，栄養剤の粘度を増強しその効果を得ようとするものである．

一方，固形化栄養とは半固形化栄養の範疇に該当する概念ではあるが，粘性のみならず弾性を持たせることにより，その効果を得ようとするものであり"栄養剤をゲル化し重力に抗してその形態を保つ粘弾性を持った物性"と定義されている[1]．重力に抗してその形態を保つため，注入前の外見はプリン状となり，胃内へ注入後は粒状となって生体が食物を咀嚼嚥下した胃内容物に近似した形状となる．

b. 固形化栄養の効果

栄養剤の固形化の目的は，栄養剤のゲル化により流動性を低下させ，噴門，幽門，そして瘻孔部の通過性を低下させることである．噴門の通過性が低下すれば，胃食道逆流が減少し，嚥下性肺炎や嘔吐が減少する[3]．幽門の通過性が低下すれば，栄養剤の胃内停滞時間が延長して下痢や食後高血糖の改善が得られる[4]．瘻孔通過性が低下すれば，瘻孔自然拡張に伴う栄養剤リークの症例において，栄養剤漏れの改善が期待できる[5]．

液体経腸栄養剤においては嘔吐や下痢の防止のために，ベッドアップをした状態で，緩徐な速度での滴下注入を行う．一方，栄養剤の固形化は嘔吐や下痢に対し効果があるため，栄養剤は数分間かけ一括注入することが可能となる．これに

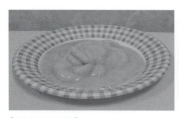
【半固形化栄養】
液体と固体の両方の物性を持ち，液体より固体に近い半流動体であり，栄養の問題点を軽減すべく，粘度や硬度を保持させたもの

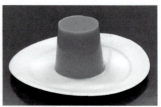
【固形化栄養】
栄養剤を寒天などでゲル化（流動性をなくして固化）を行い，重力に抗してその形態が保たれる粘弾性を持った物性としたもの

図 I-6-19．半固形化栄養と固形化栄養

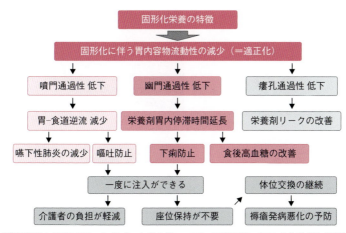

(蟹江治郎：胃瘻 PEG ハンドブック第1版．p.118, 医学書院，2002 より改変し転載)

図 I-6-20．固形化栄養の特徴

より座位保持が不要になると共に体位変換が継続できるようになり，褥瘡の予防ないし改善に効果があるのみならず，見守り時間の短縮により介護者の負担が軽減する[6,7]．

c．栄養剤固形化の適応

胃食道逆流，下痢，栄養剤リークのある胃瘻症例で，その原因となる疾病がない場合，栄養剤が液体であることに起因する症状を考える．そのような状況においては，栄養剤の固形化を積極的に検討すべきと言える．また糖尿病がある症例に対しても，食後血糖の改善の効果を得るために導入を検討する必要がある．

一方で，栄養剤が液体である理由についても再考すべきとも考える．液体栄養の利点は，経鼻胃管や経皮経食道胃管（PTEG）などの細径の栄養管からの滴下注入が可能な点であるが，胃瘻においてはその利点は該当しない．胃瘻のように固形化栄養の注入が可能な場合，固形化栄養が液体栄養に比較して生理的な形状である分，非生理的な形状であることに加え，注入にも時間を要する液体栄養をあえて選択する理由は，希薄であると考えざるを得ない．

（3）固形化栄養の実践

a．固形化栄養におけるゲル化の方法

栄養剤の固形化にあたって，筆者は寒天を用いてゲル化を行っている．寒天は安価，入手が容易，調理が容易，硬度調節が容易，低カロリー，付着性が少ない，

I. 高齢者が食べられない時の対処

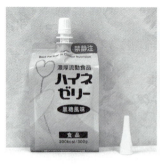 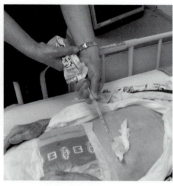

図 I-6-21. 市販されている固形化栄養：ハイネゼリー®

そして体温で溶解しないなど，栄養剤の固形化を行うにあたり多くの利点をもつ．さらに寒天は，食物繊維の健康への好影響から特定保健用食品として認定を受けており，WHO 食品規格部会食品添加物専門家委員会においても 1 日摂取許容量について"制限無し"と安全性が確認されている．また胃瘻からの投与において，付着性が少ない物性のため注入が容易であり，経腸栄養の固形化剤として最良な選択肢と考えている．

b. 市販品を使用するか調理を行うか

1）製品化されている半固形化栄養

現在市販されている半固形化栄養の中で，寒天を用いてゲル化を行い，重力に抗してその形態を保つという固形化栄養の定義を満たした唯一の商品がハイネゼリー®（大塚製薬工場）である（図 I-6-21）．本製品の場合，調理の必要はなく投与にあたっても専用の注射器などを必要としない．そのため寒天調理ができない施設では有用な製品と言える．ただし本製品のみでは十分な水分の補給ができないため，別途に水分の補給が必要となる．

2）調理により実施する固形化栄養

粉末寒天を利用し固形化栄養を調理することも可能である．この場合，必要な水分もあわせて固形化できるため，液体の注入が不要となる．またコストも安価であり，栄養剤の選択も自由に行える．一方，調理をする手間はあり，またプラスチックシリンジなどの専用の注入容器が必要になる．

c. 固形化栄養の調理法（図 I-6-22）

寒天を用いた固形化栄養の調理は，10 分足らずで実施が可能であり手技も容易である．調理は水に寒天を入れ撹拌し，2 分間煮沸溶解して寒天溶解液を調理

① 栄養剤を人肌程度に加温

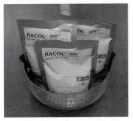

④ 2分間の煮沸で寒天を溶解

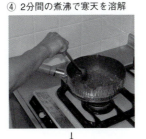

⑦ 口の部分をラップで封印

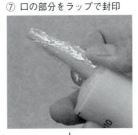

② 栄養剤をボールなどに注ぐ

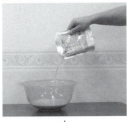

⑤ 寒天溶解液と栄養剤を混合

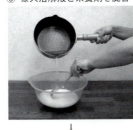

⑧ 室温静置で凝固は得られる

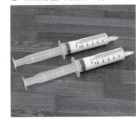

③ 水を熱する前に寒天を入れ攪拌

⑥ シリンジに経腸栄養剤を吸引

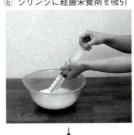

図 I-6-22. 固形化経腸栄養調理の実際

し，それを栄養剤と混合し静置保存するのみで完了する．寒天で固形化する場合，室温で静置するのみで凝固が得られるが，作り置きする際は冷蔵保存が必要である．寒天溶解液の量は，"投与症例の必要水分量"から"投与症例が栄養剤で得られる水分量"を除いた量として計算する．寒天の濃度は栄養剤と寒天溶液を合わせた全水分量の0.5%が目安となるが，栄養剤の内容で硬さは変わるため，若干の調節を要する場合がある．

d．固形化栄養の投与法（図 I-6-23）

投与にあたり栄養剤が冷蔵保存されている場合は，あらかじめ人肌程度に加温し注入を行う．注入は数分前後で行い，一回の注入量は500 mL程度を目安にする．注入時は症例の状態を慎重に観察し，嘔気がある場合は注入速度を緩徐にするか，

I. 高齢者が食べられない時の対処

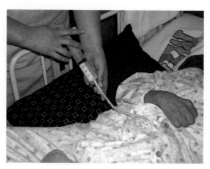

図 I-6-23. 固形化栄養投与の実際

いったん中断して時間をおいて注入を行う．嘔気により必要量が注入できない場合は，1日の注入回数を増やすことにより1回の注入量を減らして対処する[8]．

文献

1) 蟹江治郎：PEG 管理の新しいアプローチ①固形化栄養剤の効果．胃瘻 PEG ハンドブック，pp.117-122，医学書院，2002．
2) 合田文則：半固形経腸栄養剤（食品）による短時間注入法．半固形短時間摂取法ガイドブック，pp.9-18，医歯薬出版株式会社，2006．
3) Kanie J, Suzuki Y, Akatsu H, et al.：Prevention of gastroesophageal reflux using an application of half-solid nutrients in patients with percutaneous endoscopic gastrostomy feeding. J Am Geriatr Soc. 2004；52（3）：466-467．
4) 赤津裕康，山本孝之，鈴木裕介，他：固形化経腸栄養剤の投与により血糖管理が容易になった1例．日本老年医学会雑誌．2005；42（5）：564-566．
5) 蟹江治郎，赤津裕康，各務千鶴子：経腸栄養剤固形化による PEG 後期合併症への対策．臨床看護．2003；29（5）：664-670．
6) 藤田和枝：経管栄養剤固形化による利用者の QOL の向上．コミュニティーケア．2003；10（5）：53-55．
7) 三浦眞弓：嚥下性肺炎の予防と褥瘡完治につながった経腸栄養剤固形化の取り組み．臨床老年看護．2003；10：29-34．
8) 蟹江治郎：固形化栄養剤の注入法．胃瘻のイロハからよくわかる！胃瘻 PEG 合併症の看護と固形化栄養の実践，pp.141-144，日総研出版，2003．

〔蟹江　治郎〕

Tips 4

経管栄養の家族指導

　胃瘻を造設した患者・家族は，胃瘻の管理のほかにも，生活の中で様々な変化に対応していかなければいけない背景がある．どんなに入院中に指導を受けたつもりでも，自宅という入院中とは違った環境で経管栄養を実施するということには不安がつきものである．そのため，退院指導では帰宅したその日から経管栄養が実施できるような指導をしなければ意味がない．そして，必要栄養量が維持でき，患者・家族のQOLが向上することを目標にしたサポートを行っていくことが在宅医療チームの重要な役割になる．

在宅療養開始の胃瘻患者・家族の主な特徴
1) 胃瘻造設の背景に脳血管障害・神経難病などの疾患がある場合が多く，経管栄養のほかに日常生活動作に介護が必要な状態が多い
2) 必要栄養量低下による低栄養で全身状態が悪化している
3) 初めてのことに何が不安かわからない．逆に「ただ繋げるだけでしょ？簡単じゃない」とたかをくくっている場合もある
4) 高齢者が多い

　このような背景を十分に理解した上で患者・家族に合った方法で，できるだけシンプルな技術にアレンジして，退院当日から自分たちで経管栄養が実施できるようにする必要がある．

　胃瘻造設後の患者・家族にとっては，退院当日に病院で教わったように栄養剤や薬剤の注入がうまくいくかどうかが最初に感じる大きな試練である．退院当日に訪問して栄養注入の準備から行為まで一通り行えるか，物品に不備はないか確認することが望ましい．このあたりのことは訪問看護師に頼んでかまわない．

家族指導の視点

　家族指導をするにあたり意識するポイントは主に以下のような点である．
・家族の「誰」が経管栄養を実施するのかを把握する．
・患者・家族と一緒に経管栄養も含めた退院後の生活をイメージする．
・イメージに沿って「誰が」「何を」「いつ」「どのように（どうやって）」を具体的に患者・家族と考える．

- 在宅の場合，栄養剤は必要栄養量が摂れ，介護者の負担にならないもの，同時に経済面を考える．
- 経管栄養実施時間と栄養剤は家族の生活に合わせて考え，必ず病院のように1日3回の必要はない．家族と同じ食べ物をミキサーにかけ野菜スープでのばしたものや果汁，味噌汁の注入もOK．

つまり，今まで通り食事の準備を行うという意識で，技術の指導と共に患者・家族の生活スタイルになじむように具体的な方法を考えていく．

★患者・家族は病院で行われていた手順やケア方法と全く同じようにしなければならないと思っている人もいる．入院中から，在宅でも可能な方法や物品を考慮しながら進めていく．

漁師の長男が主介護者のSさん

患者：80歳代男性　脳梗塞による嚥下障害のため胃瘻造設

同じく80歳代の視力障害と認知症の妻と漁師の長男の3人暮らし．早朝や夕方に浜へ仕事に行き，昼間は休むか，海にもぐってサザエやアワビを取って生計を立てている．

妻にはフィーディングチューブの接続が困難なため息子さんの仕事のスケジュールに合わせて，簡単でかつ短時間で終わるような経管栄養メニューを家族を中心に医師と訪問看護師・栄養士が検討した．

日中の昼食時間は長男がいないことが多いため，朝夕の都合のいい時間に1缶で375kcalの栄養剤と水分を注入し，昼食時は妻がおにぎりや菓子パン，カステラなどを患者に食べさせていた．

長男の生活スタイルと妻の介護力を考慮し，同時に家族や患者の食べる楽しみが得られた．

★胃瘻があっても経口摂取は可能である．経鼻胃管よりも違和感がなく摂食，嚥下リハビリテーションがしやすい．

退院後の日常のケア

毎日患者・家族が観察すること
1) 胃瘻カテーテルと皮膚の間に「あそび」が1〜2 cmあることと回転すること
2) 胃瘻の周りの皮膚の観察

長期的には
1) 便の性状に変化がないか
2) 吐いた時の対応
3) カテーテルの事故抜去時の対応の理解
4) 管が詰まった時の対応の理解
5) 体重変化

などの確認が必要になる．これらは，他項（I-6-A）で専門の先生方が述べているので，ここでは，生活習慣であるが意外と忘れがちで，在宅患者がよく誤解するスキンケアと口腔ケアについて述べる．

●スキンケア

・周囲の皮膚の観察

毎日の注入時に1回は胃瘻の周囲の皮膚の観察をしてもらう．

消毒の必要はなく栄養剤や胃液の少量の逆流や漏れで汚れやすいので，周囲の皮膚を濡らしたガーゼかウェットティッシュで拭き（図1），ガーゼよりも乾きやすく安価なティッシュペーパーをこよりにしたり，平たくたたんだりして周囲に挟むとよい（図2）．汚れたら気にせず交換ができる．

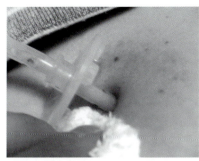

図1 胃瘻の周りを拭く

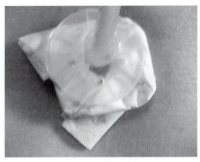

図2 ティッシュを平たく折って巻く

胃瘻があると入浴してはいけないの？

「おなかに穴があいている」「手術をしたのでお風呂は入れない」「管がおなかから出ていて触るのが怖い」「穴から水が入ったら大変だ」…と，様々な誤解で，退院後，一度も周りを拭いていなかったり，入浴していない方がいる．その結果，胃瘻の周りはガビガビ，ジクジクで下着やパジャマも胃瘻の部分は汚れてしまっている．痒いし，臭うし散々である．

基本的に消毒，ガーゼ保護はしないでそのまま入浴し，丁寧に洗う．入浴，シャワー浴できない時は胃瘻周囲を丁寧に洗う．これだけで OK．とにかく安心してもらうことである．

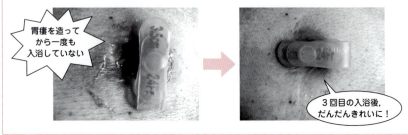

胃瘻を造ってから一度も入浴していない

3回目の入浴後，だんだんきれいに！

●口腔ケア

経口摂取をしていてもしていなくても口腔ケアは行う．口腔内のケアは，誤嚥性肺炎の予防，口腔の機能維持，口腔内の観察のためにも我々と同じように日常的に行うケアである．

歯科医師や歯科衛生士が行う専門的ケアと，家族やヘルパーが行うケアを継続的に行える方法で計画する．

笑顔と歌声が戻ったYさん

認知症の進行で嚥下機能低下，廃用が進行し，胃瘻を造設した施設入所中の91歳のYさん．退院後，訪問看護で口の中を観察すると，痰の塊が口蓋や舌にべったりこびりつき，粘膜はバリバリに乾燥していた．入院施設で口腔ケアがおろそかだったのは明らか…．顔はこわばり目もつぶったまま‥‥．

入院前とは違う様子に，施設職員もこれは大変とばかりに，経管栄養後1日3回，口腔内をオーラルリンスでの清拭を開始．訪問歯科衛生士による器具を使用した専門的ケアとのチームアプローチにより，健康的な粘膜，きれ

いな潤った舌を取り戻し，毎回の口腔ケアの刺激で，退院時よりも笑顔が増えて，職員と童謡を歌うようになった．

> **食べなくても口腔ケアをするの？？…という誤解**
> よくみられる．経口摂取していなくても義歯をつけ，歯ブラシでのブラッシングや口腔内をオーラルリンスで清拭することは比較的簡単である．医師や看護師が「誤嚥性肺炎の予防になり入院する回数が減りますよ」と言うと家族は一生懸命やってくれるし，患者の協力も得られる．

経腸栄養ボトル，チューブの取り扱い

在宅では経腸栄養ボトルとチューブを繰り返し使用していることが多い．経腸栄養ボトル，チューブは食器と同じように，1回ごとに洗浄をし乾かす．1回ごとの洗浄や次亜塩素酸ナトリウムで消毒を行っても段々と栄養剤がこびりついてくる．特にチューブ内は栄養剤が残りやすい．栄養剤が残ると細菌が増殖しやすく，細菌性下痢を引き起こすことにもなる．栄養ボトルとチューブのセットを2〜3セット用意し，日常的に清潔を保つように指導したり，汚れがひどい時は交換をする．また，ある程度期間を決めて定期的に交換し，物品は管理料を算定している診療所で補充をする．

困った時の相談窓口は明確に

スキントラブル，カテーテルトラブル，栄養剤注入に関すること，発熱や下痢等の身体上の変化があった時などは，安心した在宅療養の継続のために，いつでも相談できる窓口を明確にしておくことが必要である．
- 訪問診療の主治医
- 胃瘻造設した病院の外来
- 訪問看護ステーション

などである．できれば連絡先は1か所の方がよいが，そうではない場合は，連絡の指標を明確にして訪問看護師や患者・家族と共有しておく．

「胃瘻の管が抜けちゃった！！」

・・・こんな時は一刻も早く瘻孔確保の必要がある！！
この場合，筆者の訪問看護ステーションでは，
① 抜けた管のバルーンが膨らんだままかしぼんでいるかをまず聞く

②バルーンが破れていれば抜けた管をそのまま瘻孔に再挿入してもらい瘻孔確保．のちに往診で新しい管に入れ替える
　③バルーンが膨らんだままであれば瘻孔損傷の可能性があるため医療機関受診という手順になっている．

地域でイキイキ！をサポートする

　胃瘻の管理を初めて体験する患者・家族は，様々な不安を抱えながら一つ一つ目の前のことをこなしていき，やがては生活の一部になっていく．それには，在宅医療スタッフが，経管栄養患者の身体や家族介護力を包括的にアセスメントできる専門的知識と技術を備え，関係機関，各職種間のマネジメント能力が求められるであろう．経管栄養はトータルケアである．

　このため地域では患者・家族を中心として病院，在宅主治医，訪問看護師，歯科医師，歯科衛生士，栄養士，リハビリスタッフ，ヘルパーなどと人間の生命の基本である「栄養」に視点をおいたネットワークの形成が望まれる．

　経管栄養患者と家族が，「地域でイキイキ」暮らせるように．

文　献

- 小川滋彦：フローチャートでわかるPEGトラブル解決ガイド　第1版．照林社，2008．
- 角田直枝編集：スキルアップのための在宅看護マニュアル．pp.72-78,84-89，学研，2005．
- 曽和融生ほか：胃ろう（PEG）と栄養．NPO法人PEGドクターズネットワーク，2004．
- 川越博美ほか総編集：最新訪問看護研修テキストステップ1-②　第1版．日本看護協会出版会，2005．
- 井上善文：ズバッと解決！輸液・栄養・感染管理のコツ　第1版．pp.136-141，照林社，2007．
- 伏見了，島崎豊，吉田葉子：これで解決！洗浄・消毒・滅菌の基本と具体策　初版．ヴァンメディカル，p.147，2008．

〔佐々木真弓・中内陽子〕

7 経静脈栄養患者へのアプローチ

　在宅で行う輸液には，主として脱水補正のため糖質電解質輸液を用いて行われるものと，糖質電解質に加えアミノ酸や時には脂肪も加え，中心静脈アクセスから投与される完全静脈栄養に分けられる．

　家庭（在宅）で行う中心静脈栄養法のことを，特に home parenteral nutrition（HPN）と呼ぶが，HPN によって，静脈栄養法が必要な患者であっても入院せずに家庭での生活が可能になるばかりか，場合によっては社会復帰も可能となり，HPN によって得られる患者の利益は大きい．

　HPN は，本邦では既に 20 年以上も前から行われている医療であるが，当初は器具や製剤が未成熟であったことに加え，HPN を取り巻くインフラも十分ではなく適応疾患も限られていたために，HPN は広く普及するには至らなかった．しかし，1992 年の健康保険改正で悪性疾患も HPN の適応に含まれ，さらには 1994 年の改正で，HPN の適応は疾患を問わず医師が必要と認めたものとなったことから，HPN に対する門戸は一気に広がってきている．在宅医療を望む患者のメリットの多い HPN が広く普及することは決して悪いことではないが，HPN では時には年余にわたってカテーテルを留置して点滴することから，留置部位の細菌感染，カテーテル閉塞，代謝異常など重篤な合併症も起こり得るので，HPN の適応に際しては厳に慎重にならなくてはいけない．

　ここでは，HPN の適応から実施，フォローアップまで，HPN を行う際のアプローチを概説する．

(1) HPN の適応疾患

　最良の栄養療法は経口摂取であることは言うまでもない．たとえ，それが不可能な場合においても，食道以下の腸管が部分的にでも使用可能であれば，経腸栄養法を選択するのが現在の栄養療法の基本的な考えであることは十分に理解しておく必要がある．しかし，何らかの理由で経腸栄養が不可能で，かつ在宅療養が可能である病態の時に HPN の適応が検討される．先にも述べたが 1994 年の健保改正で，HPN の対象患者は原因疾患の如何にかかわらず，「中心静脈栄養以外に栄養維持が困難なもので，当該療法を行うことが必要であると医師が認めた者」ということになっている．すなわち，HPN の適応は医師の裁量一つで決められ

ると言っても過言ではないため，HPN の適応を決定する医師は，先に述べた栄養療法の基本を理解していることはもちろん，静脈栄養法に関して，また在宅医療に関しても十分に精通している必要がある．

一般には何らかの理由によって消化管からの栄養補給のみでは生命の維持が困難であり，かつ静脈栄養法が可能な症例が HPN の適応となるが，ここで問題となるのが，悪性腫瘍末期に代表される終末期症例に対する適応である．一般に，高カロリー輸液はターミナル前期までは有効なことがあるが，中期以降での適応は，高血糖，電解質異常，胸水・腹水の増加，全身浮腫などの原因ともなり，患者が逆に苦痛を感じることも多くみられるので適応は慎重にしなければならない．2009 年の ESPEN のガイドライン[1]では，

① 不治の癌患者で，経口や経管的に必要量が摂取できず，栄養不良による致死的リスクがある場合に HPN が適応される．
② 腫瘍に対する治療を中止することは，HPN 禁忌の条件にならない．
③ HPN は不治の疾患や予後の短い（具体的期間について記載なし）患者には推奨されない．
④ 悪性閉塞または胃腸の部分的な閉塞症例は，重篤な臓器不全がない場合に推奨される．
⑤ Karnofsky score（癌患者の PS 指標）は 50 以上で，肝，肺への転移がないことが望ましい．
⑥ 症状は制御されており，患者は治療の限界を理解していることが重要．

としている．

(2) HPN の禁忌

HPN の適応には原因疾患の縛りはないものの，基本的に腸管が使用可能な場合は積極的に経腸栄養法を試みるべきで，安易に静脈栄養法を選択してはならない．例えば脳血管障害などに起因する摂食障害で消化管機能が正常である場合は当然禁忌であり，経腸栄養を選択すべきである．また，感染症，菌血症，敗血症があるか，その疑いがある場合，全身状態が不安定な場合も禁忌と言える．

(3) HPN の実施条件

HPN の適応があるからといって直ちに実施可能な訳ではない．在宅中心静脈栄養法ガイドライン[2]では，HPN を実施する条件として**表 I-7-1** のようなことを揚げている．特に，条件 2．に関しては，少なからずリスクを抱えた患者に対

表 I-7-1. HPN を実施する条件

> 1. 原疾患の治療を入院して行う必要がなく，病態が安定していて（末期がん患者ではこの限りではない），HPN によって QOL（生活の質）が向上すると判断されるとき．
> 2. HPN に係わる医療担当者の知識，技術および指導力が十分で，院内外を含む管理体制が十分に整備されているとき．
> 3. 患者や家族が TPN（中心静脈栄養）や HPN について，その必要性を十分に理解していて，かつ在宅での調剤や，穿刺，注入，抜去等の管理が安全に行えて，合併症発生の危険性が少ないと判断されるとき．

(文献 2) より)

して院外で栄養管理を行うため，導入時の患者・援助者の指導は万全を期さなければならない．また，緊急時の対応などでは，時にはかかりつけ医に応急処置を依頼せざるを得ないこともあり，HPN における病診連携も重要となってくる．昨今は栄養サポートチーム（NST）が機能している病院も増えているが，HPN に関する諸問題は導入前から NST のスタッフを含めたカンファレンスで話し合われ，事前に解決策を講じておくことが望ましい．さらにチームで対応することにより HPN にかかわるスタッフ間の意志統一が可能となり，問題点も次の症例にフィードバックされやすくなるという利点がある．また，NST の中に地域連携室のスタッフを入れることで，病診連携の問題もクリアされることから，NST の活用は円滑で安全な HPN の実現にとって有用であると考えられる．

(4) HPN の使用血管（アクセスルート）

　HPN における中心静脈カテーテルの先端は，上大静脈に置かれることが多い．カテーテルを挿入する経路であるが，上大静脈へは鎖骨下静脈，内頸静脈，大腿静脈あるいは腕や頸部の末梢静脈からアクセスすることができる．このうち鎖骨下静脈が好んで用いられる．ただし鎖骨下静脈カテーテルは内頸静脈カテーテルに比べて挿入時に気胸や血胸を起こす危険性が高く，また，活動性の高い患者では鎖骨と第一肋骨との間でカテーテルが圧迫破損してしまうことがある．可能であれば定期的に胸部 X 線写真を撮ってチェックするのが望ましい．内頸静脈カテーテルは鎖骨下静脈カテーテルのような合併症はない代わりに，血腫形成，動脈損傷およびカテーテル関連血流感染症を起こす率が高い．大腿静脈からカテーテルを挿入する方法は，静脈血栓，カテーテル敗血症を起こすリスクが高く，QOL も損なわれるため，HPN のみならず静脈栄養法では推奨できるアクセスルートではない．しかし，長期の使用で上大静脈系の血管が使用できない時にはやむを得ず大腿静脈を用いることもあるが，その場合は十分な皮下トンネルを設

けることが重要である．腕や頸部の末梢静脈では橈側皮静脈や外頸静脈が選択される．

(5) アクセスデバイス

静脈アクセスへのデバイスとしては，カテーテルもしくはポート（リザーバー）が用いられる．

a. カテーテル

通常の治療目的で使用されるポリウレタン製の中心静脈カテーテルは，固定性や抗血栓性，組織適合性の面からHPNでの使用は推奨できないが，末期患者で短期間であればPICC (periferal incertion centralvenous catheter) も含めて使用することがある．長期間の留置の場合，われわれはBroviacカテーテルまたはHickmanカテーテルを用いている．これらのカテーテルはシリコン素材で耐久性もあり，ダクロンカフにより皮下で固定されるため固定性や抗感染性に優れ，仮に体外部分が破損しても，補修キットで対応が可能である．この他カテーテル先端のバルブによって血液の逆流の心配がなく，ヘパリンでカテーテルをロックする必要のないGroshong型カテーテルも用いている．このカテーテルは上腕や肘部の末梢静脈からのアクセスも可能であり，末期癌患者など短期間の留置にも有用である．

b. 皮下埋め込み式ポート

皮下埋め込み式ポート（以下ポート）は，カテーテルの露出がなく，入浴やスポーツなどが自由に行えるため患者のQOL向上に有利であり，活動性の高い患者に対して用いる．ポートは，ほとんどが鎖骨下静脈または内頸静脈に挿入したカテーテルに接続して前胸部皮下に埋め込まれるが，時には末梢静脈カテーテルに接続，上腕部皮下に埋設されることもある．ポートの多くは右の前胸部に設置されるが，自己穿刺をする場合には，多くの患者が右利きなので左前胸部に設置した方がよいこともあり，事前に患者とよく相談する必要がある．長期間の留置では穿刺部分の皮膚の感染や壊死が発生することがあるので注意が必要である．

(6) 注入デバイス

HPNでは，多くの場合専用の輸液ポンプを使用する．専用ポンプ（図I-7-1）は，駆動部がカセット式になっておりプライミングが容易であることが特徴で，さらに音声アラーム機能も付いており，安全性はもとより患者，介護者の利便性を高めている．ポンプの価格は20万円前後と高額であるが，健康保険でHPN

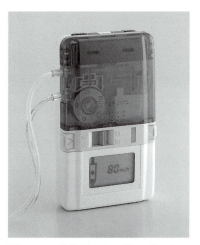

図 I-7-1. 携帯型 HPN ポンプ：カフティー®ポンプ
（写真提供　テルモ株式会社）

の管理指導料（3000 点 / 月），HPN 用輸液セット加算（2000 点 / 月），注入ポンプ加算（1250 点 / 月）が認められているため，病院が購入して患者に貸与することも一考の価値がある．また，サード・パーティが在宅医療支援を行っており，この会社からリース（月額 3,000 円程度）を受けることも可能である．

(7) 輸液セット・穿刺針

　HPN を行う際に用いる輸液バッグ，ライン，注射器などを指すが，輸液注入用針とドリップチャンバーのついているラインなども含まれる．以下のようなものが使用される．

　①ライン：付属品が全てラインに組み込まれた一体型ラインを用いる．輸液ポンプに装着するカセット式ポンプチャンバーと輸液の滴下を確認するフローチェッカー，フィルターが一体化したもので，ポンプに専用のものが別売りされている．

　②ヒューバー（Huber）針：ポート穿刺に用いる専用の穿刺針で，針先にコアリング（穿刺針によってポートの隔壁を削り取ること）を防ぐ工夫がされている．

(8) HPN で使用する薬剤

　HPN に用いる輸液は，患者の病態に見合ったオーダーメードの処方が基本で

あるが，状態が安定している患者では，キット製剤が調剤の手間が少なく便利である．製剤としては，アミノ酸液と糖液＋電解質液が2室に分かれたダブルバッグ製剤や，1室のワンバッグ製剤がある．ワンバッグ製剤は隔壁開通の手間が不要で，高齢者や女性にとって有利であるが，腎機能低下例や高齢者では製剤安定化に関与する滴定酸度の関係で高クロール性アシドーシスが起こりやすい問題があるとも言われており[3]注意が必要である．

いずれの製剤も，ビタミンや微量元素製剤の添加は必須で，時には電解質製剤の添加が必要になるため，感染予防や針刺しなどのリスクマネジメントが重要である．最近では総合ビタミン剤や微量元素製剤もセットになった製剤があるほか，脂肪乳剤もキット化されたものが上市されているが，脂肪乳剤が含有されているため，フィルターを通すことができず，保険適応の面からも在宅での使用はできないのが現状である．脂肪乳剤を単体で投与することは，保険でも認められており処方は可能であるが，投与する場合はリスクマネジメントの観点から末梢から投与しなければならない．剤型の進化により，HPN の輸液調剤は以前に比べ手間も，感染の機会も減ってはきているが，各々の輸液製剤の特徴を十分に理解して調整を行わないと隔壁開通忘れなどのトラブルが起こることがあり，十分な注意が必要である．

HPN で使用する薬剤には，高カロリー輸液用総合ビタミン剤，微量元素キット製剤，脂肪乳剤，インスリン，電解質補正液，ヘパリンなどがある．これらの製剤は保険請求が可能であるが，保険請求できない薬剤としてはポビドンヨード液，消毒用エタノール，0.5％クロルヘキシジングルコネート液などの消毒薬がある．

(9) 薬剤のデリバリー

HPN に用いる輸液製剤などは，ほとんどの症例が外来で処方して患者，介護者に手渡ししている．一度に1～2週間分を処方するが，輸液製剤は意外に重量があるため，高齢者では搬送が困難なこともあり，時には宅配便などで送るということも考慮する必要がある．

(10) その他の器具

家庭での輸液では，点滴スタンドを用いることもあるが，室内の移動が思いのほか不便である．ポンプと輸液製剤が固定できるスタンドを使用するとよい．また，より活動性の高い患者に対しては携帯用のジャケットもある．

（11）輸液注入法

輸液の注入方法には，持続注入法と間欠注入法とがある．どちらを選択するかは患者の状態，基礎疾患，QOLなどを考慮するが，基本的に教育期間中に決定される．

a. 持続注入法

耐糖能異常や心，肺，腎機能低下例では持続注入法を選択する．基本的に輸液ポンプが必要である．注入が持続的に行えるため，生体の代謝変動に与える影響は少ないという利点があるが，1日中注入するため日常の行動が制限されるという欠点がある．そのため，持続注入法ではポンプを含めた携帯用輸液システムを活用する．輸液ラインの交換は週に1～2回でよい．

b. 間欠注入法

基礎疾患が比較的少なく，活動性の高い症例や経口摂取併用例では間欠投与が可能である．1日の一定時間（通常6～12時間）のみ注入を行うため，残りの時間はヘパリンでロックすることによって輸液ラインから解放されて日常生活が可能になる．ただしラインの交換は毎日必要である．

（12）皮膚消毒法と皮膚穿刺法

a. カテーテルの場合

皮膚刺入部の皮膚の観察を行う．発赤，腫脹，疼痛，出血の有無と縫合糸の固定の状況を観察する．カテーテルの固定に異常があれば，再度固定をやり直す．

カテーテル周囲の消毒を行う際は，ドレッシング材貼付部の皮膚の清拭を十分に行ってから消毒を開始する．消毒での留意点は，消毒液をつけた綿棒で，カテーテル周囲を中心から外側に向かって円形に消毒する．その後カテーテル皮膚刺入部を清潔な透明シールで保護する．

b. ポートの場合

ポートはヒューバー針を用いて穿刺する．注入ラインにヒューバー針を接続して，先端まで薬液を満たした後，以下の手順で行う．

①薬液に浸した綿棒でポート部を消毒する．消毒は中心部から外側に向かって円形に行い，この操作を2回行い，乾くのを待ってから穿刺する．
②利き手反対側の第1指，第2指でポートを固定して皮膚を伸展させる．
③利き手でヒューバー針の翼状部を持ち，ポートの中央部を皮膚の上からポートの底に針先が当たるまで垂直に刺入する．

④ヒューバー針の翼状部と注入ラインを皮膚に固定する．固定はガーゼなどを置かずに直接透明シールで保護する．

(13) 患者教育

HPNにおいて患者教育は非常に重要である．長期間にわたり安全にHPNを行うためにも，この教育期間において安全な静脈栄養管理法，想定されるトラブルに対する対処法を講じる．教育は通常1〜2週間の入院で行う．
　①輸液調剤の方法
　②回路の組み立て，プライミング方法
　③接続，穿刺方法
　④ポンプの使い方や整備点検の方法
　⑤HPN中の副作用やトラブルが生じた時の具体的な対処の仕方

入院期間中に上記ポイントを（ビデオ）マニュアルやチェックリストなどを使用して教育，指導する．末期癌などで余命が残り少ない場合は外来での導入を行うこともある．

(14) HPNの合併症と対策

a．代謝性合併症

高血糖，低血糖が最も頻度の高い合併症である．ワンバッグ製剤では高クロール性アシドーシスが起こりやすい[3]と言われており，高齢者や腎機能の低下した患者では注意が必要である．このほか電解質異常，必須脂肪酸欠乏，微量元素異常などが挙げられる．後述するフォローアップが重要である．

b．カテーテル関連のトラブル

　①血液の逆流……ヘパリンによるフラッシュ
　②カテーテルの閉塞……ヘパリン，NaOHで閉塞を解除（まず連絡）
　③空気塞栓……クレンメを閉じてから接続する
　④カテーテル感染……38℃の弛張熱，血培，抜去が必要なこともある（まず連絡）
　⑤穿刺部壊死，感染……穿刺部を変える，抗生剤，交換することもある

(15) フォローアップ

退院後の外来受診や訪問診療，訪問看護などにより，定期的（最低2週間に一度）の病態の把握，栄養評価，血液・生化学検査，注入システムの点検，食事指

導などを複数のスタッフで行う．

前述したNSTのように医師，看護師，薬剤師などが協力して行えるチーム医療体制を院内外に整備することが望ましい．チーム医療での役割分担は以下のようになる．

- 医師：チームの統括責任者，患者の治療
- 看護師：患者・家族への教育，合併症のチェック，身体状況のチェック，指導や必要物品の供給など日常的なケアの中心的役割
- 薬剤師：輸液製剤の無菌調整，注射薬の注入法の指導
- 栄養士：栄養評価，経口摂取量のチェックなど
- MSW（医療ソーシャルワーカー）：医療と福祉との連携，社会資源の活用などのコーディネーション機能

（16）医療廃棄物

在宅医療を行うことにより，家庭から医療廃棄物として種々のものが排出される．患者・家族へは，一般の家庭ゴミと一緒に廃棄させず病院が責任をもって回収することを指導する．医療行為に伴って発生する医療廃棄物には感染性と非感染性に分別して排出する責任があるため，医療機関が感染性廃棄物処理法に基づいて処理を行う義務がある．

文献

1) ESPEN Guidelines on Parenteral Nutrition：home parenteral nutrition（HPN）in adult patients. Clin Nutr. 2009；28（4）：467-479.
2) 在宅中心静脈栄養法マニュアル等作成委員会：医療者用・在宅中心静脈栄養法ガイドライン．財団法人健康推進財団（編），文光堂，1995.
3) 岡村健二，種子田岳史，井上克彦，他：市販高カロリー輸液製剤による代謝性アシドーシスの発現について．外科と代謝・栄養．2001；35（4）：279-286.
- 2001年度 HIT 研究会 TEXT.
- 城谷典保，他：成人での在宅静脈栄養．日本臨牀．2001；59：852-855.

〔大谷　順〕

在宅栄養管理における感染

（1）中心静脈栄養と感染

　経静脈栄養は血管内に直接アクセスするデバイスを必要とし，局所または全身感染症のリスクを生ずる．在宅ではカテーテルを切り離すための，針を使用しない接続デバイスを用いたり，皮下にリザーバを埋め込んだりする必要がある．その接続部位の汚染が感染のリスクとなる．

　血管内デバイスを使用中の在宅患者におけるリスクファクターは以下のものが挙げられている[1〜3]．

　①初期型の針なし接続デバイス使用，②低い教育レベル，③人種，④年齢が若いこと，⑤マルチプルポートのCVC（central venous catheter），⑥トンネル型CVC，⑦シャワーの使用，⑧針なし接続デバイスキャップの交換頻度が低いこと．

　その他に在宅点滴療法を行っている872名のコホートスタディから以下のようなリスクファクターが指摘されている[4]．

　①最近の骨髄移植，②血流感染の既往，③TPN（total parenteral nutrition）を受けていること，④マルチルーメンカテーテルの使用，⑤自宅以外での経静脈投与の実施．

a．カテーテル関連血流感染症
catheter-related blood stream infection；CRBSI

　CRBSIはカテーテル刺入部に発赤や膿などの存在があれば診断しやすいがそれらの所見を全く欠くこともあり，血液培養を可能であれば2セット採取するべきである．在宅患者の場合は血液培養を2セット採取が困難なことも予想される．しかし後述のようにカテーテル関連血流感染症の原因微生物はコアグラーゼ陰性ブドウ球菌が最も多い．この菌は血液培養時に汚染菌（コンタミネーション）として検出されることが最も多い菌である．1セットのみの採取では菌血症が存在するのか，それとも単にコンタミネーションなのか判断できない．2セット採取して両方から同じ菌が検出された際はVCM（バンコマイシン）の投与が推奨される．しかしコンタミネーションであれば不要である．このように180度異なる判断をする必要があり，2セット採取を推奨する．採血から検査に提出するまでの間，培養ボトルは常温で保存し，48時間以内に血液培養の機械にセットする

表 I-8-1. CRBSI を起こす病原微生物

病原微生物	BSI の割合 (非 ICU) %	死亡率 (非 ICU) %
CNS (coaglase negative staphylococci)	26.6	13.8
黄色ブドウ球菌 (Staphylococcus aureus)	23.7	18.9
腸球菌 (Enterococcus sp.)	9.0	24.0
カンジダ属 (Candida sp.)	7.9	29.0
大腸菌 (Escherichia coli)	7.6	16.9
クレブシェラ (Klebsiella sp.)	5.5	20.3
緑膿菌 (Pseudomonas aeruginosa)	3.8	27.6
エンテロバクター (Enterobacter sp.)	3.1	18.0
セラチア (Serratia sp.)	1.3	17.1
アシネトバクター (Acinetobacter baumannii)	0.9	16.3

(文献 5) 表 1 を改変)

必要がある.ボトルには採血時刻を記載するとよい.

(2) CRBSI を起こす病原微生物の種類

在宅の患者が対象ではないが Wisplinghoff らの調査結果から抜粋したものを表 I-8-1[5]に示す.ICU と非 ICU に分けても病原微生物の頻度に変化はなく在宅でも検出される微生物の順位はそれほど変わりないと思われる.コアグラーゼ陰性ブドウ球菌 (CNS) と黄色ブドウ球菌が最も多く,これは皮膚の細菌叢を反映したものと推定される.グラム陰性菌は医療従事者の手指などを介して,カテーテル操作やライン交換などの際に混入すると推定される.CNS は頻度は多いが死亡率は比較的低く,Candida や,緑膿菌は頻度は少ないが死亡率が高い.

(3) 中心静脈カテーテルの感染予防

感染予防には以下のようなポイントが上げられる[6].
(1)適切なカテーテル材料の選択
(2)適切な挿入部位の選択
(3)挿入時の適切なマキシマルバリアプレコーション(マスク,手袋,ガウンなど)の使用

表 I-8-2. 中心静脈カテーテルの種類と感染率

カテーテルの種類	特　徴	感染率
通常の中心静脈カテーテル（非トンネル型）	最も安価　使用頻度高い	CVC による CRBSI の主な原因
トンネル型中心静脈カテーテル	挿入，抜去に手術が必要	非トンネル型より低い
末梢挿入型中心静脈カテーテル（PICC）	挿入は比較的簡単	非トンネル型より低い
埋込みポート式中心静脈カテーテル	挿入，抜去に手術が必要，局所の処置が不要	最も低い

(4) 適切な間隔での薬剤投与セットの交換
(5) カテーテル挿入部位の正しいケアを守ること
(6) 不要になったカテーテルの抜去を確実にすること

a. 種類と器具
種類によって感染の発生率が異なる（**表 I-8-2**）．

b. 挿入部位
皮膚の細菌数は CRBSI の主なリスクと考えられる．CDC（Center for Disease Control and Prevention）のガイドラインでは感染管理の専門家の多くが鎖骨下静脈が望ましいと考えているとの記載がある．Lorente らは大腿静脈が最も感染率が高く，次に頸静脈，最も低いのは鎖骨下静脈と報告している[7]．成人では鎖骨下静脈の閉塞や気胸のリスクよりも，感染性合併症を低減することのリスクとベネフィットを考えて部位を選択することが推奨されている．大腿静脈は避けて，鎖骨下静脈に挿入することが望ましい．

c. 挿入時の感染予防
1) 挿入時手指衛生について
標準予防策よりもマキシマルバリアプレコーションを行うと，感染率が下がることが判明している[8]．マキシマルバリアプレコーションとは帽子，マスク，滅菌ガウン，滅菌グローブ，大きな覆い布を用いることで，およそ手術時の装備と考えるとよい．PICC を挿入する時も同様に適応しうると考えられている．在宅で入れる場合も可能であればマキシマルバリアプレコーションのセットを持参して挿入時に使用することが望ましい．

2) 挿入部位の消毒
挿入部位の消毒は 0.5% を超える濃度のクロルヘキシジンアルコールを使用す

ることが推奨されている．クロルヘキシジンが禁忌の場合，ヨードチンキ，ヨードホール，または70％アルコールで代用することができる．ドレッシングの交換時も同様である[9,10]．日本では1％クロルヘキシジンアルコール製剤が市販されている．カテーテルの固定は，無縫合式固定器具を使用する．

3）ドレッシング

カテーテル挿入部位のドレッシングについては主にガーゼを用いる方法と透明な外科用フィルムを用いる方法が広く行われている．CDCガイドラインではどちらを使用してもよいとされており，ガーゼの場合は2日に1回，透明フィルムは汚れたりはがれたりしなければ7日間で交換することが推奨されている[11〜14]．発汗あるいは出血がある場合はガーゼを使用する[11〜14]．ドレッシングの湿り，緩み，目に見える汚れが生じた場合は交換する[11,12]．抗菌薬の軟膏を挿入部位に使用してはならない[15,16]．カテーテル挿入部位とカテーテルは水に浸してはならない[17〜19]．適切な予防措置を遵守しているにもかかわらず感染率が低下しない場合は，クロルヘキシジン含有スポンジドレッシングを使用する[20〜23]．その他のタイプのクロルヘキシジンドレッシングに関する勧告はない．交換時に観察するか，定期的な触診により圧痛があり血流感染を示唆する症状がある場合には，ドレッシングを除去して観察する[24〜26]．

4）カテーテル接続部位

カテーテル接続部位の汚染はCRBSIに直結する．針なしの接続器具はメーカーの指示に従った管理をするべきとされている．そのため自分が使用している器具のマニュアルは必ず読んで管理方法を理解しておく必要がある．最もよく行われている方法は接続前にアルコール綿で拭き取り消毒をする方法であるが，十分に消毒できない事例が報告されている[27]．CDCの勧告では，ニードルレスシステムを使用することが推奨されているが，これは元々ゴム栓つきの接続部位に針を穿刺することでラインを接続するシステムを使用していたことから，針刺し事故を防止する目的も含めて，そのような推奨になっていると思われる．日本では接続部がオープンになる三方活栓が使用される場合が多いと思われ，これに関する適切な管理の推奨はない．接続部がオープンになるので本来は無菌操作が必要になると思われるが，日本環境感染学会も含めそれについての勧告もない．

d．カテーテル交換・ルート交換の手順について

1）カテーテル交換

中心静脈カテーテルについては定期的に交換しても感染率を低下させないので，定期的な交換は勧められていない[28,29]．その代わりカテーテル挿入部位を

毎日よく観察することが推奨されている．

2）輸液セット（ライン）の交換

カテーテルに接続するラインの交換については，輸血，血液製剤，脂肪製剤を使用しなければ，96時間以上の間隔をおいて7日ごとまでの頻度で交換することが勧告されている．しかし，これまでの研究で72〜96時間ごとに交換すると安全で費用効果が高いことが判明しており[30〜34]，抗菌カテーテルを併用した場合に最長7日まで安全であったという研究を元にした勧告[35,36]であり，抗菌カテーテルを使用しない場合は，筆者は96時間で交換した方がよいと考える．血液製剤，脂肪製剤を使用後は24時間で交換するという現在の推奨事項に反論するエビデンスはない．中心静脈カテーテルとPICCにつなぐラインの推奨は以下のようになっている．

(1)臨床的に必要がなければ96時間（抗菌カテーテル使用時は最大7日間）
(2)血液製剤，脂肪製剤は使用開始後24時間
(3)プロポフォールは6〜12時間ごと

3）輸液管理

輸液は脂肪製剤の入ったものは24時間以内，脂肪製剤単独の場合は12時間以内，血液製剤は4時間以内に滴下することが推奨されている．

4）抗凝固剤，抗菌薬ロック

抗凝固剤についてはヘパリンの投与は血栓は予防するが[37] CRBSIの頻度は有意に減少しないとされ，ルーチンに使用しないことが勧告されている．抗菌薬ロックは無菌テクニックを最大限に遵守しているにもかかわらず，繰り返しCRBSIを発症する長期用カテーテル（埋め込みポート，トンネル型など）使用患者には，予防的抗微生物薬ロック液を使用する[38,39]．

（4）感染を起こした時どうするか

a．通常の診療手順

CRBSIを疑う
↓
血液培養2セット採取，可能ならカテーテル抜去し先端5cmを培養に提出
↓
VCM1g×2回/日を投与，状態が悪い場合はCFPM（セフェピム）2g×2回/日を加える（腎機能が正常な場合）　入院を考慮
↓

培養結果を待ちながら経過観察
↓
培養結果により菌が判明した場合は最も狭域な抗菌薬へ変更
(de-escalation)

b. カテーテル感染を起こしたが抜去できない時どうするか？
1）抗菌薬ロック療法

抜去せずに治療するために，抗菌薬ロック療法を行う場合がある．ロック療法とは，カテーテルの内腔を抗菌薬の溶液で満たしておく治療法で，VCMの濃度はMICの1000倍以上とすることが推奨されている．ロックできない時は感染を起こしているカテーテルから抗菌薬を投与する．ロック療法は単独では行わず，抗菌薬の全身投与に併用する．ロック療法に使う薬剤の濃度を**表I-8-3**に示す[40]．

病原微生物によってロック療法ができるものとできないものがある．

CNS，Enterococcusの場合は抜かないで7〜14日間の抗菌薬投与＋ロック療法を試みる．治療に反応しない場合は抜去する．

GNRの場合は基本的には抜去すべきだが，どうしても抜去できない時は抗菌薬投与＋ロック療法を10〜14日間試す．治療に反応しなければ抜去[40]．

2）抜去すべき場合
ロック療法は適用せず抜去すべき例を以下に示す．
- severe sepsis（重症セプシス）
- suppurative thrombophlebitis（血栓性静脈炎）
- endocarditis（心内膜炎）
- 治療開始後も血培陽性が72時間以上続く時
- *S. aureus*，*P. aeruginosa*，fungi，mycobacteriaが原因の時
- Bacillusなどの病原性は低いが除去しにくい菌が検出された場合，コンタミネーション[40]ではない場合はカテーテルは抜去．

上記のような場合でもどうしてもカテーテルを抜去して治療ができない場合は抗菌薬全身投与＋ロック療法を選択する[40]．

（5）ルート交換に際して家族に何を指導すべきか

在宅で家族が輸液ラインの交換を行う場合も，基本的には医療従事者が行う時と同じ注意が必要である．手指の清潔と無菌操作についてしっかり指導し，実施できることを確認する必要がある．

表 I-8-3. 抗菌薬ロック溶液の最終濃度

抗菌薬	ヘパリン IU/mL
VCM 2.5 mg/mL	2500 または 5000
VCM 2.0 mg/mL	10
VCM 5.0 mg/mL	0 または 5000
セフタジジム 0.5 mg/mL	100
セファゾリン 5.0 mg/mL	2500 または 5000
シプロフロキサシン 0.2 mg/mL	5000
ゲンタマイシン 1.0 mg/mL	2500
アンピシリン 10.0 mg/mL	10 または 5000
エタノール　70%	0

(IDSA Guidelines for Intravascular Catheter-Related Infection・CID 2009：49（1 July）・1, 表9を改変)

　まずはカテーテル交換の前に石けんと流水で手指を洗浄する．医療現場と異なり家庭では様々な状況が想定されるので，場合分けはせず石けんと流水で汚れを落とすように指導する．液体石けんが望ましい．ただ手を洗うように指導するのではなくいわゆる衛生的手洗いができるように指導する．汚れが残りやすい指先，指の間をしっかりこすり洗いし，親指は別にねじり洗いを，最低15秒以上かけて行う．ディスポーザブルのペーパータオルで水気を拭くことが望ましいが，ない場合は洗濯して未使用のタオルで手を拭く．その後にアルコールベースの手指消毒剤で同様に手指消毒を行うように指導するとよい．

　その上でディスポーザブルの手袋を着用する．これは標準予防策に準じて未滅菌のものでもよいが，ライン交換の際に接続部や内腔に直接触れないように指導する．

(6) 経管栄養と感染

　経管栄養は濃度や投与速度によっては浸透圧性の下痢を起こす場合があるが，CRBSI に比べれば問題は小さいと言える．下痢は潜在的に病原微生物を周囲に撒布するリスクがあり，抗菌薬関連腸炎との鑑別が難しい場合もあるので，下痢をする患者には手袋，ガウンなどを装着して対応することが望ましい．

　栄養剤はパッケージを開けたままにすると微生物が混入した場合腐敗する可能性があり，できるだけ早く使用することが望まれる．各々の製品に付属の指示に

従って一定の時間以内に使用しきることが望まれる．基本的には消化管に入るので食品に準じて常識的な範囲で扱えば大きな問題はないと考える．

おわりに

カテーテルの管理については2011年に出されたCDCのガイドラインが基本となるが，鵜呑みにせず内容はよく吟味する必要がある．

Gudelines for the Prevention of Intravascular Catheter-Related Infections 2011

http://www.cdc.gov/hicpac/pdf/guidelines/bsi-guidelines-2011.pdf

また，治療については2009年にIDSA（Infectious Diseases Society of America）が新しいガイドラインを発表している．日本語版がダウンロードできるのでこれを参考にするのが合理的であると考える．

Clinical Practice Guidelines for the Diagnosis and Management of Intravascular Catheter-Related Infection：2009 Update by the Infectious Diseases Society of America

http://www.idsociety.org/uploadedFiles/IDSA/Guidelines-Patient_Care/PDF_Library/Management%20IV%20Cath.pdf

文 献

1) Danzig LE, Short LJ, Collins K, et al.：Bloodstream infections associated with a needleless intravenous infusion system in patients receiving home infusion therapy. JAMA. 1995；273（23）：1862-1864.
2) Kellerman S, Shay DK, Howard J, et al.：Bloodstream infections in home infusion patients：the influence of race and needleless intravascular access devices. J Pediatr. 1996；129（5）：711-717.
3) Do AN, Ray BJ, Banerjee SN, et al.：Bloodstream infection associated with needleless device use and the importance of infection-control practices in the home health care setting. J Infect Dis. 1999；179（2）：442-448.
4) Tokars JI, Cookson ST, McArthur MA, et al.：Prospective evaluation of risk factors for bloodstream infection in patients receiving home infusion therapy. Ann Intern Med. 1999；131（5）：340-347.
5) Wisplinghoff H, Bischoff T, Tallent SM, et al.：Nosocomial bloodstream infections in US hospitals：analysis of 24,179 cases from a prospective nationwide surveillance study. Clin Infect Dis. 2004；39（3）：309-317.
6) Band JD, Gaynes R：Prevention of intravascular catheter-related infections. In：Harris A, Baron EL, eds. Vol 17.1：UpToDate；2009.
7) Lorente L, Henry C, Martin MM, et al.：Central venous catheter-related infection in a prospective and observational study of 2,595 catheters. Crit Care. 2005；9（6）：R631-635.
8) Lee DH, Jung KY, Choi YH：Use of maximal sterile barrier precautions and/or antimicrobial-coated catheters to reduce the risk of central venous catheter-related bloodstream infection. Infect Control Hosp Epidemiol. 2008；29（10）：947-950.
9) Maki DG, Ringer M, Alvarado CJ：Prospective randomised trial of povidone-iodine, alcohol, and

chlorhexidine for prevention of infection associated with central venous and arterial catheters. Lancet.1991；338（8763）：339-343.
10) Mimoz O, Pieroni L, Lawrence C, et al.：Prospective, randomized trial of two antiseptic solutions for prevention of central venous or arterial catheter colonization and infection in intensive care unit patients. Crit Care Med. 1996；24（11）：1818-1823.
11) Maki DG, Stolz SS, Wheeler S, et al.：A prospective, randomized trial of gauze and two polyurethane dressings for site care of pulmonary artery catheters：implications for catheter management. Crit Care Med. 1994；22（11）：1729-1737.
12) Bijma R, Girbes AR, Kleijer DJ, et al.：Preventing central venous catheter-related infection in a surgical intensive-care unit. Infect Control Hosp Epidemiol. 1999；20（9）：618-620.
13) Madeo M, Martin CR, Turner C, et al.：A randomized trial comparing Arglaes (a transparent dressing containing silver ions) to Tegaderm (a transparent polyurethane dressing) for dressing peripheral arterial catheters and central vascular catheters. Intensive Crit Care Nurs. 1998；14（4）：187-191.
14) Laura R, Degl'Innocenti M, Mocali M, et al.：Comparison of two different time interval protocols for central venous catheter dressing in bone marrow transplant patients：results of a randomized, multicenter study. The Italian Nurse Bone Marrow Transplant Group (GITMO). Haematologica. 2000；85（3）：275-279.
15) Zakrzewska-Bode A, Muytjens HL, Liem KD, et al.：Mupirocin resistance in coagulase-negative staphylococci, after topical prophylaxis for the reduction of colonization of central venous catheters. J Hosp Infect. 1995；31（3）：189-193.
16) Flowers RH 3rd, Schwenzer KJ, Kopel RF, et al.：Efficacy of an attachable subcutaneous cuff for the prevention of intravascular catheter-related infection. A randomized, controlled trial. JAMA. 1989；261（6）：878-883.
17) Robbins J, Cromwell P, Korones DN：Swimming and central venous catheter-related infections in the child with cancer. J Pediatr Oncol Nurs. 1999；16（1）：51-56.
18) Howell PB, Walters PE, Donowitz GR, et al.：Risk factors for infection of adult patients with cancer who have tunnelled central venous catheters. Cancer. 1995；75（6）：1367-1375.
19) Ivy DD, Calderbank M, Wagner BD, et al.：Closed-hub systems with protected connections and the reduction of risk of catheter-related bloodstream infection in pediatric patients receiving intravenous prostanoid therapy for pulmonary hypertension. Infect Control Hosp Epidemiol. 2009；30（9）：823-829.
20) Timsit JF, Schwebel C, Bouadma L, et al.：Chlorhexidine-impregnated sponges and less frequent dressing changes for prevention of catheter-related infections in critically ill adults：a randomized controlled trial. JAMA. 2009；301（12）：1231-1241.
21) Garland JS, Alex CP, Mueller CD, et al.：A randomized trial comparing povidone-iodine to a chlorhexidine gluconate-impregnated dressing for prevention of central venous catheter infections in neonates. Pediatrics. 2001；107（6）：1431-1436.
22) Ho KM, Litton E：Use of chlorhexidine-impregnated dressing to prevent vascular and epidural catheter colonization and infection：a meta-analysis. J Antimicrob Chemother. 2006；58（2）：281-287.
23) Levy I, Katz J, Solter E, et al.：Chlorhexidine-impregnated dressing for prevention of colonization of central venous catheters in infants and children：a randomized controlled study. Pediatr Infect Dis J. 2005；24（8）：676-679.
24) Lorenzen AN, Itkin DJ：Surveillance of infection in home care. Am J Infect Control. 1992；20（6）：326-329.
25) White MC：Infections and infection risks in home care settings. Infect Control Hosp Epidemiol. 1992；13（9）：535-539.
26) White MC, Ragland KE：Surveillance of intravenous catheter-related infections among home care clients. Am J Infect Control. 1994；22（4）：231-235.
27) Menyhay SZ, Maki DG：Disinfection of needleless catheter connectors and access ports with alcohol

may not prevent microbial entry : the promise of a novel antiseptic-barrier cap. Infect Control Hosp Epidemiol. 2006 ; 27 (1) : 23-27.
28) Eyer S, Brummitt C, Crossley K, et al. : Catheter-related sepsis ; prospective, randomized study of three methods of long-term catheter maintenance. Crit Care Med. 1990 ; 18 (10) : 1073-1079.
29) Uldall PR, Merchant N, Woods F, et al. : Changing subclavian haemodialysis cannulas to reduce infection. Lancet. 1981 ; 1 (8234) : 1373.
30) Lai KK : Safety of prolonging peripheral cannula and i.v. tubing use from 72 hours to 96 hours. Am J Infect Control. 1998 ; 26 (1) : 66-70.
31) Gillies D, O'Riordan L, Wallen M, et al. : Optimal timing for intravenous administration set replacement. Cochrane Database Syst Rev. 2005 ; (4) : CD003588.
32) Snydman DR, Donnelly-Reidy M, Perry LK, et al. : Intravenous tubing containing burettes can be safely changed at 72 hour intervals. Infect Control. 1987 ; 8 (3) : 113-116.
33) Maki DG, Botticelli JT, LeRoy ML, et al. : Prospective study of replacing administration sets for intravenous therapy at 48- vs 72-hour intervals. 72 hours is safe and cost-effective. JAMA. 1987 ; 258 (13) : 1777-1781.
34) Josephson A, Gombert ME, Sierra MF, et al. : The relationship between intravenous fluid contamination and the frequency of tubing replacement.Infect Control. 1985 ; 6 (9) : 367-370.
35) Raad I, Hanna HA, Awad A, et al. : Optimal frequency of changing intravenous administration sets : is it safe to prolong use beyond 72 hours? Infect Control Hosp Epidemiol. 2001 ; 22 (3) : 136-139.
36) Rickard CM, Lipman J, Courtney M, et al. : Routine changing of intravenous administration sets does not reduce colonization or infection in central venous catheters. Infect Control Hosp Epidemiol. 2004 ; 25 (8) : 650-655.
37) Randolph AG, Cook DJ, Gonzales CA, et al. : Benefit of heparin in central venous and pulmonary artery catheters : a meta-analysis of randomized controlled trials. Chest. 1998 ; 113 (1) : 165-171.
38) Schwartz C, Henrickson KJ, Roghmann K, et al. : Prevention of bacteremia attributed to luminal colonization of tunneled central venous catheters with vancomycin-susceptible organisms. J Clin Oncol. 1990 ; 8 (9) : 1591-1597.
39) Saxena AK, Panhotra BR, Sundaram DS, et al. : Tunneled catheters' outcome optimization among diabetics on dialysis through antibiotic-lock placement. Kidney Int. 2006 ; 70 (9) : 1629-1635.
40) Mermel LA, Allon M, Bouza E, et al. : Clinical practice guidelines for the diagnosis and management of intravascular catheter-related infection : 2009 Update by the Infectious Diseases Society of America. Clin Infect Dis. 2009 ; 49 (1) : 1-45.

〔細川　直登〕

Part II

栄養にまつわる倫理的な問題と考え方

意思決定プロセスの臨床倫理
厚生労働省と老年医学会のプロセス・ガイドライン

　水分・栄養補給に限らないが，医療・ケアを巡る倫理の要となるのは，本人・家族と医療・介護従事者とがコミュニケーションを通して，どのような治療ないしケアをするか，しないかを意思決定するプロセスである．人間同士が一緒に何かをしようとする時に，肝心なのが「どうするかを決めること」（＝意思決定）であり，それを巡って「どのように決めるか」（＝意思決定プロセス）が，決定およびその決定に従ってなされる治療・ケアが適切であるか否かの分かれ目になるからである．意思決定プロセスについては，近年プロセス・ガイドラインが発表されるようになってきているが，これらは意思決定プロセスの倫理的に適切なあり方についての社会の共通理解を反映しており，医療・ケア従事者に対する社会的要請ないし期待を示したものと解することができよう．そこで，ここでは，厚生労働省の「人生の最終段階における医療の決定プロセスに関するガイドライン」[1]（2007年，2015年改訂）と日本老年医学会の「高齢者ケアの意思決定プロセスに関するガイドライン―人工的水分・栄養補給の導入を中心として」[2]（2012年）について，その指針の核心を提示することによって，ケア従事者が臨床現場で本人・家族と対応する際の参考に供したい．

（1）厚生労働省のプロセス・ガイドライン

　「人生の最終段階における医療の決定プロセスに関するガイドライン（厚生労働省2007：2015年3月改訂）は，当初，「終末期医療の決定プロセス…」として発表されたが，2015年3月にこのタイトルおよび内容全体にわたって「終末期」を「人生の最終段階（における）」に置換するという改訂を行った．これは，「最期まで尊厳を尊重した人間の生き方に着目した医療を目指すことが重要である」との考え方を示したものとされている[3]．「終末期」は，身体の状態についての医学的判断に基づいて判定されるものであるが，「人生の最終段階」は，単に医学的に決まるものではなく，人生を生きている人間全体に注目した概念だと解することができる．ここではガイドライン本文の読み方の解説[4]は割愛し，結論のみを図Ⅱ-1-1に示す．

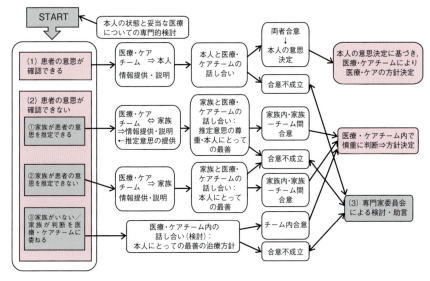

図 II-1-1. 厚生労働省ガイドラインによる意思決定プロセス

(文献5) 一部改変)

　図が示すように，例えば，患者の意思確認ができる場合，ガイドライン本文が示すプロセスは，
　①患者本人に医療側がもつ情報が適切に説明された上で，
　②医療側との話し合いを通して合意に達した場合に，
　③そこにおける患者の意思決定をベースに，医療・ケアチームが治療方針を決める

というものである．ここで，②に「合意に達した場合に」というガイドラインの当該箇所に見当たらない条項を入れたのは，同ガイドラインの（3）に
　④患者と医療者が合意に至らない時には，専門家委員会に話をもち込む

という指針があるからである．つまり，医療側が是としていないのに，患者が勝手にどうするかを決め，医療・ケアチームはそれをベースに治療方針を決定しなければならない，というようなことではない．

　なお，両者が合意に達しない場合に，専門委員会に話がもち込まれた先はどうなるかは，明確には書かれていないが，論理的には，
　⑤専門委員会は本人と医療側が合意に達することができるように，医療側に助言するなど，支援する

ということになるだろう．かつ，それでも合意に達しない場合にどうするかの指針もないと完結しないが，本ガイドラインの限りでは，そういう場合にどうするかもまた，専門委員会が示す，ということなのだろう．

なお，本人の意思確認ができる場合，家族は一見する限りは意思決定プロセスの蚊帳の外におかれ，結論を本人が認める限りにおいて，知らされるというだけに見える．

しかし，それがもしガイドラインの趣旨だとすると，なぜ解説編で何度も「患者・家族・医療ケアチームの合意」が大事だと強調しているのかがわからなくなる．ここはむしろ次のように理解するべきであろう．本ガイドラインは必要条件を示している．すなわち，本人の意思確認ができる場合には，本人が意思決定プロセスに参加しており，その中心にいることが最低限必要である．この場合，家族についてはいろいろな場合があって，参加してもらうのが不適当な場合もあるため，参加するともしないとも一般的には限定していない．そうであれば，事情が許すかぎりは，また家族の人生にも関係するような意思決定がテーマになっている場合はなおさら，家族も参加するのが望ましい．これは言わば十分条件であって，ガイドラインは必要条件を提示する限りでは，こういうあり方を推奨するまではしていないが，少なくとも排除していないことは確かである．

同様にして，本人の意思確認ができない時には，家族と話し合って合意に至るということが背景にあって，医療・ケアチームの判断がされる．このように，「話し合いを通して合意を目指す—合意をバックに治療方針を決定する」というプロセスを確認したい．

その他，本ガイドラインを丁寧かつ適切に理解すると，以下に示す日本老年医学会のガイドライン[2]は，これを受け継ぎ，かつ臨床現場の実情に合わせて拡充したもの（上でいうところの十分条件をも示したもの）にほかならないことがわかる[4,5]．

(2) 共同の意思決定プロセス（老年医学会ガイドライン1）

高齢者が経口摂取できなくなった場合に，人工的水分・栄養補給 artificial hydration and nutrition（AHN）をするかどうか，するとすればどの方法にするかに関しては，近年は医療従事者の間で問題が意識されただけではなく，社会問題にもなった観がある．「胃瘻」造設の適否を巡って様々な報道がなされ，一般市民の関心も高まった．人工的栄養補給を導入しなければ遠からず死に至るが，だからといって導入しても本人にとって辛い時期が延びるだけで益になるとは思

われない，というようなケースが問題の中心にあった．

これについて日本老年医学会は「立場表明2012」（2012年1月）および「高齢者ケアの意思決定プロセスに関するガイドライン―人工的水分・栄養補給の導入を中心として」[2]（2012年6月）を公表して，その態度を明確にした．このうち後者は，日本老年医学会を含む6学会からなる日本老年学会理事会の決定に基づき，ワーキンググループにより作成された原案を，日本老年医学会が微細な修正を加えた上で同学会のガイドラインとしたものである．

本ガイドラインもプロセス・ガイドラインである．本ガイドラインは，これが提示するような意思決定プロセスを経て決定・選択することが結果の倫理的適切さを担保しており，したがって，そのようにして選択されたことについて法的に責を問われることはないとしている．本ガイドラインは3部からなっており，その第1部が，上述の厚生労働省ガイドラインの内容と重なっている．この部分は，厚生労働省ガイドラインの思想をより明確に示し，また臨床の実際に合わせてプロセスをより具体的にするという方向で拡充したものとなっている．

第1部で示される意思決定プロセスのあり方は，《情報共有―合意》モデルを採っている．つまり，医療者側から本人・家族側に，本人の状況および治療の可能性についての医学的情報が「説明」という仕方で流れ，また，本人・家族側からその個別の人生の事情，生き方，価値観を「聞き取る」という仕方で情報が流れることにより，相互の情報を共有し，そのような情報のやりとりおよび話し合うプロセスを通して，治療方針について両者が合意を目指し，合意に基づく意思決定を目指すプロセスである（第1部概要，1.6）[6]（**図Ⅱ-1-2**）．

高齢者の場合は，介護従事者も関係者となってくるため，本人・家族（時にはさらに代理人など）と担当の医療・ケアチーム（介護従事者を含む）がコミュニケーションを通して合意を目指すことが勧められる（1.1）．これは，「医療者は選択肢を提示し，説明するが，決めるのは本人（ないしはその代理としての家族）である」といった考え方になりがちであった日本の医療現場に対して，医療・ケアチームは，説明するだけではなく，本人・家族と共に考え，一緒に決めもするというあり方を推奨したという特徴がある．「本人が決める」ことに違いはない．しかし「本人だけで決める」のではなく，「皆で決める」のである．「皆で決める」ためには，「本人が何を望むか」だけでなく，「本人にとってなにが最善か」をも考える必要がある．しかし，「本人にとっての最善」は，本人の人生，生き方，価値観に相対的であって，関係者が単に客観的に判断するものではなく，本人の生き方・価値観を尊重しつつ判断するものである．こう考えると，「皆で決める」

II. 栄養にまつわる倫理的な問題と考え方

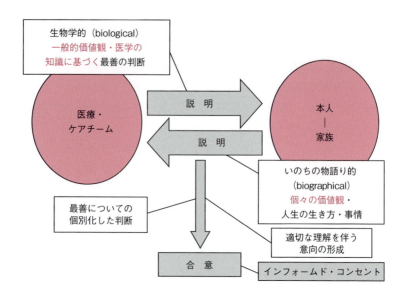

図 II-1-2. 意思決定プロセス：情報共有—合意モデル

(文献 7) より）

の実質は「本人の自己決定を皆で支える」ということなのである．

「皆で決める」ということが成り立つためには，関係者の相互信頼関係が前提となる．したがって，そういう関係を築きながら意思決定プロセスを進めるという倫理的あり方も示唆されていることになる．もちろん，いつもこのような仕方で円満に合意に達するとは限らないので，合意できない場合にどうするかについての指針もついている（1.10）．

「皆で決める」という考え方は，本人の意思確認ができる場合・できない場合の対処にも現れている（1.4）．本人の意思確認ができる時であっても，そこで選択されることが家族の生活に影響する限りは（1.3），家族も当事者として参加する—他方，意思確認ができない場合でも本人が何らか意思表明ができる場合は，本人に残っている力に応じて説明し，本人の気持ちを大事にするといった対応が相応しい．また，ここでも，「本人の意思ないし意思の推定」だけに基づいて決めるのではなく，これと「本人にとっての最善」についての関係者の判断との双方で決定を支えることが勧められている（1.5）．

(3) いのちの価値評価(老年医学会ガイドライン2)

　老年医学会ガイドラインの2部および3部は,厚労省ガイドラインには対応する部分がない.第3部は,高齢者ケアにおける人工的水分・栄養補給に特化した部分であるから,本ガイドラインに特有のものであるのは当然だが,第2部は意思決定にあたって,いのちをどう評価するかという価値観に該当する一般論であって,本ガイドラインが厚労省ガイドラインに付け加えた部分であるということができる.

　さて,「いのちについてどう考えるか」は,ガイドライン作成の背景事情からすれば,「人工的栄養補給を行って生命の延長が結果したが,延びた生の内容は本人にとって幸いとは言い難い」といった事例を念頭においているが,指針自体は,医療一般に妥当するものとして提示されている.その指針の要は,「人生」と「生命」を区別した上で,「本人の人生をより豊かにし得る限り,生命はより長く続いたほうが良い」とするところにある(第2部概要).「生命」は医学的介入によって働きかける対象であり,本人の人生を支える土台である.「人生」は本人が周囲の人々と関係しながら,「これまでかく生きてきた」―「これからかく生きたい」と自ら物語りを創りつつ生きるものである.そこで,ガイドラインは,その人生が「より豊かになる」ことが見込まれるなら,生命がより長く続くように,また,QOLがよりよくなるようにと,生命に働きかける医学的介入が妥当であるとする.言い換えると,「人工的栄養補給をすれば生命が延びる」ということだけでは,それを選択する理由にはならないのであって,それによって延びた人生が「良い」と評価されるかどうかによって,選択するかどうかが分かれるのである.したがって「人工的栄養補給を行えば,生命の延長が可能であるのに,これをしないことは倫理的に問題」だとは言えない.「これを行って延びた生の内容が本人にとって幸いとは言い難い」場合は,これを行わない方が倫理的に適切なのである[6].

　ある治療が当該の本人に適切なものであるかどうかは,まず,一般的価値観を評価の物差しとしつつ,その治療が生命の長さと内容(QOL)にもたらすと医学的に見込まれる効果によって判断される.だが,これだけで決まるわけではなく,これを基礎としつつも,次に,本人の人生,生き方や,個人的価値観を物差しとして,本人の人生をより豊かにし得るかどうかを判断するのである.意思決定プロセスにおいては,こうした点を考えつつ,本人を中心とした関係者の合意が目指されるのであり,生命維持効果が見込まれる医学的介入について,こうし

た要素を組み合わせた，意思決定プロセスの流れが示されている (2.1, 2.2, 2.3). これを試みにフローチャートにしたものを**図Ⅱ-1-3**に示す（ただし，図中の「見直し」の部分は，第3部で提示されているものを使っている）．

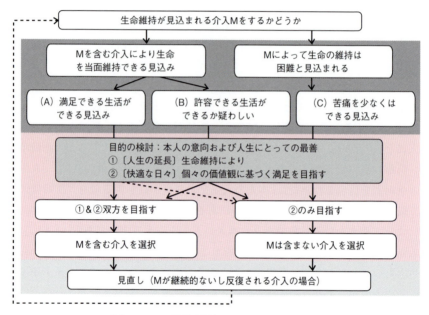

図Ⅱ-1-3. 医学的判断──人生の観点での検討

(文献 6) 一部改変

（4）人工的水分・栄養補給への適用（老年医学会ガイドライン 3）

老年医学会ガイドライン第3部では，意思決定プロセスの進め方（第1部），および人生と生命の評価のあり方（第2部）を人工的水分・栄養補給（以下「AHN」と略）の問題に適用し，同問題に特徴的なポイントを挙げつつ，留意点を提示している．ここで示される選択のプロセスは**図Ⅱ-1-3**のフローチャートのように理解できる．以下，要となる点について説明を加えておく．

まず，「口から食べられなくなったら，即 AHN を検討」ではなく，その前に経口摂取の可能性を十分検討することを勧めている．食事の工夫，摂取のやり方の工夫，あるいは口腔内の状態の改善などによって対処できるかもしれないからである．

AHN 導入を検討するとなった場合，本人の現在の状態に対して，何を目指すケアをするかという目的と，どの AHN の方法を選ぶかという手段とを区別した上で，両者を組み合わせて考えるよう勧めている（目的としては，①人生の延長，②快適な生活があり，①と②の双方を目指すか，②のみを目指すかを選ぶ）．例えば「胃瘻にするか，末梢点滴かです—前者にすればまだ 1 年，2 年と生きる可能性がありますが，後者にすれば，1 か月半くらいでしょう」などと本人・家族に提示したのでは，目的と手段とが混ざった情報として伝わり，本人側が順を追って考えることを妨げるおそれがある．実際，一般市民の間では，医師からこのように提示された場合に，「胃瘻はどうも評判が悪い—しかし，点滴を選んで終わりにするというのは忍び難い—だから，経鼻経管にしよう」というような，おかしな考え方が見受けられる．実は「評判が悪い」のは胃瘻という手段ではなく，本人の人生にとって益にならない状態であるのに栄養補給によって生命維持を目指すという目的選択なのであって，こういう文脈で胃瘻が不適切であれば，経鼻経管はもっと不適切である．

　意思決定プロセスを辿った結果胃瘻造設を選択したとしても，それで終わりではなく，その後も「見直し」を適宜行うことが勧められる（3.3）．例えば，人工栄養によって相当の期間，よい人生を続けることができたが，やがて身体全体が衰えてきたので，もう一度意思決定プロセスを辿り直したところ，「残された時間を快適に過ごす」ことだけを目指すのが最善だとなったとする．この場合，「人生の延長」は目的ではなくなり，胃瘻による栄養補給を終了する選択になる．これが報道されている「胃瘻の終了（中止）」の意味である．これは決して「死の選択」でも，「餓死させる」でもなく，本人の人生にとって最善の道を選んだというだけのことなのである．こうしたプロセスについては，同ガイドラインに準拠しつつ本人・家族が考えて，主体的に意思決定プロセスに参加し，よく理解した上での意向を形成できるように支援するツールも発表されている[8]．

　最後に，高齢者の AHN 選択を巡っては，家族の都合，受け入れ施設の条件といった要素の故に，本人の人生にとっての最善を実現し難い状況がしばしばある．本ガイドラインは，そういう現実を無視した建前を語るのでも，現実に流されるのでもない道を次のように示している：「現在の環境の許容範囲内でできるかぎり本人の最善を目指し，また家族の負担を許容できる程度に抑える道を探す努力をする」（3.4）——努力したからといって，適切な道は見つかるとは限らない．「努力してみよう」とはガイドラインらしくない語り方であるが，臨床の現実に即した対応を勧めようとしたものとご理解いただきたい．

Ⅱ．栄養にまつわる倫理的な問題と考え方

文　献

1) 厚生労働省：人生の最終段階における医療の決定プロセスに関するガイドライン．2007（2015改訂）．
http://www.mhlw.go.jp/file/04-Houdouhappyou-10802000-Iseikyoku-Shidouka/0000079906.pdf（2015年5月7日アクセス）
2) 日本老年医学会：高齢者ケアの意思決定プロセスに関するガイドライン―人工的水分・栄養補給の導入を中心として．2012．
http://www.jpn-geriat-soc.or.jp/proposal/pdf/jgs_ahn_gl_2012.pdf　（2015年5月8日アクセス）
3) 厚生労働省：「人生の最終段階における医療の決定プロセスに関するガイドライン」リーフレット，2015．
http://www.mhlw.go.jp/file/04-Houdouhappyou-10802000-Iseikyoku-Shidouka/0000079905.pdf（2015年5月7日アクセス）
4) 清水哲郎：本人・家族の意思決定を支える―治療方針選択から将来に向けての心積りまで―．医療と社会；25（1）：35-48, 2015．
5) 清水哲郎：事前指示を人生の最終段階に関する意思決定プロセスに活かすために．日本老年医学会雑誌；52（3）：224-232, 2015．
6) 清水哲郎：意思決定プロセスの共同性と人生優位の視点―日本老年医学会「高齢者ケアの意思決定プロセスに関するガイドライン」の立場―．Geriatric Medicine（老年医学）；50（12）：1387-1393, 2012．
7) 清水哲郎, 会田薫子：終末期医療における意思決定プロセス．シリーズ生命倫理学 第4巻 終末期医療，安藤泰至・高橋都編，pp.20-41, 丸善出版，2012．
8) 清水哲郎, 会田薫子：高齢者ケアと人工栄養を考える：本人・家族のための意思決定プロセスノート．医学と看護社，2013．

〔清水　哲郎〕

栄養を巡っての様々な考え方

　本書では，倫理的な事柄について敢えて章を設けました．今日の日本を代表する，臨床倫理の専門家に，基本的な考え方や方法論について解説していただいています．

　本書を手に取られた皆さんは，日々，在宅医療の患者さんとご家族に相対しながら，時に，「本当に，私がやっていることは患者のためになっているのだろうか」「経管栄養をこの方に勧めていいものだろうか」と悩みながら，日々の臨床を行っていることと思います．おそらく，皆さんが悩んでいるのと同じぐらい，もしくはもっと，患者さんやご家族は悩んでいることでしょう．

　本書では，臨床倫理の原則をきちんとふまえた上で，それだけではなく，様々な立場で人工栄養の問題と取り組んでこられた先達がどのように考えているのか，どんなことを問題だと感じているのか，ということを是非とも知っていただこうと考え，第一線で活動する4名の方に自由にご自身の考えを述べてくださるようお願いしました．

　川島孝一郎氏は，長年仙台で在宅医療を行ってこられ，ALSを中心に難病の方たちを支えておられます．もしも，皆さんの患者さんやご家族が，治療継続の中止などを希望された場合には絶対に読んでいただきたい文章です．

　鈴木裕氏は，胃瘻の正しい使い方，胃瘻の開発など長年胃瘻に取り組んできた胃瘻の第一人者です．ご自身も胃瘻を造る側の外科医として多くの患者に対峙された経験から，安易な導入にも，そして安易な中止についても警鐘を鳴らされておられます．

　倉敏郎氏は北海道の町立病院で胃瘻造設と管理を長年されてきた，まさしく第一線の臨床家です．現場で感じる胃瘻の課題について書いてくださっています．

　石飛幸三氏は外科医として，先端医療に長年従事した後，現在は芦花ホームという老人ホームで医師として働いておられます．「平穏死のすすめ」の著者としても有名です．徐々に衰えつつあるご高齢の方たち，認知症の方たちの栄養をどう考えるかについて示唆に富んだ内容になっています．

　本章が皆さんの悩みを解決する一助になればと願っています．

〔小野沢　滋〕

(1) 生きたいと願う人が安心して生きられるように

川島　孝一郎

a. ガイドラインはあくまでガイドである

　刑法は医師法・医療法などと同格ではない．医師法・医療法は下位であり刑法が上位法である．刑法は医師法・医療法の制限を受けない．

　ましてガイドラインは法律ではなく，あくまでガイドでしかない．ガイドラインに基づいて医療を行えば訴追や告訴されないなどと考えてはならない．医師は十分に思慮深く生命を守ることを第一に考えるべきである．胃瘻や中心静脈栄養 intravenous hyperalimentation（IVH）でも『生きたいと願う人が安心して生きられる』ようにすることを旨とすべし．これをおろそかにして『死にたい人が死ねるようにする』のは本末転倒である．

b. まず，生きたい人が生きられるようにしよう

　現在，全身麻痺＋人工呼吸器＋胃瘻栄養の療養者が『独居（一人暮らし）』でも自宅で生活できる制度[1]がすでにある．24時間365日完全に他人介護が可能なのだ．当クリニックでは2人の難病の方が実際に独居生活している．

　呼吸器や胃瘻をつけただけで「家には帰れません．転院生活です」という医師は説明不十分．介護や福祉の制度を知らないために帰宅させないのは罪である．疾病や症状・検査や治療の説明だけで説明を終えたと思うのは間違い．ICFを覚えよう．

c. 重要な説明1：国際生活機能分類 International Classification of Functioning, Disability and Health（ICF[2]）

　医師の説明において国際疾病分類 International Statistical Classification of Diseases and Related Health Ploblems（ICD）と車の両輪と言われているのがICFである．理由を示そう．

　日本人の大多数（90％以上）は健康体から半介助，さらに全介助になってから亡くなることがすでに明らかである．私たちは障害者になってから亡くなる．

　障害についてWHOは国際障害分類 International Classification of Impairments, Disabilities and Handicaps（ICIDH）を利用していたが2001年にICFに変更された．日本人の大多数が障害者として亡くなるのだから，障害が生活機能に変更されたICFを知ることが医師にとって当たり前である．

　生活機能とは何か？　『生活機能＝生きることの全体』である．障害をもっても，本人の身体・心理・介護福祉・住居・生活支援・経済支援等の全てを統合した生

きることの全体の説明と支援を医師ができなければならない時代となった．

d．重要な説明２：構成概念（解釈・意味づけ）と実体[3]

　胃瘻やIVHは実体としての単なる技術や方法である．初めから『無理な延命』などという解釈や意味がついている訳ではない．しかし医師は「胃瘻は家族が大変で無理に生きること」と，自分勝手に解釈した意味づけをしてしまうことがある．人工呼吸器もしかり．

　当クリニックの胃瘻患者100名のうち２割は毎日晩酌している．脱脂綿に酒を浸して味見し，胃瘻から酒やウイスキーなどを入れる．顔がほんのり桜色になり「気分が良いよ！」と言う．どこが無理な延命なのだ．楽しい食生活である．

　解釈次第で同一手技が『無理な延命』にもなれば『楽しい食生活』にもなる．医師は『生き方と対立する解釈』と『生き方と調和してゆく解釈』を同等に説明し，選択可能となる解釈を与えられなければならない．実体と解釈を混同しないこと．

e．重要な説明３：集合と統合の違い

　人工呼吸器をはずす，胃瘻を中止すると医師は言う．人工呼吸器や胃瘻が人間に付加された物体と思っているのだろう．人間＋物体＝集合体と解釈しているのだ．

　それは違う．人間は身体内部にペースメーカー・他人の臓器（肺移植・小腸移植）を付加する．同時に人間は身体外部に人工呼吸器や胃瘻を付加する．身体の内部と外部の違いはあっても，これらの方法や手技はもはや「単なる付加」ではない．言葉が間違っている．

　本人に同化して一体となった掛け替えのないものなのだ．この一体性を統合[4]という．統合とは『一つの全体』として相手なしには自分があり得ない相補関係を相互に築いた全体のことである．全体は部分の総和とは異なる新たな全体としてある．人工知能との一体化や人工身体（ロボット）との統合などが身体障害者の新しい機能獲得に試みられている．

f．重要な説明４：『はずす・中止』と『死なせる・殺す』の違い

　胃瘻と身体＝集合体なら，胃瘻をはずす＝集合体から差し引くこと，ができるかもしれない．結果としてまもなく本人は死亡する．人工呼吸器も同様である．

　しかし，人工呼吸器も胃瘻も生きてゆくために掛け替えのないものとして統合された本人となっている．胃瘻＋身体が集合ではなく，統合された一つの全体として機能している．この時，もし胃瘻や人工呼吸器を『はずす』行為を行ったらどうだろう．

行為は『はずす』ではない．統合された全体として生きている本人の全体を一挙に破壊することとなる．この時行為は全体を破壊する『死なせる・殺す』行為である．この考えに立てば，医師は当該行為にあたって『はずす・中止』と言ってはならない．『死なせる・殺す』と言わなければならない．こんな行為はできないだろう．

生きるのがいやと言ったら小腸移植や肺移植した臓器を『はずす』のか？　違うだろう[5]．『死なせる・殺す』のだ．医師はこの論拠がすでに論文となっていることを重く受け止め，決して早急に当該行為を行ってはいけない．不開始と中止は異なるという論文[6]を参照．

g. 重要な説明5：胃瘻・点滴と自然死

日本人が最も元気な年齢は15～17歳である．2500 kcalを処理でき体力もある．これをピークとして処理能力も体力も低下する．亡くなる日は処理能力・体力共にゼロである．元気にパクパク食べるなどあり得ない．

一方，胃瘻や点滴を行うことがある．これは無理な延命なのか？　違う！

緩和医療の補液のガイドライン[7]を見てみよう．胃瘻栄養も点滴も，本人の処理能力の低下にあわせて減量するのが当たり前．亡くなる当日は不感蒸泄分の水分補給だけになる．すると胃瘻栄養も点滴も形を変えた自然な看取りの一環であることがわかるだろう．

h. 医原性終末期・医原性殺人の怖さ

不十分な説明のまま，十分な支援をせずに「本人の意思だ」として栄養を与えない（不開始）のは，医師自身が意識していなくても，結果として医師みずから作り出した終末期である．これを医原性終末期と言おう．

統合された全体としてある本人が，いくら「死にたい」と言っても全体を一挙に破壊する行為は『はずす』ではなく『死なせる・殺す』である．医師は医原性殺人者となる．

知らないで当該行為を行うことがないように．

知っていたら決して行ってはならない．

i. アドバンス・ライフ・プランニング（ALP）[8]

20年前，事前指示 advance directives（AD）がもてはやされた時代がある．しかし，生きられる十分な説明なしに意思決定させるのは乱暴である．運転免許証裏の脳死臓器提供の有無の記入は，現代において未だに乱暴な決定が存在していることを示している．

さすがにADは乱暴だと気づいた．生きてゆくためのケアが示されなければ

ならない，ということで，10年前からはアドバンス・ケア・プランニング advance care planning（ACP）が行われ始めた．

現代はアドバンス・ライフ・プランニングの時代である．ICFを基本とした『生きることの全体』が本人や家族の目の前に生き生きとしたものとして提示され，具体的な支援策として展開されなければならない．胃瘻や人工呼吸器と共に家族や周囲の生活者も含めて，統合された全体の生活圏を構成することが2025年に向けた地域包括ケアの目指すところである．

文献

1) 障害者の日常生活及び社会生活を総合的に支援するための法律（障害者総合支援法）．平成25年4月1日施行．
2) 野中博, 大川弥生 ほか：在宅だからICF！．訪問看護と介護．2014；19（2）：101-139.
3) 川島孝一郎:平成21年度厚生労働科学研究費補助金 厚生労働科学特別研究事業「終末期の生活者の生き方を支える相談・支援マニュアル策定に関する研究」（H20-特別-指定-004）総括研究報告書. pp.11-36，2010．
4) 川島孝一郎:「生きることの全体」を捉える「統合モデル」とは何か. 訪問看護と介護. 2014；19（2）：140-145．
5) 清水哲郎：医療現場における意思決定のプロセス―生死に関わる方針選択をめぐって．思想.2005；976：4-22．
6) 川島孝一郎：身体の存在形式または，意思と状況との関係性の違いに基づく生命維持治療における差し控えと中止の解釈．生命倫理.2007；17（1）：198-206．
7) 日本緩和医療学会：終末期がん患者の輸液療法に関するガイドライン2013年版. pp.26-33, 金原出版, 2013．
8) 伊藤博明：事前指示と事前ケア計画：「想定外」に対応する方法の考察．医療. 2014；68（4）：170-174．

(2) 胃瘻にまつわる諸問題

鈴木　裕

　今，日本は世界に類を見ない超高齢化を迎えて，栄養補充が必要な終末期認知症患者に積極的な延命治療，すなわち人工的水分栄養療法が必要か否かが議論されている．日本人にとって豊かな生と死は何なのか，日本人にこの難問が投げかけられている．高齢者に限っては，少なくとも従来の生存期間を延ばすことが医学の絶対的なゴールではなくなっただろうが，逆に明らかに生の継続が可能で，ある程度の生活の質が期待できるにもかかわらず，人為的に生を終わらせるというのも多くの問題を孕んでいる．また，生を終わらせる一定のアルゴリズムも提示されていない．

a. 今，何を議論しているのか

　ここ数年，胃瘻にまつわる問題が，マスコミで大きく取り上げられ，一般の人にも馴染みのある話題となっている．しかし，この問題の奥は深く，実は日本の医療の大前提を覆すような大問題を議論している．歯に衣を着せぬ表現で言うならば，患者の生が継続できる場合であっても，患者や家族の状況を考慮して患者の生が有益でないと判断された場合には生を終わらせるか否かの審議なのである．

　今，問題となっている議論を具体的に表現すると以下の通りである．

　①人工的な栄養補充を行いながら生きることは，その人にとって有益なのか

　②人工的な栄養補充を行わないと生命の維持が難しい場合，言い換えると人工的な栄養補充を行えば生命の維持が可能であっても，昔のように朽ちていくのが自然なのか

　③改善の見込みがない，あるいは一時的な改善が期待できても将来，いわゆる生活レベルが落ちることが想定される場合，胃瘻などを用いた人工的な栄養補充は差し控えるべきなのか

　④人工的な栄養補充の効果が得られる時期を過ぎてしまった時，見直し，中止を考えるべきか

　ここで注目すべきは，①～④が肯定された場合には，全てが患者の死で帰結することである．

b. 胃瘻にまつわる諸問題

　最近，胃瘻の適応に関して様々なところで議論されている．2006年に日本消化器内視鏡学会の胃瘻の適応に関するガイドライン[1]で初めて医学的な適応に加えて倫理面を考慮された適応が示されたが，胃瘻適応患者が急増している日本

の現状を鑑みると,さらに一歩踏み込んだ指標が求められていた.

社団法人日本老年医学会が実施主体となって,平成23年度厚労省老健局老人保健健康増進等事業「高齢者の摂食嚥下障害に対する人工的な水分・栄養補給法の導入をめぐる意思決定プロセスの整備とガイドライン作成」が平成24年3月に作成された.このガイドラインが画期的なことは,「臨床現場において,医療・介護従事者たちが,高齢者ケアのプロセスにおいて,本人・家族とのコミュニケーションを通して,AHN導入をめぐる選択をしなければならなくなった場合に,適切な意思決定プロセスをたどることができるように,ガイド(道案内)するものである」と明記され,具体的なパターンが示されていることである.

また,日本の高齢者への胃瘻は,いくつかの研究解析から統計学的には患者の生命予後を改善することが明らかとなっている[2〜6].

1) 胃瘻の差し控えや見直しが意味すること

栄養補充を行わないと生命の維持が困難な患者への胃瘻の差し控えや見直しは,最終的には患者の死に帰結する.個別事例ごとに,本人の人生をより豊かにすることを目指して,本人の生の環境(身体も含む)に胃瘻栄養が有効でないと判断した場合にその決断がなされるのであるが,この決定プロセスは,きわめてデリケートな問題で日本の土壌に馴染みが薄く経験もほとんどない決定内容であるために,決定には慎重過ぎるほどの配慮が必要である.

2) 胃瘻の差し控えや見直しの問題点

差し控えや見直しが人工的水分・栄養療法 artificial hydration and nutrition (AHN) を中止,すなわち患者の死を意味するので,いくつかの問題点が挙げられる.

①誰がどのように決定するのか

AHN導入に関する意思決定プロセスにおける留意点に,「AHN導入および導入後の撤退をめぐって,候補となる選択肢を挙げて,公平に比較検討し,本人・家族を中心に,医療ケアチーム,介護チーム等関係者が共に納得して合意できる点を求めて,コミュニケーションを続け,医学的に妥当であり得ることは当然のことながら,なにより本人の意向(推定も含め)と人生にとっての益・害を考え,家族への影響や可能な生活環境の設定等をも併せ考えて,個々の事例ごとに最善の選択肢を見出す」とある.しかし,日本の医療者も国民も,この重大な決定を下す経験が皆無に近いために,誰がどのタイミングで問題提起し決定するかは現実的には相当難しい作業である.

ガイドラインに,「患者本人は,合意を目指すコミュニケーションに,いつも

自発的に理解し，選択する主体として参加できる（＝意思確認ができる）とは限らない」とあり，本人の意思確認ができる場合とできない場合が明記されている．しかし，実際には本人の意思確認ができないことが圧倒的に多いので，その重責が家族に委ねられることになるが，そのような経験が乏しい一般人であることを十分に配慮しなければならない．

②安易にAHN中止が行われる，いわゆる切り捨ての懸念

患者本人が意思決定できない場合が多いために，実際には家族がAHNを行うかどうか決めることになる．その場合，医学的に明らかに適応であっても，家族の意向でAHNが中止される，いわゆる切り捨てが懸念される．医療者は，医学的な効果をどんなに伝えても，家族の意向が最終的に強く反映されるために，患者の死生が患者の生前の行いや家族の都合で決定してしまう危険性がある．

③AHN中止の法的整備

AHN中止が患者の死生に直結することから，ある意味では行為と結論が明確となる．したがって，十分に家族と相談して決めたことであっても，死というイベントを経験することで，家族や周囲の人間の心の動揺を来すことは高い確率で想定される．特に看取った医療者や家族は，患者の死に直面すると，もっと何かしてあげられることがなかったのか，はたして自分たちの対応が本当に正しかったのかを懐疑する．その時に，周囲の人間から罵声を浴びたりすると，死の悲しみが重なって相当の心因的ストレスが加わることになる．

AHN中止に関する法的なルール作りは早急に進められるべきで，その確立なしでAHN中止がなされると，当事者たちの混迷は避けられない．

④胃瘻の見直しや差し控えは他のAHNを選択することではない

一般にAHNは，静脈栄養（末梢点滴とTPN）と経腸栄養（経鼻経管栄養法，胃瘻栄養法）が代表的な方法である．消化管が使用できて長期間の栄養管理が必要な患者への栄養法として胃瘻栄養がほとんど全ての点で他のAHNの方法より優れていることは疑いない．したがって，胃瘻からの栄養の見直しや差し控えは，胃瘻からの栄養を行わないことに留まらず，他のAHNの方法も選択しないことを意味している．

しかし，実際の臨床現場では，AHNの見直しや差し控えを胃瘻栄養の中止と混同している場合があるようである．消化管が使用できる患者への末梢点滴やTPNの適応は原則としてなく，経鼻経管栄養法も胃瘻に比べて患者の苦痛や嚥下訓練が行いにくいことから推奨されない．現実的な問題として，これらの栄養管理法は胃瘻栄養に比べて管理が煩雑で，在宅や施設に適さないことから，現在

厚生労働省が進めている在宅医療の推進に真っ向から反している．繰り返すが，胃瘻の見直しや差し控えは胃瘻以外の AHN を行うことではない．これらの根本が迷走すると，再び病院を転々とする 20 年前の日本に舞い戻ることになる．

文　献

1) 鈴木　裕，上野文昭，蟹江治郎：経皮内視鏡的胃瘻造設術ガイドライン．消化器内視鏡ガイドライン第 3 版，日本消化器内視鏡学会 監，pp.310-323，医学書院，2006．
2) Sanders DS, Carter MJ, D' Silva, et al.：Survival analysis in percutaneous endoscopic gastrostomy feeding：a worse outcome in patients with dementia. Am J Gastroenterol. 2000；95（6）：1472-1475.
3) Cervo FA, Bryan L, Farber S：To PEG or not to PEG：a review of evidence for placing feeding tubes in advanced dementia and the decision-making process. Geriatrics. 2006；61（6）：30-35.
4) Suzuki Y, Tamez S, Murakami A, et al.：Survival of geriatric patients after percutaneous endoscopic gastrostomy in Japan. World J Gastroenterol. 2010；16（40）：5084-5091.
5) 鈴木　裕：平成 22 年度老人保健事業推進費等補助金（老人保健健康増進等事業分）認知症患者の胃瘻ガイドラインの作成 —原疾患，重症度別の適応・不適応，見直し，中止に関する調査研究報告書．
6) Suzuki Y, Urashima M, Izumi M, et al.：The Effects of Percutaneous Endoscopic Gastrostomy on Quality of Life in Patients With Dementia.Gastroenterology research. 2012；5（1）：10-20.

(3) 胃瘻の適応と倫理—正しい理解のもとでの議論を—

倉　敏郎

　終末期認知症に対する胃瘻をはじめとする人工的水分・栄養補給法 artificial hydration and nutrition（AHN）の導入の是非についての議論が盛んとなり，とりわけ批判的な意見が主に胃瘻に対して集中した．そのため，高齢者終末期認知症のみならず胃瘻の良い適応疾患についても「胃瘻はすべきでない」という誤解が生じている．ここでそのような批判や誤解が生じた背景を概説し本邦における現況と問題点を論じたい[1]．

a. 高齢者および高度認知症患者の胃瘻の長期予後

　欧米では高度認知症の胃瘻患者の予後について，長期予後は望めないという否定的な報告が多く，これらの成績から胃瘻の適応に否定的な趨勢となっている．本邦においても「欧米では胃瘻を行っても長期予後は見込めない状況であるから，本邦においても胃瘻は行うべきでない」という否定意見がみられる．

　一方，本邦における高齢者の予後に関しては，欧米とは異なり良好な長期予後が報告されている．Suzuki らは，高齢者の長期予後が欧米とは異なり1年以上の生存が66％，50％生存率は753日と良好な成績であること，認知症のあるなしには予後に差はないことを多施設共同研究の中で報告している[2]．

　したがって，本邦においては高齢者・認知症患者における胃瘻の適応を倫理的に論ずる場合にはこの「胃瘻によって数年，場合によっては5〜10年生きることができる」ことをふまえての議論をすべきである．欧米のように胃瘻を行っても数か月しか保つことができないなら作っても無駄という否定的意見と，本邦での倫理的問題，すなわち長期に生きることによって，当初は胃瘻により元気になった方が，やがて寝たきりとなり反応が乏しくなり死を迎える．このことをどのように捉えて考えるか，とは全く次元の違う話であることを十分に認識する必要がある．

　伊藤は胃瘻により QOL の保たれる期間が延長する一方，反応の乏しい QOL が損なわれる期間も延びてしまうことを「PEGのジレンマ」と呼んでいる（図Ⅱ-2-1）．本邦では胃瘻の長期にわたる予後について適切な議論を進めるべきである．

b. 胃瘻の適応と倫理を議論する上での問題点

　さらに胃瘻の適応を議論する際に前提となるいくつかの問題点が挙げられる．これらを整理して論ずる必要がある．

　第1には，胃瘻を巡る倫理的問題について，本来は終末期認知症に焦点をしぼっ

て議論されるべきであるのに，良い適応疾患（減圧目的の胃瘻，小児難病，頭頸部〜食道癌の周術期栄養管理，神経難病，脳血管障害など）についても，あたかも「全ての胃瘻を否定する」ような論調や報道姿勢がみられる．このことにより，本来胃瘻により受けられるべき恩恵を享受できないことになってしまう誤解を招く事態が出現している．

第2に，適応を議論する場合は胃瘻を含む全てのAHNの導入について検討されるべきである．しかし，実際には胃瘻は希望しないので経鼻胃管，あるいは静脈栄養という医学的適応とは異なる事情での選択が医療現場で行われている．本来の適応の判断はまずはAHNを行うかどうか自体を選択することが行われるべきである．AHN導入を選択する場合には，AHNの中で最良の栄養投与法を決定すればよい．胃瘻を含む全てのAHNを選択しない場合には栄養不全から飢餓，死ということが遠くない将来に起こることを認識して議論すべきである．

以上，胃瘻を巡る適応と倫理の問題点を述べた．高齢者および高度認知症におけるAHN導入の是非をしっかりと議論することが重要なことは言うまでもないが，胃瘻に対する正しい理解と適切な適応判断が必要である．

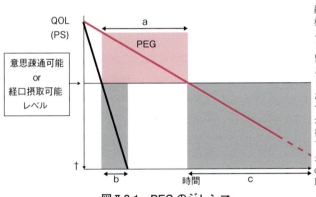

図 II-2-1. PEG のジレンマ

縦軸は QOL（あるいは PS），横軸は時間．経口摂取が困難となると急速に QOL は低下し死に至る（黒線）．しかし胃瘻による経腸栄養を行うことにより低下の速度はゆっくりとなり（赤線），QOL の保たれた時間を長く作ることができる（図の a の部分）．しかし，たとえゆっくりでも次第に衰弱がみられ QOL の低下した時間も期待に反して延長されてしまう（図の b より c が長期になる）．これを PEG のジレンマと呼ぶ．

（東近江総合病院：伊藤明彦先生より）

文献

1) 倉　敏郎：疾患によってはPEGは最善の栄養投与法である．難病と在宅ケア，2015；21（1）：10-13.
2) Suzuki Y, Tamez S, Murakami A, et al：Survival of geriatric patients after percutaneous endoscopic gastrostomy in Japan. World J Gastroenterol. 2010；16：5084-5091.

（4）老衰に医療どこまで—もう一つの医師の役割—

石飛　幸三

　医療はこれまで，起きている事態を元に戻すことを使命としていた．しかしそれだけでは医師が役目を果たせない時代が来た．

　私は外科医として約半世紀，命を救うことに専念した．病気は人生途上の危機だ．それが人間のする手術というリスクのある方法であっても，それでしかピンチを切り抜けられないのであれば，患者と乗り切ろうと一緒に闘ってきた．消化器外科，癌との闘い，一粒でも癌細胞を取り残したら再発するからと，疑わしい部分をできるだけ広く取り除く拡大根治術，それが約50年前の外科の常識だった．残った組織で生きてもらわなければならない，それにはバラバラになった血管を繋がなければならない，血管外科も始めた．しかし癌も動脈硬化も母屋の経年変化，本態は免疫の減衰である．母屋から切って離せるものではないことが段々わかってきた．結局老衰に医療がどこまで介入するかの壁に突き当たった．

　日本人は先の戦争で多くの同胞を失った．戦後私たちは死をタブー視し，医療により命を延ばすことに専念してきた．川崎協同病院事件では，植物状態の患者の人工呼吸器を外したことが不作為の殺人に問われた．日本には刑法218条，219条がある．これを杓子定規に捉えると，老衰の最終章にどこまでも延命治療をしなければならないともとれる．医師はとにかく延命治療をしなければならないと思った．家族も，自分は苦しい死に方はしたくないと言いながら，親への延命治療を義務のように思った．しかしこの刑法は明治時代に作られたものだ．時代背景は変わっているのに，医療のあり方を議論しないままでいた．国民皆保険，医療への過度な依存，いつの間にか自然の摂理を忘れて，老衰の最期でも病院に送るようになってしまった．

　日本は世界一の超高齢社会になった．日本人の平均寿命は大幅に延びたが，いくら科学の力を借りても，もう延ばせる幅は限られている．老衰は自然の摂理，その坂は下るばかり，元に戻すことはできない．

　私たちは老いて衰えて最期は自分の口で食べなくなる．これは身体が生きることを終えてきた証なのだ．最終章での必要な水分や栄養の量はどんどん減ってくる．それでも点滴や胃瘻をして栄養剤を注入して，頑張らせなければならないのか．死ぬのだからもう要らないのだ．入れない方がむしろ穏やかに逝ける．入れれば命が延びる場合もあるかも知れないが，多くの場合は却って苦しめることになる．生きている間をどのように生きるか，生きている間の質が今問われている．

医師も一人の人間である．家族もある．"一人しかいない私のお母さん，どんな姿でもよい，いつまでもこの世にいてほしい"というあの家族の感情，それは皆同じだ．しかしこの情念，これ程複雑なものはない．本当は理性と愛情の問題である．家族自身が，何が親のためになるかを考えるべきなのだ．いずれは自分の番が回ってくる．自分の問題として捉えて自律すべきなのだ．今こそ国民が，老衰という自然の摂理を再認識し，医療は本来人のための科学であることを思い，最終章における医療の役割，介護の使命を考える時だ．私が作った「平穏死」という言葉の意味は，単なる延命治療が意味をなさないのであれば，それをしなくても責任を問われるべきでないという刑法上の主張である．

　人生はその人のもの．本人のために医療を"さじ加減"できるのは医師である．警察官にも裁判官にもそれはできない．司法で決める話ではない．医療の意味を最も理解できる医師が，良心に基づいて判断すべきである．

　「自然の摂理」に，「人間が考える科学」がどこまで介入するべきか，換言すれば，科学の発展に伴い「自然」に対する「人間の恣意的な支配」が，それ自体自然の一部である「人間」のためになっているか，私たちは今改めて考えてみなければならない時にきている．

文　献
・石飛幸三：「平穏死」のすすめ．講談社，2010．
・石飛幸三：「平穏死」という選択．幻冬舎ルネッサンス社，2012．
・石飛幸三：家族と迎える「平穏死」．廣済堂出版，2014．

臨床倫理の実践方法

> **事例** 95歳女性，認知症が進行しほぼ寝たきりで在宅にて療養．一人娘である長女夫婦と同居．長女71歳，その夫79歳．3年前より誤嚥性の肺炎を繰り返していたことから胃瘻造設．介護は主に長女が行っており，夫も手伝うが夫自身が数年前より膝を悪くし歩行が困難なため介護に限界がある．夫婦に子どもはいない．訪問診療，訪問看護，および不足分の介護を訪問介護にて補う．
>
> 変わらず介護を続けているが，褥瘡が絶えず，拘縮なども進行．日々苦しそうな表情をしたり，声を上げることが増えてきた．
>
> 医師が通常通り訪問すると，夫婦より胃瘻を外して人工的水分・栄養補給法 artificial hydration and nutrition（AHN）の中断はできないかと相談を受けた．

（1） 臨床倫理について

a. 臨床倫理とは？

　事例のような場面に出会った時，あなたならどうするだろうか．家族の言う通りに胃瘻を取り外すだろうか，それともAHNの中断は死を意味するからと家族の申し出を断るだろうか．

　おそらく上に述べたようなYes／Noの選択を迷いなくできる，という人は少ないのではないだろうか．どう応答し，どう行動すればいいのか．医師として求められる患者の身体状態の判断，それに応じた適切な処置の実施，というのとはまた別の判断と行動が求められている．それは医師としての専門的な見解に基づきながら，また，同じく患者や家族に関わっている看護師，介護士，ケアマネジャーなどの見解に基づきながら，何が患者にとってよいことなのか，また家族にとってもよいことなのか，「価値」について患者・家族と共に判断し，何らかの決定がなされることが求められている．

　このように患者や家族などにとって何がよりよいこと（より価値のあること）なのか，またどのように判断し決定することが正しいのかという判断を倫理的判断と呼ぶ．そして，事例のように医療の臨床場面で問われる倫理的な問題やその解決の道筋について考える営みを「臨床倫理 clinical ethics」という．臨床倫理（学）は主に1980年代に米国で始められ[1]，その中心人物であるジョンセンA. R.

Jonsenらによれば「臨床医学における倫理上の問題を明らかにし，分析，解決するための体系的なアプローチを提供する実践的な学問」と位置づけられている[2]．その後日本でも広がりつつある．

b. 臨床倫理の主なポイント

では，ジョンセンの言うような「倫理上の問題を明らかにすること」，そしてそれを「分析，解決するための体系的なアプローチ」とはどういうことかみていこう．

1）問題を明らかにすること

まず，何が起きているのか，事実を明確にするということが求められる．事例のように，命綱であるはずの胃瘻栄養の中断を家族が求めてきていること，そのような患者や家族の行動がどうして導き出されたのか，事実をなるべく明確にする必要がある．

しかしながら，事実を完全に明確にし，認識するということは不可能である．冒頭の事例の書き方もフィクションだからできることであり，常に事実は「誰か」の視点から認識されるほかない．では，どうすればいいか．なるべく事例に関わっている人たちが集まり持ち寄って事実を明確にし，共有することである．患者をはじめ，家族，そして関わっている専門職者の参加が必要である．

2）分析し，解決する体系的アプローチ

①倫理原則について

事実を明確にし，関係者の間で共有した後に，「倫理的問題」について判断し，決断することになる．その時，倫理的問題として何に目を向けるべきであるのか．その手がかりとなるのが「倫理原則」と呼ばれるものである．

基本となる「倫理原則」は，生命倫理 bioethics の分野でまとめられた四原則（「自律の尊重 respect for autonomy」「無危害 non-maleficence」「善行 beneficence」「正義 justice」）と呼ばれるものがある[3]．また，日本での臨床倫理に即したものとして，清水らが提唱している三原則（「人間尊重」「与益」「社会的視点での適切さ」）というものもある[4]．

原則については，おおよそ以下の3点に集約することができる．

〈1〉患者の自律の尊重：医療行為の選択において，患者の意思を何よりも尊重するということである．ただし，いくつか留意するべき点がある．

・患者の意思を鵜呑みにしてよいか否か

もし患者自身が意思表示ができ AHN の取り外しを希望したとしても，そのまま鵜呑みにしていいだろうか．今よりもよりよい医療的処置や看護・介護の可能

性を知ることなく，自らの状態および家族への負担などを考えて下した判断であるか否か，確認する必要があるだろう．状態が変わり，取り得る選択肢が増えれば意思が変わる可能性もある．

・患者の意思表示が難しい場合

事前指示 advance directive（AD）のように事前に意思表示がある場合，あるいは身近なものによる本人の意思の推定が可能であればそれを参考にする．しかし最終的には患者の最善の利益を考え患者以外のものが決定せざるを得ない．またそのような決定は，家族など誰か特定の人物が患者に代わって判断をすると考えるよりも，医療ケアチームと家族を交えたコミュニケーションを通して検討されるべきとも言われている[5, 6]．

いずれにしても，患者の自律を尊重するためには，多職種の医療ケアチームと家族も交えたコミュニケーションが不可欠である．

〈2〉患者のより益になるようにする：四原則では「無危害」と「善行」とが区別されている．しかし，臨床倫理の検討では，両者を区別することなく，ある選択肢のメリットとデメリットを考慮するという仕方で検討することが多い．

患者に対する可能な医療やケアの選択肢を列挙し，患者本人の視点からそのメリットとデメリットを検討するなど，これも医療ケアチームと患者・家族を交えたコミュニケーションを通して検討されることを必要とする．

〈3〉社会的な視点を考慮する：これは四原則では「正義」に対応する．現在の医療はただ医療者と患者の一対一の関係だけで成立している訳ではない．保険制度などをみてもわかるように，ある患者への医療ケアは，限られた資源（医療者そのものをはじめ，機材や施設，薬剤，費用など）を配分する行為とみることもできる．患者によって選り好みや差別があってはならないように，ある患者の対応に資源を集中させてしまい，ほかの患者への対応に不利益が生じるということも避けなければならない．

②体系的アプローチの試み

以上のような原則に注意を向けながら，事例を整理し検討するためのアプローチの仕方について様々な取り組みがある．その代表的なものに「シート（表）」を用いたアプローチがある．

まず，ジョンセンらが開発した「症例検討シート（四分割表）」（**表Ⅱ-3-1**）と呼ばれるものがある．事例を「医学的適応 medical indications」「患者の意向 patient preferences」「QOL」「周囲の状況 contextual features」という四つの項目に事例を整理し，それぞれの項目について検討を進めていくというアプローチである．

表 II-3-1. 「症例検討シート」概略

医学的適応 medical indications	患者の意向 patient preferences
善行と無危害の原則 ・患者の医学的問題は何か など	自律性尊重の原則 ・対応能力がある場合，患者は治療への意向についてどう言っているか など
QOL	周囲の状況 contextual features
善行と無危害と自律性尊重の原則 ・治療した場合，あるいはしなかった場合に，通常の生活に復帰できる見込みはどの程度か など	忠実義務と公正の原則 ・治療に関する決定に影響する家族の要因はあるか など

（文献7）より）

ほかにも，清水らの開発した「臨床倫理検討シート」がある．これはジョンセンらのシートと異なり，「ステップ1　プロフィールと経過」「ステップ2　情報の整理と共有」「ステップ3　検討とオリエンテーション」というように，検討のプロセスごとに異なるシートを使用するように設計されている[8]．

シートに基づきつつより詳しいステップについて開発したものにエトックス・アプローチ，また特にシートにこだわらず検討のステップを整理したものに浅井らの「2ステップアプローチ」がある[9]．

c. 注意点

これまでに述べてきたアプローチで事例について検討を進めるにあたり，注意しておきたい点についてまとめておく．

1) アプローチの形式にこだわりすぎない

紹介したシートやアプローチは検討の手順を詳しく図式化していて有用である．事例を検討するにあたって，見落としている点を見えやすくする，今何について検討しているのか複数の参加者で共有しやすいなどの利点がある．しかし，あくまで道具であってシートに記入することが目的ではない．原則のところで論じた要点について関係者で話し合いができているか否かが重要である．

2) 「裁判」ではない

これまでの経緯を振り返りながら事例検討を進める時に，これまでの対応や処置について「裁判」のように関係者が責められるということがある．よりよい処置やケアを目指すためにこれまでの経緯の良し悪しを評価することは不可欠である．しかし，臨床では限られた視野の中で，予想もつかない事態に対応しながら行動せざるをえない．行動の良し悪しは終わってみて初めて可能になるとも言え

る．あくまで事例検討は振り返りの場であり，進行しつつある臨床現場とは異なるということを常に認識しておく必要がある．関係者が責められることを忌避して，事例検討に参加しなくなる，あるいは発言を控えるという事態を何より避ける必要がある．

3）なるべく参加している関係者が発言できる場づくり

事例にあるような患者の生死に関わるような決定について話し合うということ，また家族や日々医療や看護・介護に関わる医療関係者など抜き差しならない間柄で話し合うことは容易なことではない．

しかし，患者に関わってきた関係者が話し合いに参加し，各自の視点で知っている事実や考えを話すことは，事例を検討する上で不可欠である．関係者のうち一人だけが知っていた情報（意識をなくす前の患者の発言や，たまたま見かけた家族の患者への虐待にあたる行動など）が事例検討を左右することも稀ではない．

実際の事例検討の場では，なるべく偏りなく参加者から発言がなされるなど工夫することが求められる．例えば，以下のようなものが挙げられるだろう．

①人の発言は遮らずに共感的態度で聞く．
②なるべく参加者全員の合意を目指す．意見が異なる場合は，どういった点で異なるのか明確にする．
③発言でわからないことがあれば確認するよう各参加者に促し，全員が検討の過程を共有できるようにする．本筋から話がずれているといった進行に疑問を感じた時も，遠慮なく疑問を提示するよう各参加者に促す．
④上記のような点に配慮する進行役（ファシリテーター）を決める．
⑤検討の過程の記録をとり保存する．

d．患者とその家族について

よく患者に説明するより前に家族に病気について説明し，そこで今後の方針まであらかた決めてしまう，ということがある．また行った処置の良し悪しを，つい家族が満足しているか否かに求める，ということもあるだろう．

人は声の大きなものに動かされやすい．患者はその病や老いゆえに家族よりもコミュニケーションにおいて脆弱であり，家族の声の方が大きくなりがちである．医療者が，ただこのような非対称な力関係に従って家族の言うとおり動かされていては，およそ患者の意思を尊重した倫理的な対応をしているとは言い難い．

しかし，同時に家族の意向を無視するべきではなく，またそれは不可能であるだろう．介護の負担などに対する家族の了解も必要となってくる[6]．

臨床倫理の検討を進めていく上で家族について留意すべきことを以下に挙げる．

1）利害関係者としての家族

家族は相互に支え合う存在とも言えるが，時に，介護の負担や年金の受給などを巡り患者と利益相反の関係にあることがある．家族の心情に対する配慮は当然のことであるが，同時に患者を含めた利害関係にも目を向けておく必要はあるだろう．また，家族単位だけで閉じて考えるのではなく，利用可能な社会的資源への配慮も必要である．

2）家族に患者の代理は可能か？

事例のように患者自身が意思表示できない場合，家族の AHN 中断の意思表示をどのように考えるべきだろうか．

例えば米国では，1976 年に遷延性植物状態に陥った女性（カレン・クインラン Karen Quinlan）の人工呼吸器中止の権限を巡って裁判となったクインラン判決が知られている．クインランの父親が後見と人工呼吸器中止の権限を求めて裁判を起こし，その結果ニュージャージー州最高裁は治療拒否権をプライバシー権として後見人と家族に認めた．また，1990 年には，同じく遷延性植物状態に陥った女性（ナンシー・クルーザン Nancy Cruzan）の場合も，両親が人工栄養の中止を求めて裁判を起こした．しかし，クルーザン判決の場合は，QOL や回復の見込みがないことのほかに，家族や医療スタッフ全員の合意と，患者の生前の意向を明らかに証明するものが必要として，両親の要求を退けている（友人のうちクルーザンの生前の意思を思い出したということで経管栄養の中止は認められた）．立法としては，1980 年代以降各州で事前指示がない場合の家族の代諾権を規定した家族同意法の整備が進んでいる．基本的には，意思表示ができなくなった患者については事前指示に基づく代行判断が考慮され，事前指示が不明確であったり存在しない場合に最善利益に基づき後見人や家族による代諾が行われる[10]．

一方日本では，米国のように家族による代行判断を求める主だった訴訟も法律もない．2000 年に始まった成年後見制度に医療同意をも含むか否かという議論が展開されたが，現在の解釈では同意権はないとされている[5]．

代行判断の権限の有無，という考えとは異なる動きもある．2012 年に日本老年医学会より提示された「高齢者ケアの意思決定プロセスに関するガイドライン～人工的水分・栄養補給の導入を中心として～」（以下，「日本老年医学会ガイドライン」）では，家族はあくまで患者とは異なる存在であり，利害の対立も十分に起こり得ることに注意を向けつつ，重要な利害関係者として意思決定プロセスに関与する必要性を明記している．また，家族といえども一枚岩ではなく，「当事者性の程度」によってプロセスへの関与について考慮する必要性についても言

及している.

家族は患者をよく知るものとして重要な存在であり，また患者の選ぶ，また選ばれるその後の処置の結果に影響を受ける利害関係者であり，臨床倫理の検討においては不可欠な存在である．しかし，だからと言って，患者の意思表示が困難な場合に，自動的に家族に患者の代理が認められるという訳ではない．

(2) 事例をもとにした検討のポイント

冒頭に提示した事例について，「2ステップアプローチ」を参考に，目を向けておくべきポイントを列挙してみよう．

a.「2ステップアプローチ」について（表Ⅱ-3-2）

これまでに述べてきた臨床倫理のアプローチと基本的には変わりはない．関連する事実と関係者の意向を明らかにし（プロセス），その上で見えてきた倫理的な問題について検討し決断する（実質的判断）．

倫理的な問題について検討する過程で，「倫理的対立点を明確にした上で広く賛否両論を探る」「普遍性チェックをする（判断するものが，患者自身，患者の

表Ⅱ-3-2.　「2ステップアプローチ」概略

前提：参加者確認
1：問題提起 　診療方針・行為に関して，誰がどのような問題を感じ訴えているかを明確にする
2：事実を整理する 　医学的事実，患者の心理社会的状況および意思決定能力を明確にして整理する
3：関係者の見解と意向，その理由を明確にする
4：倫理的問題を検討する 　関係者間の対立・葛藤を倫理的観点から明確にし，同様の問題について今までに行われているさまざまな議論を理解する
5：患者に対する医療行為の目標・方針を選択 　何が患者の最善の利益になるのかを検討する 　最終的な意思決定者を決定する 　関係者が共感的に話し合い，普遍的観点から診療行為の原則的方向性を決定する 　選択された行為の倫理的正当性を誰に対しても示せるようにする
6：実行 　社会的状況を勘案した上で，選択された診療行為を実施する
7：反省 　行われた行為の妥当性を反省し，問題の再発を予防するよう努める

（文献11，12）より）

家族，あるいは受け持ちの医療者の立場に成り代わっても判断に変更がないこと）」「最終的な意思決定者を決める」，そして，倫理的方向性を定めた上で現実に実現可能か見極めた上で行為の方針を決める，という点を特徴としている．

b. 事例について（アプローチ「7：反省」は省略）

1）参加者確認

患者本人は認知症のため意思表示ができない．医療ケアチームとしては医師をはじめ，看護師や介護士，またケアマネジャーなど，家族は介護をしている長女夫婦が想定される．

2）問題提起

問題となっているのは，長女夫婦によるAHN中断の提案である．

3）事実を整理する

医学的状況としては，認知症の進行，QOLの低下などが挙げられ，このまま胃瘻栄養を持続したとしてその向上は望めないものと思われる．この状態での胃瘻栄養の中断は，仮に他の皮下注射などのAHNに移行したとしても，程なく死に至ることを意味するだろう．

心理社会的状況としては，患者の心理的状況は推し量れないが，社会的状況としては家族の介護の負担が挙げられる．この点については，今一度，社会的資源の活用の可能性についてケアマネジャーなどを交えて検討しておく必要があるだろう．

4）関係者の見解と選好（意向），その理由を明確にする

患者は，現在意思表示をすることは困難であるが，生前の意思や生き方を，家族から聞きだすなどして可能な限り明らかにし，事前指示にあたるようなものがあったか否か，患者の意思の推定の材料を見つけだせるよう努める必要があるだろう．

また，胃瘻栄養の中断を提案してきた長女夫婦の見解とその理由を明確にし，医療ケアチームを含めて共有する必要がある．その際，現在の家族の介護負担をより軽減できる可能性があれば，そういった選択肢について明確にし，共有することが求められる．また介護を負担する利害関係者としての見解と，あくまで患者本人の利益を考えての見解とを区別しておく必要がある．ただし，必ずしも介護を負担する家族としての見解を否定するものではない．

そして，以上のような家族の見解もふまえつつ，医療ケアチームのそれぞれの立場からの見解とその理由も明確にし，かつ共有される必要がある．

5）倫理的問題を検討する

家族からの申し出により死に至るAHN中断をしてよいか否かということが問

題となる．しかし，問題の本質は誰が申し出たかということよりも，むしろ胃瘻などの AHN により QOL の向上や維持などが望めない認知症の進行した高齢者にとって，AHN を継続するべきか，場合によっては中断する方が望ましいか否か，ということであるだろう．

この点を巡っては，年齢や状態に関わりなく生命を維持すること自体に価値があるとする考えや，QOL の維持や向上が望めず本人に益とはなっていないと判断される場合は中止する方が望ましいという意見もある．

家族の介護負担についても，家族の都合で AHN の是非が決まるべきではないとする立場もあれば，介護負担により介護者の心が患者から離れるのも不幸なことではないか[13]といった考えもある．

6）患者に対する医療行為の目標・方針を選択

関係者各自の立場から，患者の最善の利益は何かということを巡ってなるべく合意に至るよう話し合いが続けられる．意見が異なる場合は，どういった点で相違しているのか，整理しつつなるべく異なる者同士が納得できる方針を探るよう努める必要がある．その場合，日本老年医学会ガイドラインにあるように「当事者性の程度」なども勘案しながら，患者の最善の利益をもとに選択する必要が出てくるかもしれない．

意見が異なる中で選択された場合はもちろん，合意に達した場合も，改めて選択された方針が「普遍性チェック」に耐え得るか，最終的な意思決定者は誰であるか，倫理的妥当性の再検討に耐え，誰に対してもその妥当性を明示でき得るものか，検証する必要がある．

7）実　行

家族の提案通り，AHN の中断という方針が選択されたとして，現在の日本ではその選択の法的な裏づけはない．しかし，ガイドラインの存在やガイドラインに対する法律家の賛同など，ある程度社会的な理解が得られつつあると言えるだろう．また，意思決定プロセスの記録をとり，必要な場合は家族など関係者が署名をし，保管することが望まれる．

(3) 改めて臨床倫理の要点とは

臨床倫理のアプローチは前述したように複数あるが，いずれのアプローチにもある程度共通するところはあり，これまでその共通点を主に紹介した．

なかでも要となるのは，「複数の異なる視点で考え，決める」ということであるだろう．臨床倫理という試みが誕生するもととなった生命倫理 bioethics とい

うムーブメント自体，医療者あるいは研究者だけの閉じた世界ではなく，患者はもちろんのこと社会といった外部の声を取り入れる必要性が訴えられ，認識されたことによって生まれたと言っていい．

「世界は複数の観点が存在するときに限って出現する」[14] という．臨床倫理は，患者をはじめとする複数の関係者が集まることによってようやく現れた世界について，そのより望ましいあり方を同じく複数の関係者の対話によって追求する営みである．非常に手間のかかるこういった過程を経てこそ，惰性（ルーチン）でも，単なる力の強さに服従しただけでもない，倫理的な応答が可能となるだろう．

文献

1) 浅井篤：臨床倫理 - 基礎と実践．シリーズ生命倫理学　臨床倫理, 浅井篤ほか責任編集, p.7, 丸善出版, 2012.
2) A. R. Jonsen, M. Siegler, W. J. Winslade（赤林朗ほか監訳），et al.：臨床倫理学　第5版．p.1, 新興医学出版社, 2006.
3) T. L. Beauchamp, J. F. Childress：Principles of Biomedical Ethics 7th. pp.101-301, Oxford University Press, 2012.
4) 清水哲郎：臨床倫理の考え方と検討の実際．pp.23-28, 臨床倫理検討システム開発プロジェクト, 2009.
5) 箕岡真子，藤島一郎，稲葉一人：摂食嚥下障害の倫理．p.61, ワールドプランニング, 2014.
6) 日本老年医学会：高齢者ケアの意思決定プロセスに関するガイドライン　人工的水分・栄養補給の導入を中心として．2012.
7) A. R. Jonsen, M. Siegler, W. J. Winslade（赤林朗ほか監訳），et al.：臨床倫理学　第5版．p.13, 新興医学出版社, 2006.
8) 臨床倫理検討システム開発プロジェクト　http://www.l.u-tokyo.ac.jp/dls/cleth/r&d.html
9) 浅井篤：臨床倫理 - 基礎と実践．シリーズ生命倫理学　臨床倫理, 浅井篤ほか責任編集, pp.13-15, 丸善出版, 2012.
10) 會澤久仁子：家族と代行判断．シリーズ生命倫理学　臨床倫理, 浅井篤ほか責任編集, p.150, 丸善出版, 2012.
11) 浅井篤：臨床倫理 - 基礎と実践．シリーズ生命倫理学　臨床倫理, 浅井篤ほか責任編集, p.14, 丸善出版, 2012.
12) 浅井篤：緩和ケアに関連する倫理的問題．心不全の緩和ケア, 大石醒悟ほか編, p.219, 南山堂, 2014.
13) 橋本肇：高齢者医療の倫理．p.97, 中央法規, 2000.
14) H. アーレント：政治の約束．p.206, 筑摩書房, 2008.

〔浅井篤・大北全俊〕

Part Ⅲ

在宅でよくみる各種疾患の栄養管理

サルコペニア

(1) サルコペニアとは

サルコは筋肉，ペニアは減少や喪失を意味するギリシャ語である．当初は加齢による筋肉量減少のみをサルコペニアと呼んでいたが，2010 年に European Working Group on Sarcopenia in Older People (EWGSOP) は「サルコペニアは身体的な障害や生活の質の低下および死などの有害な転帰のリスクを伴うものであり，進行性および全身性の骨格筋量および骨格筋力の低下を特徴とする症候群である」と定義した[1]．現在では，筋肉量減少のみの場合はサルコペニアと判断しないで，筋肉量減少に筋力低下もしくは身体機能低下を伴う場合にサルコペニアと判断するようになった．つまり，サルコペニア＝筋肉量減少ではない．

EWGSOP の定義のように，サルコペニアは ADL や QOL の低下，死亡のリスクとなる．四肢体幹の筋肉に認めれば寝たきり，嚥下関連筋に認めれば嚥下障害，呼吸筋に認めれば呼吸障害となり得る．そのため，在宅でもサルコペニアの評価と対応は重要である．

(2) サルコペニアの原因

サルコペニアの原因が加齢のみの場合を原発性サルコペニア，その他の原因（活動，栄養，疾患）の場合を二次性サルコペニアと分類する（**表Ⅲ-1-1**）[1]．成人低栄養の原因である飢餓，侵襲，悪液質は，全て二次性サルコペニアの原因である．そのため，低栄養では二次性サルコペニアを認めることが多い．

a. 加 齢

加齢によるサルコペニアには，栄養，身体活動，ホルモン，炎症，インスリン抵抗性など多くの要因の関与が考えられている．加齢と共にテストステロン，エストロゲン，成長ホルモンといった同化促進ホルモンの血中濃度が低下し，炎症性サイトカインである tumor necrosis factor-α の産生が増加する．

b. 活 動

活動によるサルコペニアは，不活動，安静臥床，無重力などが原因で生じる廃用性筋萎縮である．つまり，廃用症候群の一部と言える．廃用症候群の高齢入院患者の 88% に低栄養を認めるため[2]，廃用症候群では栄養評価が必要である．

表Ⅲ-1-1. サルコペニアの原因

原発性サルコペニア	加齢の影響のみで，活動・栄養・疾患の影響はない		
二次性サルコペニア	活動によるサルコペニア：廃用性筋萎縮，無重力		
	栄養によるサルコペニア：飢餓，エネルギー摂取量不足		
	疾患によるサルコペニア	侵襲：急性疾患・炎症（手術，外傷，熱傷，急性感染症など）
		悪液質：慢性疾患・炎症（癌，慢性感染症，膠原病，慢性心不全，慢性腎不全，慢性呼吸不全，慢性肝不全など）
		原疾患：筋萎縮性側索硬化症，多発性筋炎，甲状腺機能亢進症など

c. 栄 養

栄養によるサルコペニアは飢餓である．飢餓とは，エネルギーや蛋白質の摂取量が不足する状態が持続して低栄養になっていることである．飢餓では体重減少によって，基礎エネルギー消費量と活動時のエネルギー消費量が低下する．

d. 侵 襲

侵襲とは，生体の内部環境の恒常性を乱す可能性がある刺激である．具体的には手術，外傷，骨折，急性感染症，熱傷など急性の炎症である．侵襲下の代謝変化は，傷害期，異化期，同化期の三つの時期に分類される．傷害期では一時的に代謝が低下する．異化期では筋肉の蛋白質の分解が著明で，高度の侵襲では1日1 kgの筋肉量が減少する．同化期では筋肉と脂肪の量を増やすことができる．CRP3 mg/dL以下であれば同化期と判断する目安がある．在宅では侵襲を認めなくても，以前の入院時における侵襲の影響で低栄養を認めることは少なくない．

e. 悪液質

悪液質とは，「併存疾患に関連する複雑な代謝症候群で，筋肉の喪失が特徴である．脂肪は喪失することもしないこともある．顕著な臨床的特徴は成人の体重減少（水分管理除く），小児の成長障害（内分泌疾患除く）である．食欲不振，炎症，インスリン抵抗性，筋蛋白崩壊の増加がよく関連している．飢餓，加齢に伴う筋肉喪失，うつ病，吸収障害，甲状腺機能亢進症とは異なる」[3]．悪液質の原因疾患には，癌だけでなく，慢性感染症（結核，エイズなど），膠原病（関節リウマチなど），慢性心不全，慢性腎不全，慢性呼吸不全，慢性肝不全，炎症性腸疾患などがある．これらの疾患を合併した患者に低栄養を認める場合，悪液質を疑う．悪液質の診断基準を**表Ⅲ-1-2**に示す[3]．悪液質では慢性炎症を認めるた

め，CRP0.3 〜 0.5 mg/dL 以上のことが多い．癌の場合には，前悪液質，悪液質，不応性（不可逆的）悪液質と段階別の診断基準がある（**表Ⅲ-1-3**）[4]．

f. 原疾患

多発性筋炎・皮膚筋炎，筋萎縮性側索硬化症，筋ジストロフィー，重症筋無力症などの神経筋疾患や甲状腺機能亢進症などが原因である．原疾患によるサルコペニアに，加齢，活動，栄養，侵襲，悪液質によるサルコペニアを合併する可能性があることに留意する．

（3）サルコペニアの診断基準

EWGSOP のサルコペニアの診断基準は，筋肉量減少（例：若年の2標準偏差以下）を認め，筋力低下（握力：男性 30 kg 未満，女性 20 kg 未満）もしくは身体機能低下（歩行速度 0.8 m/ 秒未満）を認めた場合である[1]．サルコペニアの重症度分類は，筋肉量減少のみの場合を前サルコペニア，筋肉量減少，筋力低下，

表Ⅲ-1-2．悪液質の診断基準

以下の2つは必要条件 ・悪液質の原因疾患の存在 ・12 か月で 5％以上の体重減少（もしくは BMI20 未満）
その上で以下の5つのうち3つ以上に該当 　①筋力低下 　②疲労 　③食欲不振 　④除脂肪指数（筋肉量）の低下 　⑤検査値異常（CRP>0.5 mg/dL，Hb<12.0 g/dL，Alb<3.2 g/dL）

表Ⅲ-1-3．癌の前悪液質・悪液質・不応性悪液質の診断基準

前悪液質	6 か月で 5％未満の体重減少 食欲不振や代謝変化を認めることがある
悪液質	6 か月で 5％以上の体重減少 （BMI20 未満かサルコペニアの時は 2％以上の体重減少） 食事量減少や全身炎症を認めることが多い
不応性（不可逆的）悪液質	以下の6項目全てに該当 　①悪液質の診断基準に該当 　②生命予後が 3 か月未満 　③ Performance status が 3 か 4 　④抗癌治療の効果がない 　⑤異化が進んでいる 　⑥人工的栄養サポートの適応がない

身体機能低下を全て認める場合を重症サルコペニアとしている．この診断基準の場合，高齢者の1〜33％にサルコペニアを認める[5]．

Asian working group for sarcopenia（AWGS）のサルコペニアの診断基準は，筋力低下（握力：男性26 kg未満，女性18 kg未満）もしくは身体機能低下（歩行速度0.8 m/秒未満）を認め，筋肉量減少も認めた場合である[6]．筋肉量の前に筋力と身体機能を評価して，両方とも正常であれば筋肉量を評価しなくてもサルコペニアではないと診断する．AWGSの筋肉量減少のカットオフ値は，四肢骨格筋量（kg）÷身長（m）÷身長（m）で計算した数値が二重エネルギーX線吸収測定法 dual-energy X-ray absorptiometry（DXA）で男性 $7.0\ kg/m^2$，女性 $5.4\ kg/m^2$，BIA（生体インピーダンス法）で男性 $7.0\ kg/m^2$，女性 $5.7\ kg/m^2$ である[6]．

在宅では検査機器を用いて筋肉量を評価することは難しいことが多い．この場合，下方らが作成した日本人高齢者のサルコペニア簡易基準案[7]にあるBMI $18.5\ kg/m^2$ 未満もしくは下腿周囲長30 cm未満を筋肉量減少の目安とする．これより握力計，ストップウォッチ，体重計，メジャーがあれば，在宅でサルコペニアの有無を診断できる．

(4) 原発性サルコペニアの治療と栄養管理

a. カロリーリストリクション

カロリーリストリクションにサルコペニア予防効果があることは，アカゲザルで検証されているが，ヒトでの明確なエビデンスは存在していない．カロリーリストリクションによるカロリー摂取は，1日摂取カロリー＝体重×0.4単位（1単位＝80 kcal）が一つの目安である．例えば体重50 kgであれば，50×0.4×80＝1600 kcalに1日摂取カロリーを制限する．

低栄養を合併しているサルコペニアの場合，カロリーリストリクションによって低栄養とサルコペニアが悪化するため，カロリーリストリクションは禁忌である．一方，肥満を合併しているサルコペニア肥満の場合，筋肉量をなるべく保ちながら減量するためにカロリーリストリクションの適応となる．筋肉量をより維持するためには，カロリーリストリクションにレジスタンストレーニング，有酸素運動，高蛋白食を併用することが重要である．

b. 蛋白質・分岐鎖アミノ酸

高齢者では，蛋白質摂取量が少ないと筋肉量減少を認めやすい．コクランレビューでは，高齢者に対するエネルギー蛋白質補給で，体重が2.2％（95％信頼

区間：1.8〜2.5）増加し，低栄養の高齢者では死亡率が減少した（相対リスク0.79, 95％信頼区間：0.64〜0.97）[4]．しかし，機能改善や入院期間の短縮は認めなかった[8]．サルコペニアの高齢者に対する栄養補給の系統的レビューでは，高齢者の筋肉量と筋力を改善させた[9]．

　血中の分岐鎖アミノ酸 branched-chain amino acids（BCAA：バリン，ロイシン，イソロイシン）濃度が高いと，骨格筋蛋白質の刺激効果も高くなる．また，糖質を蛋白質と同時に摂取すると，摂取した蛋白質の利用効率が高まり，筋蛋白質合成を高める．レジスタンストレーニング終了後30分以内に，蛋白質10 g, BCAA 2 g 以上で，ロイシン単独ではなく多種類の必須アミノ酸を摂取することが望ましい．

c. ビタミンD

　ビタミンD欠乏症はサルコペニアの原因の一つであり，ビタミンD投与で改善する．ビタミンD血中濃度と筋肉量に関連を認めるという報告はある．主に地域在住の女性高齢者を対象としたビタミンD投与の系統的レビューでは，ビタミンD投与と身体機能の関係は賛否両論であった[10]．ビタミンD投与による筋力増強効果をみた17論文のランダム化比較試験のメタ解析では，血中25(OH)D濃度が25 nmol/L以上の場合，筋力増強は認めなかった[11]．一方，血中25(OH)D濃度が25 nmol/L未満であった2論文では，ビタミンD投与で股関節筋力が増強した[7]．

d. 魚油

　魚油に含まれるn3系多価不飽和脂肪酸（EPA, DHA）には抗炎症作用があり，サルコペニアに有用な可能性がある．高齢女性で筋力増強訓練に魚油を併用すると，筋力増強訓練単独より筋力と身体機能がより改善したという報告はある．しかし，魚油投与でサルコペニアが改善するかどうかのエビデンスは不十分である．

e. レジスタンストレーニング

　レジスタンストレーニングは，サルコペニアの予防と治療に有効である．レジスタンストレーニングの内容は，負荷強度が最大負荷量（1RM）の80％以上，セット数が2〜3セット，回数が1セットにつき8〜12回，頻度が週3回，期間が3か月以上の内容が推奨される．しかし，最大負荷量（1RM）の80％未満の負荷強度でも有用な可能性がある．レジスタンストレーニングは筋肉量だけでなく，筋力および身体機能も改善させる．レジスタンストレーニング単独より，レジスタンストレーニングと蛋白質・アミノ酸補給併用が，原発性サルコペニアの予防と治療に最も効果的である．

f. 有酸素運動

　有酸素運動には，抗炎症作用，インスリン抵抗性の改善，骨格筋のミトコンドリア増加といった効果がある．そのため，有酸素運動もサルコペニア予防に有用な可能性がある．サルコペニア肥満の場合には，肥満改善の意味で有酸素運動が重要である．

(5) 二次性サルコペニアの治療とリハビリテーション栄養管理

a. リハビリテーション栄養とは

　二次性サルコペニアの場合，サルコペニアの原因にあわせた介入が必要であり，リハビリテーション（以下，リハ）栄養の考え方が有用である．リハ栄養とは，栄養状態も含めて国際生活機能分類 International Classification of Functioning, Disability and Health（ICF）で評価を行った上で，障害者や高齢者の機能，活動，参加を最大限発揮できるような栄養管理を行うことである[12]．

　リハ栄養管理の主な内容は，低栄養や不適切な栄養管理下におけるリハのリスク管理，リハの時間と負荷が増加した状況での適切な栄養管理，筋力・持久力などのさらなる改善の三つである．

　リハ栄養評価のポイントは**表Ⅲ-1-4**の五つである．今後の栄養状態は，栄養も含めた全身状態と栄養管理の内容によって，改善，維持，悪化のいずれかと予測する．今後の栄養状態が飢餓，侵襲異化期，不応性悪液質のために悪化と予測される場合，サルコペニアも悪化する可能性が高い．この状況で筋肉量増強目的のレジスタンストレーニングを行うと，却ってサルコペニアが悪化するので禁忌である．

表Ⅲ-1-4．リハビリテーション栄養評価のポイント

項　目	内　容
栄養障害	栄養障害を認めるか評価する．何が原因か評価する
サルコペニア	サルコペニア（広義）を認めるか評価する．何が原因か評価する
嚥下障害	摂食嚥下障害を認めるか評価する
予後予測	現在の栄養管理は適切か，今後の栄養状態はどうなりそうか判断する
訓練内容判断	機能改善を目標としたリハを実施できる栄養状態か評価する

b. 活動による二次性サルコペニアの治療

　安静臥床によって筋肉量は1日約0.5％減少し，筋肉量は0.3〜4.2％減少する．そのため，不要な安静を避けて，四肢体幹の筋肉量を低下させないことが重要で

ある．リハで早期離床と身体活動を行い，廃用性筋萎縮をできる限り予防する．安静臥床の時に蛋白質の摂取量を増やすことで，廃用性筋萎縮を軽減できる可能性がある．

c. 栄養による二次性サルコペニアの治療

飢餓の改善を目指す場合，1日エネルギー必要量＝1日エネルギー消費量＋エネルギー蓄積量（1日200〜750 kcal）とする．計算上はエネルギーバランスを7000 kcalプラスにすることで体重が約1 kg増加する．そのため，エネルギー蓄積量を200 kcalとしたら35日，500 kcalとしたら14日で体重が1 kg増加する計算となる．ただし，実際にはこの通りに増加しないことが多い．これは体重増加に伴ってエネルギー消費量も増加するためである．

飢餓の時はサルコペニア改善目的のレジスタンストレーニングは禁忌である．しかし，安静臥床も禁忌である．1日エネルギー消費量の80％程度のエネルギー投与量で2週間，安静臥床群と非安静臥床群（日中は立位，病棟内歩行可能，10分間のエルゴメーターを1日3回実施）で除脂肪体重の変化を比較検討した研究がある[13]．2週間の除脂肪体重の減少は，安静臥床群1.1±0.1 kg，非安静群0.3±0.3 kgであり，エネルギー摂取量不足時の安静臥床は骨格筋分解を加速させた．そのため飢餓でも安静臥床や過度の日常生活活動制限を避けることが重要である．

d. 侵襲による二次性サルコペニアの治療

異化期の1日エネルギー投与量は，筋肉の分解によって生じる内因性エネルギーを考慮して15〜30 kcal/kgを目安とする．一方，同化期では推定エネルギー必要量＝エネルギー消費量＋エネルギー蓄積量（200〜750 kcal）とする．異化期のリハでは，飢餓の時と同様にサルコペニア改善目的のレジスタンストレーニングと安静臥床は禁忌である．同化期のリハではサルコペニアの改善を目標に，栄養改善を目指した栄養管理とレジスタンストレーニングを同時に行う．

e. 悪液質による二次性サルコペニアの治療

悪液質の場合，栄養療法，運動療法，薬物療法を含めた包括的な対応を行う．前悪液質，悪液質の場合には，1日エネルギー必要量＝エネルギー消費量＋エネルギー蓄積量とする．また，高蛋白食（1.5 g/kg/日）やn-3脂肪酸（エイコサペンタエン酸2〜3 g/日）を検討する．運動には慢性炎症を改善させる抗炎症作用を認める可能性があるため，レジスタンストレーニングや有酸素運動を実施する．食欲を増進させるホルモンであるグレリンの分泌を促す六君子湯（7.5 g/日）の投与を検討する．

不応性悪液質の場合，栄養改善は困難であり，過度な栄養・水分投与は浮腫，

喘鳴，呼吸困難の原因となりQOLを低下させる．そのため，エネルギー必要量は200〜600 kcal，水分量は500〜1000 mLを目安とする．

f．原疾患による二次性サルコペニアの治療

原疾患によるサルコペニアの場合，神経筋疾患の進行による筋肉量・筋力低下はやむをえないことが多い．しかし，飢餓と廃用によるサルコペニアの予防と治療は可能である．

(6) サルコペニアの摂食嚥下障害

摂食嚥下は多くの筋肉によって行われており，嚥下に関連した筋肉にサルコペニアを認めると，サルコペニアの摂食嚥下障害を生じることがある．例えば誤嚥性肺炎は高齢者に多く，急性炎症による侵襲を認めるため，全身や嚥下に関連した筋肉のサルコペニアが進行しやすい．誤嚥性肺炎で入院すると「とりあえず安静」「とりあえず禁食」とされることが多く，廃用によるサルコペニアを合併する．さらに「とりあえず維持液」の末梢静脈栄養が行われると，飢餓によるサルコペニアも合併する．つまり，誤嚥性肺炎ではサルコペニアの四つの原因全てを合併しやすい（**図Ⅲ-1-1**）[14]．その結果，誤嚥性肺炎の前は老人性嚥下機能低下である老嚥presbyphagiaや軽度の摂食嚥下障害で3食経口摂取が可能であったにもかかわらず，誤嚥性肺炎の治癒後には重度の摂食嚥下障害となることがある．

サルコペニアの摂食嚥下障害の主な原因は，廃用，飢餓，侵襲といった二次性

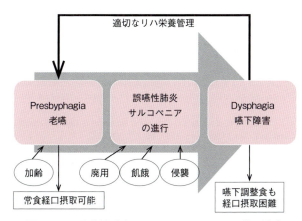

図Ⅲ-1-1．誤嚥性肺炎・サルコペニアによる嚥下障害

(若林秀隆,藤本篤士：サルコペニアの摂食・嚥下障害　リハビリテーション栄養の可能性と実践　第1版．p.127, 医歯薬出版，2012より)

サルコペニアである.このうち飢餓と侵襲は低栄養である.サルコペニアや栄養状態の改善には時間を要する.そのため,重度のサルコペニアの摂食嚥下障害の場合,急性期病院で経管栄養から経口摂取のみに移行することは困難なことが少なくない.在宅で栄養改善を目指した栄養管理を継続しながら摂食嚥下リハを行うことで,経口摂取のみに移行できることがある.そのため,在宅でサルコペニアの有無と原因を評価することが重要である.

文 献

1) Cruz-Jentoft AJ, Baeyens JP, Bauer JM, et al.：Sarcopenia：European consensus on definition and diagnosis：Report of the European Working Group on Sarcopenia in Older People. Age Ageing.2010；39（4）：412-423.
2) Wakabayashi H, Sashika H：Malnutrition is associated with poor rehabilitation outcome in elderly inpatients with hospital-associated deconditioning a prospective cohort study. J Rehabil Med. 2014；46（3）：277-282.
3) Evans WJ, Morley JE, Argilés J, et al.：Cachexia：a new definition. Clin Nutr. 2008；27(6)：793-799.
4) Fearon K, Strasser F, Anker SD, et al.：Definition and classification of cancer cachexia：an international consensus. Lancet Oncol. 2011；12（5）：489-495.
5) Cruz-Jentoft AJ, Landi F, Schneider SM, et al.：Prevalence of and interventions for sarcopenia in ageing adults：a systematic review. Report of the International Sarcopenia Initiative（EWGSOP and IWGS）. Age Ageing. 2014；43（6）：748-759.
6) Chen LK, Liu LK, Woo J, et al.：Sarcopenia in Asia：consensus report of the Asian Working Group for Sarcopenia. J Am Med Dir Assoc. 2014；15（2）：95-101.
7) 下方浩史, 安藤富士子：サルコペニア―研究の現状と未来への展望―1. 日常生活機能と骨格筋量,筋力との関連. 日老医誌. 2010；49（2）：195-198.
8) Milne AC, Potter J, Vivanti A, et al.：Protein and energy supplementation in elderly people at risk from malnutrition. Cochrane Database Syst Rev. 2009；15（2）：CD003288.
9) Malafarina V, Uriz-Otano F, Iniesta R, et al.：Effectiveness of nutritional supplementation on muscle mass in treatment of sarcopenia in old age：a systematic review. J Am Med Dir Assoc. 2013；14(1)：10-17.
10) Annweiler C, Schott AM, Berrut G, et al.：Vitamin D-related changes in physical performance：a systematic review. J Nutr Health Aging. 2009；13（10）：893-898.
11) Stockton KA, Mengersen K, Paratz JD, et al.：Effect of vitamin D supplementation on muscle strength：a systematic review and meta-analysis. Osteoporos Int. 2011；22（3）：859-871.
12) Wakabayashi H, Sakuma K：Rehabilitation nutrition for sarcopenia with disability：a combination of both rehabilitation and nutrition care management. J Cachexia Sarcopenia Muscle. 2014；5（4）：269-277.
13) Biolo G, Ciocchi B, Stulle M, et al.：Calorie restriction accelerates the catabolism of lean body mass during 2 wk of bed rest. Am J Clin Nutr. 2007；86（2）：366-372.
14) 若林秀隆, 藤本篤士：サルコペニアの摂食・嚥下障害リハビリテーション栄養の可能性と実践 第1版. p.127, 医歯薬出版, 2012.

〔若林　秀隆〕

2 chapter 褥瘡の栄養管理

(1) 褥瘡の特徴：深部で組織損傷がより強い

 「褥瘡」は「床ずれ」とも呼ばれ，寝たきりで栄養状態の悪い人に発生することが多い．褥瘡の発生は，骨の飛び出した部位に体重がかかり，骨と体表にはさまれた軟部組織（皮膚・皮下脂肪・筋膜・筋肉・骨膜）が，圧迫による血流障害（虚血）によって壊死することによる．つまり長時間の持続的圧迫が原因である．

 骨突出部では圧の強さは体表よりも深部の骨に近い部分で，より高くなっている[1]．皮膚に皮内出血などの変化がみられる場合には，皮下脂肪組織や筋肉組織では，より組織障害が進んでいる可能性がある．つまり，褥瘡発症早期の状態は，図Ⅲ-2-1 のようになっていると想像することが大切である．例えば褥瘡発生部位をつまんでみて，硬結を触れる場合がこれにあたる．褥瘡発症早期には，皮下組織が壊死していても，皮膚はまだ生き残っている可能性が高く，直ちに体圧分散とスキンケアを始めることが大切である．さらに褥瘡の発症と進行時に，栄養状態は悪化していることが多い．

(2) 創傷治癒における栄養改善の意義

a. 栄養危険状態と創傷治癒

 われわれは食事で栄養を摂っているが，生きていくためには基礎代謝が必要である．基礎代謝は，われわれであれば 1700 kcal 程度かもしれないがあまり動か

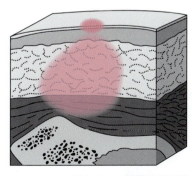

褥瘡発症早期の皮膚に皮内出血程度の状態であっても,すでに皮下ではより広範囲に壊死が進行していると考えられる．

図Ⅲ-2-1．褥瘡発症早期の状態

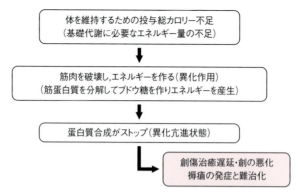

図Ⅲ-2-2. 投与カロリー低下による褥瘡発症と難治化のメカニズム

ない高齢者では 900 kcal 程度まで減っているかもしれない．しかし，500 kcal 程度しか食事を摂らなければ，基礎代謝もまかなえない．このような時，生きていくために体の組織を壊してエネルギーを作るが，これを異化作用と呼ぶ．

　基礎代謝の１番の消費組織は筋肉と言われており，基礎代謝の 40% 程度を消費する．栄養摂取不良状態では，体は筋肉を壊して基礎代謝を減らすと共に，壊した筋肉からブドウ糖を作って生きていく．食事量の少ない状態が数日以上続くと，体の蛋白質は次々と壊されるが，これを異化亢進状態と呼ぶ．異化亢進状態では蛋白の合成（同化）はほとんど行われなくなる（**図Ⅲ-2-2**）．

　創傷治癒は創面で肉芽組織や皮膚などを作ること，つまり蛋白合成を行うことである．しかし，栄養状態悪化による異化亢進状態下では蛋白合成力は低下しており，体圧分散や皮膚保護をいくら行っても，褥瘡早期の障害した皮下組織や筋肉組織は修復されず，褥瘡は発症し悪化していく．

　高齢者の栄養危険基準には，色々あるが，在宅での簡略化した基準として，筆者は以下を用いている．
　1) １日摂取カロリーが，900 kcal 以下 [2)]
　2) 食事内の水分を含めた１日の摂取水分量が，1000 mL 以下
　3) １日の蛋白質摂取量が，35 g 以下
以上の三つの基準の一つでもあれば，危険状態と考え，栄養介入をしている．

b．糖尿病と創傷治癒

　糖尿病は，身体にインスリンが足りなくなる病態である．身体の全ての細胞はブドウ糖をエネルギー源にしている．ブドウ糖は血液で各組織の近くまで運ばれるが，細胞の中への取り込みにはインスリンが必要である．

図Ⅲ-2-3. コントロール不良糖尿病と褥瘡発症

糖尿病状態においてはブドウ糖が細胞内へ入らないため、細胞は飢餓状態になる。そのため蛋白質の分解が亢進して筋肉は痩せ細り、創傷部では蛋白質合成が低下する。その結果、新生肉芽は分解され、創傷は悪化に向かう（図Ⅲ-2-3）。

褥瘡の予防と治療において、糖尿病のコントロールは必須事項である。

c. 創傷治癒とその他の栄養素

創傷治癒にとって、摂取カロリー量と蛋白質量は最も重要であるが、その他の栄養素としては、亜鉛とビタミンCが挙げられる。

1）亜 鉛

亜鉛は創傷治癒における肉芽組織の合成に欠かせず、補酵素の作用をする。さらに亜鉛欠乏があると皮膚炎や味覚障害・舌炎などを発症し、食欲低下や拒食症とも関係があり、食事量低下による栄養障害も指摘されている。

亜鉛は動物性蛋白質を含む食品に多く含まれており、蛋白質を普通に摂っていれば欠乏は起きにくいようだ。逆に蛋白質摂取不足では亜鉛欠乏も起こっていると考える。

長期間中心静脈栄養や経腸栄養・PEG（経皮内視鏡的胃瘻造設術）などをしている方には亜鉛欠乏が起こりやすいため、1日亜鉛総投与量を計算し、6〜7 mg/日以上になっていることを確認する。

褥瘡など大きな創傷では、創治癒のために亜鉛が大量に消費されるため10〜15 mg/日、さらに亜鉛欠乏がはっきりした場合には40〜80 mg/日という投与量も考えられる。しかし、亜鉛を過量投与すると他の微量元素（例えば銅）の吸

収阻害を起こすため，注意が必要である．亜鉛補給にはブイ・クレス®など様々な栄養補助食品が出ている．

2）ビタミンC

ビタミン類は身体の補酵素だが，なかでも創傷にとって重要なものとしてビタミンCが挙げられる．ビタミンCは，亜鉛と同じく肉芽組織が作られ創傷が修復していく時，大量に消費される．1日所要量は100 mgとされているが，褥瘡の治療中などでは500 mg/日程度の摂取が勧められる．

ビタミンCは人体では合成できず，また水溶性であるためすぐ尿から排泄されるので，数日に1回まとめてではなく毎日摂取することが勧められる．

ビタミンCを多く含む食品としては，緑黄色野菜や果物があり，また芋類にも多く含まれている．しかし，錠剤や顆粒，注射液など，いずれも価格は安く手軽に利用できる．

（3）在宅褥瘡症例と問題点

症例1．誤嚥性肺炎と口腔ケア・嚥下訓練

パーキンソン病と脊髄小脳変性症により寝たきりとなり，在宅でPEGによって栄養投与されている70歳代男性に褥瘡が発症した．褥瘡は仙骨部に10 cm程度の一部皮下組織に至るも，ほとんどが真皮層までのものであった．医師と看護師による訪問診療で治療を行い，褥瘡は治癒した．

PEGが主で経口摂取もされていたが，口腔ケアは不良であった．そこで看護師が口腔ケアを指導したが，誤嚥性肺炎にて急性期基幹病院に入院となった．

病院では，肺炎の治療が行われたが，口腔ケアの指導や嚥下評価，嚥下リハビリなどは全く行われず退院となった．入院中に骨膜まで至る感染褥瘡を発症した（図Ⅲ-2-4）．

退院後は訪問診療による褥瘡の治療を開始した．口腔ケアと嚥下リハビリも指導したが，再び誤嚥性肺炎を起こし入院となった．

設備の整った地域基幹病院でなぜ嚥下評価に基づく嚥下訓練が行われないのか疑問に感じた．これらの症例を経験した後，病院へ紹介の折は，「嚥下評価をし，食形態の指導を必ずしてもらうこと」を明確に依頼しないと，やってもらえないことがわかった．

症例2．栄養管理は知識のみではダメ

肺癌末期状態で仙骨部に褥瘡を発症した80歳代女性に往診を依頼された．医師，看護師，管理栄養士で訪問した．比較的元気であり，経口的に食事を摂って

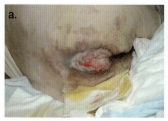
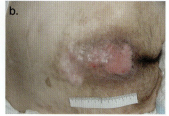
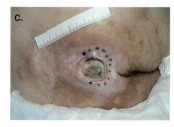

a.の仙骨部の褥瘡は，2か月でb.のように治癒した．しかし肺炎による入院から帰ると，c.のような感染褥瘡となっていた．

図Ⅲ-2-4．症例1

いたため，栄養摂取に関しての評価をせず，局所療法と体圧分散の指示を行った．いったん患者の褥瘡は改善していったが，治療開始6か月後に急に褥瘡は悪化しはじめた（**図Ⅲ-2-5**）．

　肺炎を契機に経口摂取量が減少し，それと共に褥瘡が悪化したと判定した．栄養付加については，医師である筆者が経管栄養剤付加を決め処方した．また局所療法についても患者家族に指導を行った．往診に管理栄養士が同行していたが，私が直ちに栄養付加の指示をしたため，遠慮して栄養に関する意見を言わずに終わってしまった．

　経過は不良で，経口摂取量は低下し脱水・低栄養で浮腫が著明になっていった．全身状態は悪化し，褥瘡は骨髄炎を併発した．

　栄養摂取不良とわかっても，具体的な個別の指示がないと，総論だけでは栄養改善はできない．患者の摂食嚥下能力，口腔内の状況，食事の好みなどの評価をもととした対策なくして，ただ単に栄養剤を処方するだけでは，有効な栄養改善は行えない．

　反省であるが，この場合するりとして口当たりが良く，飲み込みやすくて患者の口にあった味付けが必要であった．このようにおいしく食べさせる専門家が管理栄養士である．せっかく管理栄養士が同行しても，その意見を活かさなければ何の意味もない．この症例の後，管理栄養士に栄養改善を任せるようになっていった．

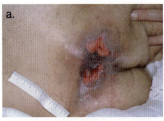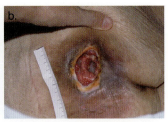

a. の仙骨部褥瘡は,治療によって肉芽が盛り上がり治癒に向かっていた.しかし,肺炎を契機に食事量が減少し,全身状態は悪化してb. のように骨髄炎を発症した.

図Ⅲ-2-5. 症例2

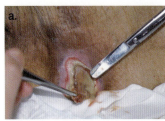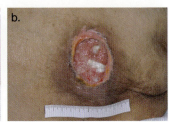

仙骨部の褥瘡はa. のように感染していた.管理栄養士の力を活かして栄養改善に努め,局所療法を適切に行い,高機能なエアマットレスを導入したところ,18日後にはb. のように感染は消退し肉芽が形成された.6か月で治癒した.

図Ⅲ-2-6. 症例3

症例3. 管理栄養士の関与が重要

　90歳代の寝たきりの女性が肺炎から食事量が減少し,仙骨部に感染褥瘡を発症し,往診の依頼を受けた.せん妄状態となっていたが「5分粥の1/3量を1日3回摂取しており,副食や牛乳も摂っている」とのことだった.壊死組織を切開切除し感染褥瘡に対する局所療法を開始した.看護師から適宜連絡してもらい,不安や疑問に答えてもらった.

　栄養に関しては管理栄養士に任せたところ,摂取カロリー量は400 kcal,蛋白質は15～20 gしか摂っていないとの指摘があった.脱水対策として,主治医から毎日500 mLの維持輸液をしてもらうことになった.経口摂取に関しては,管理栄養士が毎日電話で話を聞きながら方法を見つけていくことになった.

　2週間後には経口摂取で1080 kcal,蛋白質36 gが可能となっており,創感染もコントロールされた.この症例は6か月で治癒した(**図Ⅲ-2-6**).

　経口摂取を用いた栄養改善は,管理栄養士が専門家であることがよくわかった症例であった.管理栄養士のいない診療所などでは,行政に所属する管理栄養士

を利用できることがあり，市役所などに問い合わせるとよい．また，各都道府県の栄養士会に問い合わせると，地域の栄養ケア・ステーションにいる管理栄養士を紹介してくれる．あるいは，病院には管理栄養士がいることから，病院を紹介し，予約を取って，病院で本人あるいは家族が栄養指導を受けることができる．まだ数は少ないが，訪問栄養指導をしている病院や診療所もあり，そこへ依頼する方法もある．

症例4．誤嚥性肺炎を繰り返し，PEGで対応した例

70歳代男性で，脳梗塞後遺症にてベッド上での生活が主となり褥瘡を発症した．両大転子部に感染した褥瘡があり，訪問診療による褥瘡治療を開始した．褥瘡発症の原因は，食事摂取時に誤嚥性肺炎を繰り返し，十分な栄養が摂れていないことによると考えられた．口腔ケアと嚥下訓練を指導し，すでに喘鳴と発熱がみられたことから，抗菌薬の投与も行った．

呼吸状態の改善と共に，食事量が増えた．管理栄養士は食形態の工夫を行ったが，再び呼吸状態が悪化し，入院となった．急性期基幹病院では，肺炎の治療と共に栄養改善を行い，在宅へ戻った．しかし，誤嚥性肺炎を繰り返し再入院となった．この間も，褥瘡は改善に向かっていったが，それは以下の栄養改善策によると考えられた．

病院での嚥下評価にて，経口摂取は不能と判定され，家族も納得の上胃瘻が挿入された．ベッド上の同一体位による注入時間短縮を図ると共に，介護負担を減らすため，半固形化したラコール®が用いられた．また，薬剤の投与は基本的に簡易懸濁法が用いられた．

口腔ケアと嚥下訓練の指導も入院中に行われ，また口腔内吸引用器具も使用することになり，使い方の指導も行われた．これらのことで，在宅でも患者の口腔状態は良好に保たれた．病院でここまでやってもらえると在宅は大変助かり，また，誤嚥性肺炎による繰り返す入院も予防できた．

なお，簡易懸濁法とは，昭和大学藤が丘リハビリテーション病院薬剤部倉田なおみ先生が考案された方法で，錠剤やカプセルを1回分まとめて55℃のお湯20 mLに入れて崩壊・懸濁させ，経管投与する方法である．この方法によって薬剤を粉砕して投与する場合と比べ，粉砕による薬剤量の減少がなくなり，直前まで薬剤の確認も可能で，また湿気や光などによる薬剤の変性も防げる．注意点としては，簡易懸濁法に限らないが薬剤の注入後にはチューブ内を適量の水で洗い流すことである．

なお実際に行うにあたっては，フィルムコーティングされた薬剤などがあるた

め，症例ごとに薬剤師との打ち合わせが勧められる．

おわりに

　褥瘡の治療を行うにあたっては，発症原因である体圧やズレ・摩擦の対策が重要である．また，創傷治癒理論に則った局所療法を行うことで難治であった褥瘡も治療可能な創傷となる．しかし，褥瘡の発症の多くには栄養状態の悪化が関与している．「創傷治癒は創面で細胞培養をするがごとし」と言われるように，創面では細胞の増殖，すなわち蛋白質合成が盛んに行われている．蛋白質合成が十分行えるために，栄養改善は褥瘡治療の必須要件である．

　「栄養改善」は言うに易いが，実際に行うのは容易ではない．栄養状態の悪化は短期間で起こるのではなく，長い期間の食習慣が関係する．加えて現疾患の悪化や寝たきりなどになったための食欲の低下，高齢で一人きりなどの環境の要因，合わない義歯などの口腔状態等々，関与する因子は多様である．

　このように多様な原因による栄養状態の悪化に対しては，医師や看護師の知識と技術では対応できない場合が多く，歯科医師，管理栄養士，薬剤師，言語聴覚士，あるいは作業療法士や理学療法士など，状況によって専門職の知識と技術を無理なく組み込んでいく必要がある．このような多職種の関与は病院のように集約的な施設内でも容易ではないが，在宅ではより難しくなる．

　今回は在宅栄養と褥瘡の関係について一部を紹介した．大変難しい課題ばかりであるが，まずはできるところから始めていきたい．特に，在宅であっても病院の機能を利用することで多くの問題が解決につながる可能性がある．

文　献

1) 高橋誠：褥瘡発症の物理的メカニズム．TIME の視点による褥瘡ケア　第1版，大浦武彦，田中マキ子編，pp.126-134, 学習研究社，2004.
2) 佐藤悦子：スリーステップ栄養アセスメント（NA123）のエビデンス．スリーステップ栄養アセスメント（NA123）を用いた在宅高齢者食事ケアガイド　第3版，在宅チーム医療栄養管理研究会　監修，pp.29-36, 第一出版，2014.

〔塚田　邦夫〕

3 chapter 腎臓病・腎不全患者への対応

　在宅で医療を受けている患者には，高齢者が多く，また，複数の臓器の疾患や合併症を併せ持っているひとが多いが，特に，腎障害・腎機能低下のある患者は，電解質異常や心不全・呼吸不全の危険につながり，栄養管理に苦慮することが多い．腎臓に障害がある患者の栄養管理について考えるにあたり，昨今，腎障害を考えるうえで，世界的に基本的な概念となっている慢性腎臓病 chronic kidney disease（CKD）について最初に述べることとする．

(1) 慢性腎臓病の定義とステージ分類

　慢性腎臓病は，腎機能の低下，および，蛋白尿が，末期腎不全の危険因子であること，そして，それのみならず，さらに，心血管疾患の強力な危険因子であることが，明らかになったことから，米国で生まれ，ヨーロッパ，日本を含むアジア諸国に広まり，現在では，世界的な共通認識となった概念である[1]．医療者のみならず，患者や市民にも，概念としてわかりやすく，また，生命予後やQOL，ADLに，直接つながるということが理解しやすい．

【CKDの定義】[1,2]
①尿異常，画像診断，血液，病理で腎障害の存在が明らか．特に 0.15 g /gCr の蛋白尿（30mg/gCr 以上のアルブミン尿）の存在が重要
②糸球体濾過量（GFR）60 mL／分／1.73 m² 未満
①②のいずれか，または両方が 3 カ月以上持続することにより診断する．

　CKDでは，クレアチニンクリアランスでなく糸球体濾過量（GFR）を用いる．在宅診療など臨床的には，eGFR（推算GFR）として，血清クレアチニン値（sCr），年齢（Age），性別から，推算式を用いてGFRを推定する[3]．

【推算糸球体濾過量：eGFR】[1~4]
男性：eGFR（mL/分/1.73m²）＝ $194 \times sCr^{-1.094} \times age^{-0.287}$
女性：eGFR（mL/分/1.73m²）＝ $194 \times sCr^{-1.094} \times age^{-0.287} \times 0.739$
＊GFRの単位中で"1.73m²"は，日本人の健常成人における平均体表面積を意味する．
ここでの推算式は18歳以上に適用され，血清クレアチニン（sCr）の正常域が年齢に応じて変動する小児に使用することはできない．
eGFRの男女・年齢別早見表は，「CKD診療ガイド2012」[4] 他，各種論文・書籍・Websiteに掲載されている．

腎機能は加齢による腎血管構造の変化とともに低下し,特にわが国では65歳以上の男性の約30％,女性の約40％がCKD患者であり[5],在宅で診療を受けている多くの患者もCKD,腎機能の低下を伴っているものと考えられる.

腎臓病患者の栄養管理を考えるとき,参考となる日本人の食事療法基準,参考資料としては,日本腎臓学会による「慢性腎臓病に対する食事療法基準2014年版」[6]と「エビデンスに基づくCKD診療ガイドライン2013」[2]があげられるが,これらは,CKDのステージ[1]を基準にして示されている.CKDの重症度分類を表Ⅲ-3-1に示す[2].世界標準となりつつあるこのCKDのステージ分類は,それぞれのステージがGFRの15および30の倍数,≧90,60,30,15,＜15で,区切られており,覚えやすくなっている.ちなみに,eGFR15〜29(mL/分/1.73m^2)は,ステージ4となる.

表Ⅲ-3-1. CKDの重症度分類

原疾患		蛋白尿区分		A1	A2	A3
糖尿病		尿アルブミン定量(mg/日)		正常	微量アルブミン尿	顕性アルブミン尿
		尿アルブミン/Cr比(mg/gCr)		30未満	30〜299	300以上
高血圧 腎炎 多発性嚢胞腎 移植腎 不明 その他		尿蛋白定量(g/日)		正常	軽度蛋白尿	高度蛋白尿
		尿蛋白/Cr比(g/gCr)		0.15未満	0.15〜0.49	0.50以上
GFR区分(mL/分/1.73m^2)	G1	正常または高値	≧90			
	G2	正常または軽度低下	60〜89			
	G3a	軽度〜中等度低下	45〜59			
	G3b	中等度〜高度低下	30〜44			
	G4	高度低下	15〜29			
	G5	末期腎不全(ESKD)	＜15			

重症度は原疾患・GFR区分・蛋白尿区分を合わせたステージにより評価する.CKDの重症度は死亡,末期腎不全,心血管死亡発症のリスクを■のステージを基準に,　,　,　の順にステージが上昇するほどリスクは上昇する.(KDIGO CKD guideline 2012を日本人用に改変)

(文献2)より)

表Ⅲ-3-2. CKDステージによる食事療法基準

ステージ（GFR）	エネルギー （kcal/kgBW/日）	たんぱく質 （g/kgBW/日）	食塩 （g/日）	カリウム （mg/日）
ステージ1 （GFR≧90）	25〜35	過剰な摂取をしない	3≦ ＜6	制限なし
ステージ2 （GFR60〜89）		過剰な摂取をしない		制限なし
ステージ3a （GFR45〜59）		0.8〜1.0		制限なし
ステージ3b （GFR30〜44）		0.6〜0.8		≦2,000
ステージ4 （GFR15〜29）		0.6〜0.8		≦1,500
ステージ5 （GFR＜15）		0.6〜0.8		≦1,500
5D （透析療法中）	別表			

注）エネルギーや栄養素は，適正な量を設定するために，合併する疾患（糖尿病，肥満など）のガイドラインなどを参照して病態に応じて調整する．性別，年齢，身体活動度などにより異なる．
注）体重は基本的に標準体重（BMI＝22）を用いる．

（文献6）より）

表Ⅲ-3-3. CKDステージによる食事療法基準

ステージ5D	エネルギー （kcal/kgBW/日）	たんぱく質 （g/kgBW/日）	食塩 （g/日）	水分	カリウム （mg/日）	リン （mg/日）
血液透析 （週3回）	30〜35 [注1, 2]	0.9〜1.2 [注1]	＜6 [注3]	できるだけ少なく	≦2,000	≦たんぱく質 （g）×15
腹膜透析	30〜35 [注1, 2, 4]	0.9〜1.2 [注1]	PD除水量（L） ×7.5＋尿量 （L）×5	PD除水量＋尿量	制限なし [注5]	≦たんぱく質 （g）×15

注1）体重は基本的に標準体重（BMI＝22）を用いる．
注2）性別，年齢，合併症，身体活動度により異なる．
注3）尿量，身体活動度，体格，栄養状態，透析間体重増加を考慮して適宜調整する．
注4）腹膜吸収ブドウ糖からのエネルギー分を差し引く．
注5）高カリウム血症を認める場合には血液透析同様に制限する．

（文献6）より）

（2）慢性腎臓病の在宅栄養管理

「成人の慢性腎臓病に対する食事療法基準2014」を**表Ⅲ-3-2，3**に示す[6]．

CKD患者の栄養管理の主要な柱は，①エネルギー量の不足にならないこと，②蛋白質摂取量の制限をどうするか，③食塩制限をどうするか，である．そして，

④カリウム制限の問題，⑤リン制限の問題があげられる．

「エビデンスに基づくCKD診療ガイドライン2013」[2]では，「CKDと栄養」のCQとステートメントが，最初に，簡略にあげられている．

CKDと栄養　CQとステートメント

CQ1　CKDの進展を抑制するために，たんぱく質制限は推奨されるか？
推奨グレードB　画一的な指導は不適切であり，個々の患者の病態やリスク，アドヒアランスなどを総合的に判断して，たんぱく質制限を指導することを推奨する．

CQ2　食塩の摂取制限は，CKDの進行やCVDおよび死亡リスクを抑制するか？
推奨グレードB　尿蛋白と腎機能低下および末期腎不全，CVDと死亡のリスクを抑制するために，6g/日未満の食塩の摂取制限を推奨する．
推奨グレードC2　死亡と末期腎不全のリスクを上昇させる可能性があるため，3g/日未満の食塩の摂取制限は推奨しない．

CQ3　CKDでは，血清カリウム値の異常を補正することは推奨されるか？
推奨グレードC1　CKDにおける血清カリウム値として，4.0～5.4 mEq/Lの範囲内で管理することを推奨する．

CQ4　CKDの進展および死亡リスクを抑制するために，代謝性アシドーシスの補正は推奨されるか？
推奨グレードB　重曹などで血中重炭酸濃度を適正にすると，腎機能低下，末期腎不全や死亡リスクが低減するため，代謝性アシドーシスの補正を推奨する．

CQ5　CKDでは，血清リン値の異常を補正することは推奨されるか？
推奨グレードC1　保存期における血清リン値は，CKDのステージにかかわらず正常範囲（目安として2.5～4.5 mg/dL）を保つように管理することを推奨する．

（文献2）より）

特に，在宅医療を受けている患者のような場合，生活の場のなかで，かつ，身体的，人的資源的に，様々な障害や制限のなかでの医療であり，個々の患者の生活習慣を尊重した個別対応が大切であろう．また，あくまで，栄養管理は調理された食事や調整された栄養の管理でなく，実際に食べられている食事，あるいは，摂取できている栄養の管理であることを，忘れないようにしたい．実際に，どれだけ食べられているか，摂取できているか，確認していくことも，重要となる．

a．エネルギー

推定エネルギーの必要量としては，安静時のエネルギー消費量は腎機能に依存しない．日本人の食事摂取基準（厚生労働省2015年版）[7]を参考にして，基礎代謝量と身体活動レベルから必要エネルギーを算出する（**表Ⅲ-3-4**）．腎障害患者にとって，十分なエネルギー摂取は重要であり，蛋白制限を行う場合でも，エネルギー不足にならないようにすることが必要である．最近は，腎臓病患者用に調

表 Ⅱ-2-4. 推定エネルギー必要量の算出法（18 歳以上）

推定エネルギー必要量＝参照体重 × 基礎代謝基準値 × 身体活動レベル（下表）
基礎代謝基準値
　　男性 21.5 〜 24.0 kcal／kg 参照体重／日
　　女性 20.7 〜 22.1 kcal／kg 参照体重／日

身体活動レベル一覧

	日常生活の内容	18 〜 69 歳	70 歳以上
レベルⅠ	生活の大部分が座位	1.5（1.4 〜 1.6）	1.45
レベルⅡ	座位中心の生活だが，立ち仕事や，買い物，軽いスポーツを含む	1.75（1.6 〜 1.9）	1.70
レベルⅢ	立ち仕事が多い，スポーツなど運動習慣がある	2.0（1.9 〜 2.2）	1.95

参照体重（kg）

18 〜 29（歳）	63.2	50.0
30 〜 49（歳）	68.5	53.1
50 〜 69（歳）	65.3	53.0
70 以上（歳）	60.0	49.5

（文献 7）より）

整された高カロリーゼリーなど高エネルギー特殊補助食品も，たくさんの種類が市販されており，宅配されているものも多く，不足するエネルギーの補充のためにこれらを取り入れてもよいであろう．一方で，肥満患者については，肥満はCKD の進行リスクであり，エネルギー過剰にならないよう注意する．

b. 蛋白質

蛋白質摂取量について，日本人の食事摂取基準（2015 年版）[7]による一般成人に対する蛋白質摂取推奨量は 0.90 g／kg 参照体重／日，高齢者では 1.06 g／kg 参照体重／日とされている．一方，蛋白質制限による CKD における腎機能障害の進行抑制効果については，多くのエビデンスがある．

進行性を認めるステージ G3a の CKD 患者には，病態に応じて 0.8 〜 1.0，ステージ G3b の患者には 0.6 〜 0.8 g／kg 標準体重／日を目安に蛋白質制限を考慮する．ステージ 4，5 に関しては，それ以上の蛋白質制限を行った研究で腎機能障害の進行抑制が認められているが，実際に，このような蛋白制限を行うには，十分なエネルギー摂取量の確保や必須アミノ酸欠乏に対する注意が必要となる．

現実に，在宅医療を受けている患者のなかには，食事が十分に食べられない人

も多く，十分なエネルギーを確保し，栄養状態をいかに管理するかは非常に大きな問題である．食べられないと，栄養状態が悪くなり，創傷，褥瘡，壊疽，感染なども治癒せず，心機能，筋力なども低下し，生命予後，QOL に関わってくる．前述のように，栄養管理は実際に食べられている食事の管理であり，このような患者には，「適切に栄養が計算された大量の食べられないもの」を準備するより，「少しでも食べられるもの」を提供するが方が望ましいといえる．

c. 食塩制限

CKD では，ステージによらず，食塩 6g 未満を目標摂取量（付加食塩量でなく摂取される全食品中）とする．特に，心機能低下を合併している場合や，在宅医療を受けている患者でときに問題になる透析を拒み導入が難しい場合など，溢水を繰り返すような患者では，食塩制限は，体液量を調節する重要な鍵となる．そのような患者においては，体重測定，飲水量測定をしながら管理することは，実施は容易であるとはいえないが，やはり重要である．そして，脱水にもならないように注意しながら，利尿薬を調節する．なお，ステージ 3 以上では Na 保持能低下があるため，3 g 以下といった極端な食塩制限については避けることが望ましいとされている．

実際の調理としては，新鮮な食品を使用し，食品の持ち味を利用すること，香味野菜や香辛料を利用すること，酢や柑橘類を利用すること，こげ味を利用することなど，おいしく食塩制限をするためのこつがある．また，煮物は，通常の調理法では食品の内部にまで塩分が浸透してしまうため，塩分を含まない原料から取っただしなどで煮たものをつけ汁で食べることや，かけ醤油よりはつけ醤油の方が塩分を減らしやすいことなど，味は感じながらも摂取する塩分を減らすこつも有用である．

なお，嚥下障害のある患者には，誤嚥のリスクが高く，とろみ付ききざみ食やとろみ付き軟菜食を調理することが多いが，これらのとろみ付き食は，調理の特性から，水分，塩分が多くなりやすいこと，脂質でのエネルギー補給が困難なことに注意する必要がある．

d. カリウム

高カリウム血症は，不整脈，心停止など，生命に関わる臨床上非常に問題になる電解質異常である．特に，進行した腎不全では，カリウム制限の管理が重要である．カリウム制限は，蛋白質摂取量と関連が深い．また，果物，生野菜，芋類，刺身などの生ものは，カリウムの含有量が多い．野菜など食品からカリウムを除く調理のこつとしては，水にさらす時は材料を細かく切ってから，10 分程度流

水にさらすこと，茹でこぼす時は材料を切ってからたっぷりのお湯で茹でこぼすことなどが，あげられる．摂取されたカリウムを消化管から排泄促進する薬剤としては，イオン交換樹脂であるポリスチレンスルホン酸樹脂（ケイキサレート®）の経口投与がある．投与に関しては，便秘を来しやすいことに注意が必要である．

e．リン

透析患者や進行した腎機能低下で問題となる．リンは，魚介類，肉類，乳製品に多く含まれているが，蛋白質摂取量と関連が深く，蛋白を控えるとリンの制限にもなっている．

昨今，腎障害患者に関して，慢性腎臓病CKDの概念にそったステージ分類が，栄養管理や食事療法にとっても基準となっている．CKD患者の栄養管理では，エネルギー，蛋白質，食塩，そして，カリウム，リンがポイントとなる．在宅で医療を受けている患者にみられやすい摂食不良・摂食困難などの状態も加味しながら，個々の患者の生活習慣を尊重した個別対応をし，栄養士や介護ヘルパー，そして家族と協力して，調理のこつも活かして，実際に摂取できている内容を把握しながら，栄養状態をいかに管理するかが重要である．体重測定，飲水量測定による体液量の管理，利尿薬やイオン交換樹脂などの薬剤なども，栄養管理と併せて大切である．

文　献

1) National Kidney Foundation：K/DOQI clinical practice guidelines for chronic kidney disease：Evaluation, classification, and stratification. Am J Kidney Dis 39（2 Suppl 1）：S1-S266, 2002.
2) 日本腎臓学会：エビデンスに基づくCKD診療ガイドライン2013．東京医学社，2013．
http://www.jsn.or.jp/guideline/ckdevidence2013.php
3) Matsuo S, Imai E, Horio Y, Yasuda Y, Tomita K, Nitta K, Yamagata K, Tomino Y, Yokoyama H, Hishida A.：On behalf of the collaboraters for developing Japanese equation for estimating GFR. The Japanese Equations for Estimating Glomerular Filtration Rate from Serum Creatinine. Am J Kidney Dis, 53（6）：982-992, 2009.
4) 日本腎臓学会：CKD診療ガイド2012．東京医学社，2012．http://www.jsn.or.jp/guideline/ckd2012.php
5) Imai E, Horio M, Iseki K, Yamagata K, Watanabe T, Hara S, Ura N, Kiyohara Y, Hirakata H, Moriyama T, Ando Y, Nitta K, Inaguma D, Narita I, Iso H, Wakai K, Yasuda Y, Tsukamoto Y, Ito S, Makino H, Hishida A, Matsuo S.：Prevalence of chronic kidney disease（CKD in the Japanese general population predicted by the MDRD equation modified by a Japanese coefficient. Clin Exp Nephrol 11：156-163, 2007.
6) 日本腎臓学会：慢性腎臓病に対する食事療法基準2014年版．日本腎臓学会誌．2014；56（5）：553-599．
7) 厚生労働省：日本人の食事摂取基準，2015年版．http://www.mhlw.go.jp/shingi/0000041824.html

〔小原まみ子〕

肝不全・肝硬変患者への対応

　肝臓は栄養代謝において中心的な役割を果たし，三大栄養素を含む全ての栄養素の代謝に関与していることから，肝疾患では肝細胞機能障害の程度に応じて様々な栄養代謝障害が生じる．また，肝硬変では病態の進行と共に肝不全徴候（黄疸，腹水・浮腫，出血傾向，肝性脳症）を来すようになり，患者の quality of life（QOL）は著しく低下すると共に在宅医療の継続を困難にすることが少なくない．ここでは，肝硬変の栄養代謝の特徴について概説すると共に，在宅医療における栄養療法の実際について解説する．

(1) 肝硬変における栄養療法の意義

　肝硬変では蛋白質―エネルギー低栄養状態 protein-energy malnutrition（PEM）が高率に認められ，著しい低栄養状態にある患者は合併症や死亡率が高率である[1,2]．ことに，大量腹水を有する患者は腹部膨満感や易疲労感，呼吸困難などの症状を呈するために QOL は著しく低下するほか，食事摂取量の低下やエネルギー消費量の亢進により PEM の一層の悪化を来すため，適切な栄養療法が必要である．一方で，body mass index（BMI）≧ 25 kg/m^2 の肥満患者が約 30％存在し，インスリン抵抗性による肝発癌リスクの上昇が指摘されている．

　近年，肝硬変に対する経腸栄養は肝機能や栄養状態を改善すると共に合併症の発現を阻止し，生存率を改善させることが明らかになっている[2]．さらに，PEM の是正を目的とした分岐鎖アミノ酸 branched-chain amino acids（BCAA）顆粒の経口投与が患者の生存期間を延長させることから[3]，栄養治療の医学的妥当性が示されている．

(2) 肝硬変の栄養代謝異常の特徴

a. エネルギー消費量

　肝硬変患者では安静時エネルギー消費量 resting energy expenditure（REE）が亢進していることが明らかにされている[4,5]．REE の亢進は重症度の進行に従い増加するとされており，ことに腹水や特発性細菌性腹膜炎 spontaneous bacterial peritonitis（SBP），肝癌合併例，静脈瘤破裂などに伴う循環動態不安定例では顕著である[6,7]．エネルギー消費量が亢進する機序として，肝硬変患者では呼吸・

循環系がhyperdynamic stateにあることや，代謝亢進に関与するホルモンやサイトカイン，腹水の存在そのものの関与が考えられている．

b. 基質利用

肝硬変ではREEが亢進しているにもかかわらず，グリコーゲン貯蔵量が十分ではなく，筋蛋白を分解してアミノ酸から糖新生するために骨格筋量が減少するなど，負の窒素平衡の状態にある．また，早朝空腹時の基質利用は健常者の3日間の絶食状態に相当すると言われ，呼吸商が有意に低下し，健常者に比べて内因性脂質の利用が上昇していることが特徴である[4,5]．その程度は肝硬変の重症度を反映し，呼吸商が0.85未満の低値例は予後が不良であることが知られている[8,9]．基質利用の変化に関与する要因として，肝臓内のグリコーゲン貯蔵量の減少や耐糖能異常（インスリン抵抗性や糖利用の低下）が考えられている．

c. 蛋白質・アミノ酸代謝異常

肝硬変における蛋白質代謝異常は血漿膠質浸透圧の低下（低アルブミン血症）として現れ，血清アルブミン値が3.5 g/dL未満の患者は生存率が有意に低率である．また，骨格筋におけるアンモニア処理や糖新生のエネルギー基質としてのBCAAの利用が亢進していることから血漿中のBCAAは低下し，肝臓で代謝される芳香族アミノ酸 aromatic amino acid（AAA）やメチオニンは肝硬変の重症度が進行するにしたがって上昇するため，フィッシャー比（BCAA/チロシン+フェニルアラニン）やBTR（BCAA/チロシン比 tyrosine ratio）の低下が特徴的である．BCAAの低下はAAAの脳内移行を促進して偽性神経伝達物質の増加をもたらし，肝性脳症の発症要因となる．

d. 腹水や肝性脳症合併例の特徴

肝硬変における腹水の発生には門脈圧亢進，低アルブミン血症に伴う血漿膠質浸透圧の低下，二次性高アルドステロン血症などの「肝性因子」が重要であり，これに「全身循環因子」や「腎性因子」が密接に関連している．高度の腹水貯留を伴う患者は腹部膨満感や呼吸困難により代謝が亢進し[7]，食欲の低下や減塩食，亜鉛欠乏による味覚低下も加わるために食事摂取量はさらに低下して栄養障害を助長していることが多い．

一方，肝性脳症は重篤な肝障害が原因で生ずる意識障害を中心とする精神神経症状であり，見当識の低下や異常行動などの軽度のものから，刺激を加えても全く反応しない深昏睡まで広く包含される．肝硬変にみられる脳症は門脈－大循環短絡の要因が強いⅠ型（狭義の慢性型）と，肝細胞障害の要因が強いⅡ型（肝細胞障害型）に分けられる（**表Ⅲ-4-1**）[10]．治療効果や予後は肝機能不全の程度

表Ⅲ-4-1. 慢性肝不全における肝性脳症の分類

門脈－大循環短絡 portal systemic shunt を有するもので，以下の2病型に分類する．
Ⅰ型：狭義の慢性型（続発性，外因性，シャント型） 肝細胞機能障害は軽度（多くは血清総ビリルビンが5 mg/dL以下）．門脈－大循環性脳症 portal systemic encephalopathy がその典型である．
Ⅱ型：肝細胞障害型 多くは血清総ビリルビンが5 mg/dL以上でプロトロンビン時間：活性60%以下．肝硬変末期昏睡型と acute-on-chronic タイプはこれに入る．

（文献10）より著者訳）

に左右されることから，肝の重症度判定が重要である．腸管内で発生するアンモニアなどの中毒物質は食事蛋白に由来することが多いことから，門脈－大循環短絡を有する肝硬変では蛋白の過剰摂取により容易に肝性脳症を発症する病態（蛋白不耐症）にある．

(3) 栄養療法

a. 基本方針

栄養状態の主観的包括的評価 subjective global assessment（SGA）や生化学的パラメーター，臨床病期（代償性あるいは非代償性），肝性脳症の有無や昏睡度，糖尿病合併の有無などを判定して栄養治療計画を立てる（**表Ⅲ-4-2**）[11]．

高度の腹水貯留や浮腫を伴う患者の病態は治療に伴い刻々と変化するため，経時的に栄養アセスメントを行うことが大切である．

なお，肝硬変に対する栄養療法のコンセンサスとして欧州静脈経腸栄養学会 European Society for Clinical Nutrition and Metabolism（ESPEN）の基準ガイドラインがあるが，推奨摂取エネルギー量や蛋白質投与量は日本人の体格から考えてやや多い点に注意する必要があり，食道静脈瘤がある場合の栄養投与ルートについても症例に応じた柔軟な対応が必要である[2, 12]．

b. エネルギー代謝異常に対する対策

夜間飢餓に似た状態にある肝硬変患者に対して夕食から翌朝までのエネルギー供給を補うために，目標とする投与総熱量より200 kcal程度を分割し，軽食として就寝前に摂取する就寝前補食 late evening snack（LES）療法が本邦[1, 11]ならびに欧米[2, 13]の診療ガイドラインにおいて推奨されている．簡単な軽食や標準

表Ⅲ-4-2. 肝硬変における栄養療法の基本方針

1. 栄養食事療法を始める前にすべきこと
   ①主観的包括的評価（SGA）と共に身体計測を行う
   ②臨床病期（代償性，非代償性），肝の重症度（Child-Pugh 分類）を評価する
   ③門脈-大循環短絡（側副血行路）の有無を確認する
   ④インスリン抵抗性や食後高血糖を含めて耐糖能異常を評価する
   ⑤酸化ストレス状態を評価する
   ⑥食事摂取調査を行う
   ⑦その他：間接熱量測定，亜鉛を含む微量元素測定などを行う

2. 栄養食事療法の実際
   ①エネルギー必要量
   　厚生労働省「日本人の食事摂取基準」身体活動レベル別栄養所要量を目安にして 25〜35 kcal/kg（標準体重）/日
   　ただし，耐糖能異常のある場合は 25 kcal/kg（標準体重）/日とする
   ②蛋白質必要量
   　蛋白不耐症がない場合：1.0〜1.5 g/kg/日（BCAA 顆粒リーバクト®を含む）
   　蛋白不耐症がある場合：0.5〜0.7 g/kg/日＋肝不全用経腸栄養剤
   ③脂質必要量：脂質エネルギー比 20〜25％
   ④食塩：6 g/日以下，腹水・浮腫がある場合には 5 g/日以下
   ⑤鉄分：血清フェリチン値が基準値以上の場合には 7 mg/日以下
   ⑥その他：亜鉛の補充，ビタミンおよび食物繊維（野菜，果実，芋類）の適量摂取
   ⑦分割食（1日4回）としての就寝前補食 late evening snack（LES）（200 kcal 相当）

（文献11）より著者訳）

組成の経腸栄養剤でもよいが，BCAA を多く含む肝不全用経腸栄養剤（アミノレバン®EN：210 kcal/包，ヘパン ED®：310 kcal/包）を用いることにより血清アルブミン濃度の増加と共に栄養素の燃焼比率の改善が得られることから[14]，本製剤を LES として長期に併用することで窒素出納の維持，エネルギー代謝異常や耐糖能異常の改善が期待される．なお，LES を行う場合には，今までの食事に単純に上乗せすると肥満や耐糖能異常の悪化を招くことがあることから，あくまでも投与総熱量の中から分割することが大切である．

c. 蛋白質・アミノ酸代謝異常に対する対策

BCAA の補充療法を中心とした食事療法がアミノ酸インバランスや負の窒素平衡の是正，アルブミンの合成促進効果を目的とした栄養治療の中心的な位置を占める[1,2]．

経口 BCAA 製剤には BCAA 顆粒（リーバクト®）と肝不全用経腸栄養剤（アミノレバン®EN，ヘパン ED®）があり，エネルギー代謝異常や肝性脳症の有無により選択する（図Ⅲ-4-1）．前者は食事摂取が十分にもかかわらず低アルブミン血症（3.5 g/dL 以下）を呈する症例に，後者は肝性脳症の覚醒後や既往があり，

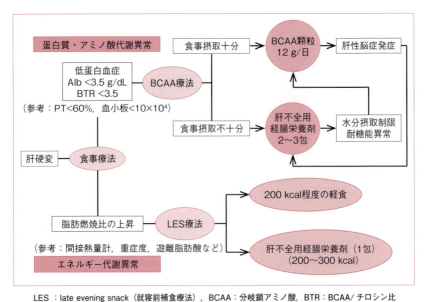

図Ⅲ-4-1. 肝硬変の蛋白質・アミノ酸代謝異常・エネルギー代謝異常に対する栄養法

蛋白不耐症を伴う慢性肝不全例に適応がある．脳症の既往があってもバランスのとれた食事が十分摂取され，アンモニアのコントロールがなされている場合にも顆粒製剤は投与可能であり，逆に脳症の既往がなくとも食事摂取が不十分な場合には経腸栄養剤を選択することも栄養代謝改善の面からは有用である．したがって，経口BCAA製剤の選択にあたっては，栄養食事調査により食習慣や食事摂取量，栄養バランスの偏りの有無を把握した上で，アンモニアや血糖値などを参考にしながら検討することが大切である．

なお，BCAA製剤の適応は血清アルブミン値3.5 g/dL以下の非代償性肝硬変であるが，代償期でもアミノ酸代謝異常がすでに生じている症例が存在する．アルブミン値が比較的保たれている時期（血清アルブミン値3.6～3.9 g/dL）からBCAA顆粒製剤を投与することにより，血清アルブミン値の維持のほか，肝硬変の病態の進行に伴って出現するイベント（脳症，腹水，食道静脈瘤破裂，肝発癌）の発生を抑制することが報告されていることから，BCAA早期投与の意義に関するエビデンスの集積が期待されている．

(4) 腹水治療のストラテジー

ナトリウム出納を負にすると共に血漿膠質浸透圧を維持することが治療の基本

であり，第1段階：食塩制限，第2段階：抗アルドステロン薬投与，第3段階：ループ利尿薬投与追加（血清アルブミンが2.5 g/dL以下の際にはアルブミン静注追加）の順に段階的に行うことが一般的である[15]．最近，選択的バソプレシン V_2 受容体拮抗薬トルバプタン（サムスカ®）が肝性浮腫に対して保険収載され，低ナトリウム血症の改善も見据えた体液管理の新しい選択肢として期待されている．

a. 塩分制限

極端な制限はむしろ食欲を減退させて栄養状態の悪化を招くこともあることから，通常5～7 g/日程度の制限にすることが多く，尿中ナトリウム排泄量に見合った塩分制限を指導することが望ましい．水分摂取量の制限は水分出納を目安にして行うことが多いが，食事以外の水分制限の有効性を示した報告はなく，低ナトリウム血症（130 mEq/L以下）を伴う例に限って1日1000 mL以下とする．塩分制限単独で効果が得られる症例は10～20％，さらに利尿薬を加えることにより約90％が改善するとされているが，高度の腹水貯留により呼吸困難や腹部膨満感を訴える場合にはこれらの治療を同時に開始したり，腹水穿刺排液を行うことも少なくない．

b. 腹水患者の栄養投与量

REEを的確に評価するためには間接熱量測定を行うことが理想であるが，在宅医療では現実的ではないため，体重あたりの病態別推奨必要量を用いて栄養投与量を設定することが多い．一般に高度の栄養不良患者の体細胞量（活発に代謝を行う組織）は減少しているため，代謝的負荷を強いる危険性を考慮して「実際の体重」をもとに算出すべきとされているが，高度の腹水・浮腫を伴う肝硬変患者では体重測定値の妥当性が乏しいことから，「標準体重」をもとに算出することが一般的である．大切なことは，個々の患者に適したエネルギー量を1日25～35 kcal/kgという範囲で選択してモニタリングすることであり，体構成成分を維持するように設定することが基本である．

（5）肝性脳症治療のストラテジー

治療の基本は，アンモニアを中心とした中毒物質の除去とアミノ酸をはじめとする代謝異常の是正であり，薬物治療はあくまでも誘因除去や栄養管理などの一般療法と並行して行う[16]．また，肝硬変では腎機能障害や糖尿病を合併していることが多いため，血中アンモニア濃度や電解質，血糖値のモニタリングを頻回に行うことも大切である．

a. 誘因の除去

　肝性脳症の約70%に何らかの誘因がみられる．代表的なものに蛋白質の過剰摂取，消化管出血，便秘・下痢などの便通異常，感染症，鎮静薬・鎮痛薬の過剰投与，利尿薬の過剰投与などがある．便通は軟便が1日2〜3回あるように，繊維の多い食物（野菜や果物，海藻，芋類）を摂取すると共に，合成二糖類（ラクツロースシロップ，ポルトラック®原末）の量を調節しながら，必要に応じて緩下薬も併用する．

b. 栄養管理

　肝硬変では高アンモニア血症とBCAAの低下が密接に関連しており，前述したように血漿BCAAの低下はAAAの脳内への移行を促進して偽性神経伝達物質の増加をもたらすことから，BCAAの補充療法を中心とした食事療法が肝性脳症ならびに高アンモニア血症における栄養治療の中心的な位置を占める．BCAA製剤には輸液製剤と肝不全用経腸栄養剤，顆粒製剤があるが，肝性脳症の程度や病期に応じて使い分けが必要である．

　経口摂取が可能な軽度の脳症（I〜II度）を認める場合には，低蛋白食（0.5〜0.7 g/kg標準体重）とし，肝不全用経腸栄養剤（アミノレバン®EN，ヘパンED®）を併用する[11]．本剤はBCAAと共に，糖質，蛋白質，脂質，ビタミン，ミネラルなどをバランス良く配合した製剤であり，目標とする投与総熱量や食欲不振の程度に応じて投与量を調節する．

　II度以上の肝性脳症出現時には輸液製剤を投与することが多く，本邦ではアミノレバン注®とモリヘパミン注®の2剤が使用可能である．本剤はBCAAを多く含有し，AAA（フェニルアラニン，チロシン）およびメチオニンが少ない組成となっており，患者の窒素処理能力を考え，通常は200〜500 mL/日の範囲内で点滴静注する．経口摂取が困難な昏睡極期では一時的に絶食とし，本剤とグルコースを基本とした輸液により意識覚醒の程度や血液アンモニア値をモニタリングする．

　BCAA輸液を用いることにより，慢性再発型では早期に覚醒効果が得られるが，肝予備能が低下した末期型では逆に高アンモニア血症や脳症の悪化を来す可能性もあることから過剰投与は避ける必要がある．

　脳症が覚醒して経口摂取が可能になった時点で，肝不全用経腸栄養剤1〜2包/日に切り替え，徐々に蛋白制限食（0.5〜0.7 g/kg標準体重）を上乗せする．不必要な蛋白制限は窒素平衡を負に傾け，PEMをさらに助長することから，体構成成分を維持するようにモニタリング・修正することが大切である．

c. 亜鉛（Zn）・カルニチンの補充

アンモニア代謝を是正する目的で亜鉛やカルニチン製剤による薬物療法も行われる．

亜鉛は，肝臓の尿素回路におけるオルニチントランスカルバミラーゼ活性や骨格筋のグルタミン合成酵素の活性を維持する目的で投与し，蛋白制限食や合成二糖類などの治療不応例に対する併用療法の一つとして位置づけられている[17, 18]．従来は，酢酸亜鉛や硫酸亜鉛試薬の内服が一般的であったが，胃潰瘍治療薬として広く使われている亜鉛含有製剤であるポラプレジンク（プロマック®）やウイルソン病治療薬の酢酸亜鉛製剤（ノベルジン®）は調剤の必要がなく，消化器症状も少ないことから，継続的な補充に適している（保険非適応）．

一方，カルニチンは，脂肪酸のミトコンドリア内への運搬に必要な生体成分であるが，その欠乏はβ酸化の抑制やカルバミルリン酸合成酵素1 carbamoyl-phosphate synthase 1（CPS1）抑制による尿素回路の障害を来す．肝硬変では摂取量の不足や肝細胞機能障害による生合成の減少，骨格筋量減少による体内貯蔵の低下などによる二次性カルニチン欠乏症が惹起され，高アンモニア血症の一因となる．近年，L-カルニチン製剤（エルカルチン®）が高アンモニア血症および精神神経機能の改善に有効との報告があり，本邦でも期待が高まっている[19, 20]．

（6）入院管理を考慮すべき病態

在宅医療には，「療養」を目的とした診療と「看取りの場」としての診療があるため，個々の病態や患者・家族の意向をふまえながら入院管理の必要性を考える必要がある．在宅医療が療養の場として位置づけられる場合には，基本的には上述の治療が奏効しない時に入院管理を考慮する．塩分制限や利尿薬，アルブミン投与により軽減されない，もしくは穿刺排液後も早期に腹水が再貯留するような「難治性腹水」のほか，脳症を繰り返す症例（門脈－大循環短絡の要因が強いタイプ）では専門施設へのコンサルテーションを考慮する．また，特発性細菌性腹膜炎の併発や消化管出血による肝性脳症，経口摂取が不十分な状態が続く場合には，速やかに入院治療を考えるべきである．

文　献

1) 日本消化器病学会編：肝硬変診療ガイドライン2015（改訂第2版）．p.18-29, 南江堂, 2015.
2) Plauth M, Cabré E, Riggio O, et al.：ESPEN Guidelines on Enteral Nutrition：Liver disease. Clin Nutr. 2006；25（2）：285-294.
3) Muto Y, Sato S, Watanabe A, et al.：Effects of oral branched-chain amino acid granules on event-free

survival in patients with liver cirrhosis. Clin Gastroenterol Hepatol. 2005 ; 3（7）: 705-713.
4) Schneeweiss B, Graninger W, Ferenci P, et al.：Energy metabolism in patients with acute and chronic liver disease. Hepatology. 1990 ; 11（3）: 387-393.
5) Müller MJ, Lautz HU, Plogmann B, et al.：Energy expenditure and substrate oxidation in patients with cirrhosis : the impact of cause, clinical staging and nutritional state. Hepatology. 1992 ; 15（5）: 782-794.
6) Merli M, Riggio O, Servi R, et al.：Increased energy expenditure in cirrhotic patients with hepatocellular carcinoma. Nutrition. 1992 ; 8（5）: 321-325.
7) Dolz C, Raurich JM, Ibáñez J, et al.：Ascites increases the resting energy expenditure in liver cirrhosis. Gastroenterology. 1991 ; 100（3）: 738-744.
8) 加藤章信，鈴木一幸，金田泰一，他：肝硬変に対する間接熱量測定による栄養アセスメントの意義と治療対策．消化と吸収．1997 ; 20（1）: 117-120.
9) Tajika M, Kato M, Mohri H, et al.：Prognostic value of energy metabolism in patients with viral liver cirrhosis. Nutrition. 2002 ; 18（3）: 229-234.
10) Sherlock S：Fulminant hepatic failure. Adv Intern Med. 1993 ; 38 : 245-267.
11) Suzuki K, Endo R, Kohgo Y, et al.：Guidelines on nutritional management in Japanese patients with liver cirrhosis from the perspective of preventing hepatocellular carcinoma. Hepatol Res. 2012 ; 42（7）: 621-626.
12) Plauth M, Cabré E, Campillo B, et al.：ESPEN Guidelines on Parenteral Nutrition : hepatology. Clin Nutr. 2009 ; 28（4）: 436-444.
13) ASPEN Board of Directors and the Clinical Guidelines Task Force：Guidelines for the use of parenteral and enteral nutrition in adult and pediatric patients. JPEN J Parenter Enteral Nutr. 2002 : 26（1 Suppl）: 1SA-138SA.
14) Nakaya Y, Okita K, Suzuki K, et al.：BCAA-enriched snack improves nutritional state of cirrhosis. Nutrition. 2007 ; 23（2）: 113-120.
15) 日本消化器病学会編：肝硬変診療ガイドライン．p.121-124, 南江堂, 2010.
16) 日本消化器病学会編：肝硬変診療ガイドライン 2015（改訂第 2 版）．p.136-151, 南江堂, 2015.
17) Marchesini G, Fabbri A, Bianchi G, et al.：Zinc supplementation and amino acid-nitrogen metabolism in patients with advanced cirrhosis. Hepatology. 1996 ; 23（5）: 1084-1092.
18) Katayama K, Saito M, Kawaguchi T, et al.：Effect of zinc on liver cirrhosis with hyperammonemia : a preliminary randomized, placebo-controlled double-blind trial. Nutrition. 2014 ; 30（11-12）: 1409-1414.
19) Malaguarnera M, Pistone G, Elvira R, et al.：Effects of L-carnitine in patients with hepatic encephalopathy. World J Gastroenterol. 2005 ; 11（45）: 7197-7202.
20) 鈴木一幸，佐原　圭，小岡洋平，他：薬物治療　2．高アンモニア血症治療の進歩．最新医学別冊新しい診断と治療の ABC 44 / 消化器 6 肝硬変 改訂第 2 版，沖田　極編, pp.114-124, 最新医学社, 2014.

〔遠藤龍人・鈴木一幸〕

神経難病患者への対応

　在宅医療で対象となる神経難病で栄養管理が必要な病態としては，嚥下障害が進行性に生じる場合，栄養量が問題となる場合，栄養内容が問題となる場合，ステロイドなど治療に伴い栄養管理が必要な場合などが挙げられる．頻度が多いまたは重篤な疾患に注目するとパーキンソン病およびパーキンソン症候群，筋萎縮性側索硬化症（ALS），筋ジストロフィーなどが挙げられる．

　ここではまず代表的な病態に対する対応を述べ，次に各疾患について補足する．

(1) 嚥下障害を生じる病態について

　神経難病には嚥下障害が進行性に生じる疾患が多い．脳卒中後遺症のようにあるイベントから嚥下障害が生じ，その状態が固定しているという訳ではなく，疾患の進行に伴って生じてくるので，まずは嚥下障害を来す疾患かどうかを意識して診療することが大切である．嚥下障害により，誤嚥性肺炎を来すと，入院，安静臥床となっただけでADLが非常に低下してしまう疾患が多いため，早期から誤嚥を予防する必要がある．

　パーキンソン病などの疾患の場合は固縮・無動から嚥下障害を生じ，ALSなどの場合は球麻痺または仮性球麻痺から，脊髄小脳変性症では失調症状から嚥下障害を生じる．嚥下障害は多くの場合は構音障害を伴うので，構音障害を認める時には要注意である．しかし，ALSでは，しばしば構音障害と嚥下障害の程度が乖離することがあるので，簡易的には反復唾液嚥下テスト（30秒間で3回以上唾液を飲み込めるかをみる）や水飲みテスト（冷水を3mL嚥下させむせをみる）などで判断し，さらにできるだけ定期的に嚥下造影検査や嚥下内視鏡検査を用いて障害の程度を確認しておく．嚥下造影を動画でみるとどの相に障害があるかがよくわかるので，その後の食物形態の選択や食事指導に役立つ．嚥下内視鏡検査は嚥下造影だけではわかりにくい唾液の喉頭蓋窩のプーリングなどが観察できるため有用である．最近では訪問歯科で嚥下機能評価を行っているところもある．

　嚥下障害の初期はむせが多くなるが，必ずしも食事中にむせるとは限らない．食後しばらくしてからでも，喉頭部に残留した水分や食事成分が気管にたれこみ，誤嚥してむせることがある．このような場合，患者はむせを「咳」と表現することもあるので注意が必要である．むせがあっても十分に咳払いができる状態であ

れば誤嚥性肺炎となることは少ない．誤嚥しても咳の反応がない不顕性誤嚥の場合は誤嚥があること自体自覚しないまま肺炎を来しやすい．よく痰が出る，微熱が続く，肺炎を繰り返す時には不顕性誤嚥を疑う．

誤嚥を繰り返していると，両側下葉背面に無気肺を形成することが多い．誤嚥が疑われる患者の診察時には必ず背中から背下部肺野の呼吸音を確認すべきである．また，身体機能が低下している患者では，胸部X線写真を2方向撮影することは難しいため，胸部CT撮影により誤嚥性肺炎や無気肺の有無を確認するとよい．在宅医療の対象者でそのためだけに撮影を依頼するのは困難なことが多いと思うが，受診または入院した機会に依頼し，無気肺がある場合は排痰補助装置の併用など早期に対応を開始する．

誰しも自分で口から食べたいという欲求があるし，むせてでも口から食べたい，もしくは食べなければいけないと考える人は多い．喉頭と咽頭の関係や，どうしてむせるのか，なぜむせるといけないのかを図などを用いてわかりやすく説明し，何が起こっているのかを理解してもらうことが大切である．実際に撮影した自身のビデオや造影所見などを見てもらうと自覚する人も多い．

(2) 嚥下障害に対する食事の工夫

むせることが多くなったなど，嚥下障害を発症していると思われた時には，むせにくい食事を心がけることを指導する（I-5-C参照）．エビデンスはないものの食事前に咽頭部を氷水に浸した綿棒でマッサージするアイスマッサージも効果があるとされている．簡便には「のどのところに氷冷剤（アイスノンなど）を置いて冷やしてから食事を始めてください」という指導でもよい．また，テレビを観ながら食事するなどの「〜ながら食べ」はほかに気をとられやすいので，むせることが多くなる．家族の食事の時には同席するも自分の食事はその前に終わらせておくなど，食事に集中できる環境をつくることを指導する．

神経難病は進行性のため，進行にあわせて対処の仕方も変えていかなければならない．むせの状態を見ながら，段階的にさらにむせにくい食事に変えていくのは，本人にとっても抵抗があり，食事を用意する家族にとってもより手間のかかることとなる．訪問栄養士，訪問看護師，食形態の変更になれた介護士などと相談しながら対応できる環境を持つことができるように工夫する．

明らかにむせが多くなった時には食事形態の工夫が必要となる．まずはどのような形態でむせやすいかを確認する．水分の場合も固形物の場合もあるので，それに応じた対応を考える．筋力低下や痙性のため，かむこと自体が疲労につなが

り，食事量が低下することもあり，食材を小さくすることで嚥下できるようになることもある．

　形態としては一塊になったものの方が飲み込みやすいため，とろみをつけることを勧めることが多い．とろみの程度によって飲み込みやすさが異なるため，いくつか試して本人が一番飲み込みやすい固さを指標とする．最初は市販のとろみ調整食品に抵抗を感じる人が多いので，とろろやめかぶ，あんかけ，ゼリーよせ，にこごりなど自然の食材の中でとろみがついているものを応用して料理することを試みるとよい．

　また，とろみ調整食品には様々な種類があり，対応する蛋白質の状態によっても固まり方が異なるので，使い分けることが必要となる．特に濃厚流動食に対するとろみは専用のものを用いないとなかなかとろみがつかない．味も工夫したものもあり好みによって選択できる．ただし，コストがかかること，種類によってはカロリーとして勘案しなければならないことがあるので確認が必要である．

　また，食塊を口腔内のどこに置くかも大切である．舌の動きが悪くなっていると食物を咽頭に送り込むことが難しくなるので，舌の奥の方に置いて頭部を後屈させて落としこむように飲み込む人もいる．誤嚥防止の観点からはあごをひいて食する方がよいが，患者によっては必ずしもそのような食べ方が安楽にならない．どのような姿位が一番安楽に食せるかは本人が知っていることが多いため，姿位のセッティングを上手に行う．また，誤嚥による窒息の危険があることも十分に説明し，万が一誤嚥した時にはどのように対処するかも説明しておく．誤嚥した時には大概あわててしまうことが多いので，具体的にマスターしてもらうように指導する．この時期には吸引器を家庭にも用意する，もしくは掃除機に接続できる吸引チューブを用意しておき，対処できるようにしておくとよい．

　さらに誤嚥性肺炎の防止のためには口腔内の清潔を保つことが大変重要であるので，口腔ケアもあわせて行う．在宅訪問スタッフにはまだまだ嚥下指導の専門家である言語療法士は少ないので，耳鼻科医，歯科医，歯科衛生士，栄養士などの協力を得ながらチームでケアにあたる．

(3) 栄養量が問題となる場合

　様々な工夫をしても嚥下障害が進行すると栄養量を十分に摂れなくなる．カロリーと水分が確保できるように，食事内容にも配慮する．特に神経筋疾患などの筋肉量が低下する疾患では蛋白質を十分に摂取する．

　至適なカロリー量をどう考えるかは非常に難しい問題である．筋肉量が低下し

ていく時には計算上の必要カロリー以上に摂取しないと痩せてしまう．逆に筋肉量が極端に減少し，運動量も少なくなった時には1000 kcal／日でも太ってしまい，800～1000 kcal／日が維持量となることも少なくない．その際には微量元素やビタミン類などの補充を図る必要がある．また，不随意運動を来す疾患では消費カロリーが多くなるため，多めにカロリー量を設定する必要がある．体重をこまめに計測し，痩せないようにコントロールを試みる．

　摂取量が確保できない場合には高カロリーのものを用いて少量でも十分量のカロリー摂取を心がけるようにする．市販のものではチーズ，幼児用の高カロリーヨーグルト，プリンなどが形態としても食しやすい高カロリー食である．

　また，保険収載されている栄養剤は通常1 kcal／1 mLであるが，エンシュア®・Hは1.5 kcal／1 mLであるので，下痢に注意して用いる．さらに食品扱いの市販栄養剤では2 kcal／1 mL以上の濃さのものもあるので状況に応じて使い分ける．ただし，難病の方は特定疾患治療研究事業により医療費の助成があるため，薬品扱いの栄養剤は医療保険でカバーされるが，食品扱いの栄養剤はカバーされない．食品扱いの栄養剤にて経管栄養のみの食事にすると月3～4万円の出費となることを納得してもらわなければならない．最近ラコール®の半固形製剤が発売になった．薬品扱いで処方でき，経口でもゼリー状のため飲み込みやすく，経管栄養で用いても逆流のしにくさ，下痢の改善，投与時間の短縮などの面でメリットがある．

　以上のようなことをしても十分なカロリー，水分が確保できない場合には経管栄養を併用することになる．

（4）栄養内容が問題となる場合

　神経難病の特殊なものでは栄養内容そのものに注意が必要な場合がある．例えばウイルソン病では銅制限食，フェニルケトン尿症では低フェニルアラニン食を，レフサム病ではフィタン酸の摂取制限食などが挙げられる．周期性四肢麻痺では運動後の炭水化物や塩分の多量摂取を避ける．なお，ミトコンドリア脳筋症では飲酒は禁忌である．

　難病とは異なるが神経疾患では栄養素の不足が原因となる疾患も多く，ビタミンB_1不足で末梢神経障害，コルサコフ症候群，ビタミンB_{12}不足で末梢神経障害，亜急性連合変性症などが挙げられる．これらの病気を疑った場合は早期に積極的な補充が必要である．

　また，ワーファリンを用いている時も食事内容に気をつける必要がある．特に

ビタミンKが多く含まれるものは血中濃度が不安定になるため避ける.

(5) ステロイド治療に伴い栄養管理が必要な場合

　神経難病には多発性硬化症,重症筋無力症,多発筋炎,免疫介在性末梢神経障害など免疫異常により発症するものも多く含まれ,ステロイド治療を行う機会も多い.ステロイド治療中は肥満にならないように摂取カロリー量のコントロールが必要であり,ステロイド性糖尿病にも注意する.また,骨粗鬆症を予防するため,ビスホスホネート製剤やカルシウムなどもよく摂るようにする.

(6) 経管栄養への移行時期

　十分な食事量が摂れない（体重が10％低下）,誤嚥性肺炎を繰り返す場合は経管栄養の絶対的適応であるが,筋肉量が低下する疾患では一度落ちてしまった筋肉を戻すことは困難であるので,痩せる前に対応することが肝要である.いつ経管栄養に移行すべきかについては,いくつかのガイドラインが示されているが,ゴールドスタンダードは今のところない.筆者は嚥下障害のために食事に1時間かかるようでは胃瘻と併用した方がよいと説明している.30分を超えたあたりから胃瘻についての具体的な説明を始め,十分に考えるだけの知識と理解を得た上で,1時間になる前に決断していただいている.

　経管栄養への移行を歓迎する患者は少ないので,いずれはしなくてはいけないと思っていても,先延ばしにしたいという気持ちが強い.単純に「口から味わいたい」という欲求から経管栄養を否定したいという気持ちもあるが,「新しい医療処置を受け入れなければならないほど病状が進行したということを認めたくない」「口から食べられなくなったらそこまででよい」「胃瘻は怖い」「胃瘻にすると二度と口から食べられなくなるのではないか」などの心配があって決断できない方も多い.咽頭部の粘つき感が不快なため,食物を飲み込むという動作を行うことで解消している場合もある.

　まず,なぜ経管栄養が必要なのか,経鼻経管と胃瘻についてよく説明する.痩せる時には筋肉から痩せてしまうので,筋力が落ち,ますます自分でできる範囲が狭くなってしまうこと,痩せると関節などが圧迫されて痛みを生じるようになることなど,安楽に過ごすために栄養がいかに重要かということを理解いただく.

　回復可能な疾患の場合は嚥下機能の改善を妨げないという意味で留置カテーテルよりも毎食ごとに口からカテーテルを患者自身で胃まで飲み込み経管栄養を行う間欠的口腔カテーテル栄養を行うこともあるが,進行性疾患の場合,用いる状

況は限られる．

　頻度が多いのは胃瘻造設であるが，内視鏡で安全に行うことができ，重篤な合併症は少なく，施行時間も15分程度と短くなっている．術後管理や日常の管理も簡便であるので，図などを用いてよく説明し，納得していただくようにする．

　胃切除後など胃瘻造設が困難な場合には食道瘻造設（PTEG）の選択肢も考える．また，言語機能がすでに廃絶している場合には気管食道分離術を行い，気道と食物の通過する経路を全く分けてしまうという方法もとり得る．ただし，全身麻酔下で手術を行い，気管切開を伴うことになるため，呼吸機能低下がある場合には，手術後に呼吸器から離脱できるのか，呼吸筋障害が進行した時に呼吸補助をどうするのかということまで含めて手術適応を考える必要がある．また，対象者は寝たきりの方が多く，胃瘻造設後は胃が腹壁に吊り上げられている状態になっているため，逆流しやすいとも言われる．逆流予防のためには臥床時も30度以上上体を上げておく．ちなみに経鼻胃管でもチューブを伝って誤嚥しやすいと言われており，嚥下リハビリ上も経鼻経管がない方が誤嚥が少ないと言われているので，なるべく留置しないようにする．

　これらの医療処置についてはいずれも選択しないという選択肢もある．その場合，脱水の対処をどうするかなど進行期について具体的によく話し合い，十分にイメージできる状態で選択につき考えてもらう．また，本人だけでなく家族の納得も必要で，在宅生活でどこまで看ていくのかなどの話も必要に応じて行う．

(7) パーキンソン病およびパーキンソン症候群

　パーキンソニズムを来す疾患に共通する嚥下障害の特徴としては投薬効果のある症例では，有効な時間（ON）と無効な時間（OFF）があることである．生活上の基本的動作である食事ができるよう最大限に薬の調整を行うことが基本である．特に通常の投薬は食後に行うが，食事中がOFFになってしまうことがあるため，一番効果の早いL-dopa剤を食前30分に服用するようにして，食事中をONにするなどの工夫が必要である．

　また，前述のごとく，不随意運動が激しい場合は摂取カロリーを多めに設定し，逆に寝たきりになってしまった段階では少なめに設定する．

(8) 筋萎縮性側索硬化症（ALS），筋ジストロフィー

　ALSでは栄養不良は生命予後に影響するため，病初期から栄養管理を積極的に行うようにすべきである．定期的に栄養評価を行い，体重減少を最小限に抑え

表Ⅲ-5-1. 神経難病患者の栄養管理のポイント

・神経難病では嚥下障害が進行性に生じる疾患が多いので，予測した対応が必要．
・理学所見のほかにも嚥下造影検査や嚥下内視鏡検査などの定期的な検査が必要．
・まずはむせにくくする生活上の指導を！ 〜ながら食べはしない．酸味に注意．
・必要栄養量は病態にあわせて柔軟に考える．原則があてはまらない症例多し．
・代謝性疾患など，疾患によっては制限食が必要．
・経管栄養は痩せる前に介入を．食事に1時間以上かかるようなら併用を考える．
・パーキンソン病などは薬が有効な時間に食事をするなどの工夫を！
・ALSでは栄養管理は症状緩和に必須．呼吸障害とも密接に関係する．

るよう努力する[1〜3]．これらの疾患の一番の特徴は呼吸筋麻痺があることである．嚥下障害が進行する時には呼吸筋麻痺も進行していることが多く，両者は密接に関係する[1,2]．

嚥下障害が進行する段階では上気道周囲の筋の脱力により，上気道閉塞を来しやすい．そのため，呼吸が努力様となって呼吸筋疲労を来し，呼吸機能が低下する．逆に食事中は無意識に息こらえをしてしまう，または胃内容物が増加し横隔膜の動きが抑制されるため，呼吸機能障害が進行してくると，呼吸が苦しくなり食欲もおちてしまう．どちらか一方がよくなると他方の症状も改善することはよく経験する．その意味でも非侵襲的人工呼吸器 noninvasive positive pressure ventilation（NPPV）の使用や嚥下障害の対応は大切である．

嚥下障害は軽微で胃瘻の適応がなくても，呼吸筋障害が進行している症例では，胃瘻造設そのもののリスクが高くなる．そのため，将来的なことを話し，すぐに使用しなくとも胃瘻造設を施行することがある．嚥下障害があってもなかなか胃瘻造設に踏み切れない人も多く，決めた時にはすでに%VCが50％を切っている場合も多い．当院のデータでも3年間にPEG造設した連続ALS 37症例中胃瘻造設の時期として推奨されている%VC 50％以上かつPCO_2 45以下はわずか32％であった．もっとも当院では%VCが30％以下となっても我々が開発した内視鏡対応NPPVマスクを用いて，NPPVを行いながらPEGを施行している[4]．そのため，他の施設ではPEG自体を断念してしまうような，かなり呼吸機能低下が進行している場合も対象にしており，呼吸機能低下例が多い結果になっている面はあるが，本人の抵抗感からタイミングが遅れることが多いことも事実である．嚥下障害および呼吸障害のある患者に経鼻胃管の入れ替えを行うのは大変苦痛を伴うので，いずれ経管栄養を選択する方針なのであれば，できるだけ時期を逸せず胃瘻の造設をできるように説明していく必要がある．

おわりに

　「食べる」ということは人として大切な文化であり，単に栄養学的な側面だけではない．その機能が失われてしまうことによる精神的なダメージにも十分に配慮しなければならない．本人が納得することが大切で，多少危険でもリスクを説明・理解した上で本人が食べたいというのであれば，容認している．また，味わうだけであれば舌の上に少量の食塊を置き，飲み込まずに吸引するということもできる．あくまで患者本人の意志が優先されるが，得てして患者本人は悪い結果についての予想はしにくいものであるので，医療者としては押し付けない程度に説明を繰り返す必要はあろう．在宅という傍に医療者が必ずしもいる訳ではない状況で窒息が起こると，適切に対処できない場合に本人の生命の危険だけでなく，家族も責任を感じて傷つくことになりかねない．予想される事態に対する対処方法と覚悟をもつことも伝えておかなければならない．

文献

1)「筋萎縮性側索硬化症診療ガイドライン」作成委員会編集：筋萎縮性側索硬化症診療ガイドライン2013．日本神経学会監修，pp.104-115，南江堂，2013．
2) 荻野美恵子：筋萎縮性側索硬化症（ALS）の医療手順．神経治療学．2004；21（2）：127-137．
3) Shimizu T, Nagaoka U, Nakayama Y, et al.：Reduction rate of body mass index predicts prognosis for survival in amyotrophic lateral sclerosis：amulticenter study in Japan. Amyotrophic Lateral Scler. 2012；13（4）：363-366．
4) 矢吹心平，荻野美恵子，坂井文彦，他：ALSにおける内視鏡対応フルフェイスマスクNPPV使用下でのPEG造設の検討．第50回日本神経学会総会プログラム抄録集，p.344，2009．

〔荻野美恵子〕

慢性閉塞性肺疾患（COPD）患者への対応

（1）栄養評価と病態との関連

a. 栄養評価

　日本呼吸器学会のCOPD診断と治療のためのガイドライン[1]では推奨される栄養評価項目が段階的に示されている（**表Ⅲ-6-1**）．体重測定は必須であり，%標準体重% ideal body weight（%IBW）や body mass index（BMI）を評価する．定期的に体重を測定し，経時的な体重変化を追うことも重要である．食事調査により栄養摂取量の概要や，患者の食習慣や嗜好についても把握しておく必要がある．食事を妨げる要因として，摂食時の息切れや腹部膨満感の有無，咀嚼や嚥下の状態に関しても評価する．COPDは高齢者が多く，嚥下障害に基づく誤嚥性肺炎の併発が増悪リスクとして重要となる．近年，間接カロリメトリーを用いた安静時エネルギー消費量 resting energy expenditure（REE）の測定が広く用いられるようになってきた．REEは個々の代謝状態を反映し，栄養治療における投与エネルギー量や組成を決定する上で有用な指標となる．日常臨床においては，簡便な身体組成の評価として身体計測値を用いる．%上腕筋周囲長 % arm muscle circumference（% AMC）が筋蛋白量，%上腕三頭筋部皮下脂肪厚 % triceps skin fold thickness（% TSF）が体脂肪量を反映する指標となる．全身の体成分の評価には生体電気インピーダンス分析法 bioelectrical impedance analysis（BIA）や二重エネルギーX線吸収測定法 dual energy x-ray absorptiometry（DXA）が非侵襲的で精度も高いが，専用の測定機器が必要となる．血清アルブミンは栄養状態の評価に最も汎用されている指標の一つであるが，COPDでは血清アルブミンによる蛋白代謝異常の検出感度は低い．プレアルブミン（トランスサイレチン）やレチノール結合蛋白などの rapid turnover protein（RTP）や分岐鎖アミノ酸 branched chain amino acids（BCAA）/芳香族アミノ酸 aromatic amino acids（AAA）比が鋭敏な指標となる．骨格筋，呼吸筋の筋機能の評価には，握力や最大吸気・呼気口腔内圧の測定が簡便な指標となる．

　安定期の通院患者では同年代の健常者と比較し，% IBW あるいは BMI の低下が認められ，内臓蛋白では血清アルブミンの低下はないが RTP の低下がみら

表Ⅲ-6-1. 推奨される栄養評価項目

必須の評価項目	体重（% IBW, BMI） 食習慣 食事摂取時の臨床症状の有無
行うことが望ましい評価項目	食事調査（栄養摂取量の解析） 安静時エネルギー消費量（REE） %上腕周囲長（% AC） %上腕三頭筋部皮下脂肪厚（% TSF） %上腕筋周囲長（% AMC: AMC － π×TSF） 血清アルブミン
可能であれば行う評価項目	体成分分析（LBM, FM など） RTP 血漿アミノ酸分析（BCAA/AAA） 握力 呼吸筋力 免疫能

IBW：80≦%IBW＜90：軽度低下，70≦%IBW＜80：中等度低下，%IBW＜70：高度低下
BMI：低体重＜18.5, 標準体重 18.5〜24.9, 体重過多 25.0〜29.9

（文献1）より引用）

れる．血漿アミノ酸分析では，BCAA の低下による BCAA／AAA 比の低下を認める．すなわち，安定期 COPD 患者は RTP の低下とアミノ酸インバランスをともなうマラスムス型の蛋白・エネルギー栄養障害を呈しており，"pulmonary cachexia" と称される．体成分分析では，脂肪量 fat mass（FM）の減少は軽度の体重減少（80%≦% IBW＜90%）から認められるが，除脂肪体重 lean body mass（LBM）と骨塩量 bone mineral content（BMC）の減少は中等度以上の体重減少（% IBW＜80%）で明確となる[2]．最近，栄養状態の簡便なスクリーニング法である Mini Nutritional Assessment®-Short Form（MNA®-SF）（**別表2参照**）を用いて，約半数の COPD 患者で栄養学的リスクが認められることが報告された[3]．

b. 病態との関連

体重および LBM は1秒量（FEV_1）や肺拡散能（DLco），残気量（RV）などの呼吸機能指標と共に呼吸筋力や運動耐容能と相関する[4]．BMI は呼吸機能障害の重症度とは独立した予後因子となり，LBM は BMI よりもさらに鋭敏な予後因子となる[5]．増悪が予後の悪化と密接に関連することが知られているが，MNA®-SF が増悪の予測に有用であることが報告されている[3]．また，栄養障害は QOL の低下とも関連している．すなわち，COPD 患者の栄養障害は病態生理および QOL の低下や予後と密接に関連している．

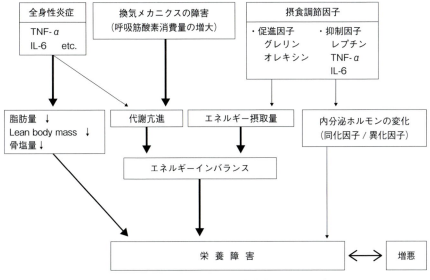

図Ⅲ-6-1. COPDにおける栄養障害のメカニズム

(2) 栄養障害の原因

　栄養障害の原因として，代謝亢進に基づくエネルギーインバランスや全身性炎症，内分泌ホルモンの分泌動態の変化などの複合的要因の関与が想定される (**図Ⅲ-6-1**)．安定期においてもREEは増大しており，代謝亢進状態にある[6]．REEの増大は閉塞性換気障害や肺過膨張，呼吸筋力の低下に基づく呼吸筋酸素消費量の増大が主因と考えられる．血中 tumor necrosis factor-α (TNF-α) や interleukin-6 (IL-6) などの炎症性メディエーターの上昇に反映される全身性炎症がFMやLBMの減少と関連している．TNF-αの上昇は代謝亢進にも関与する可能性がある．炎症性メディエーターは摂食抑制因子として食事摂取量の減少と関連し，栄養補給療法の効果にも影響を及ぼす．また，COPDにおいては病態そのものや，消化器疾患の合併，治療薬の影響などによって食欲不振や腹満を来し食事摂取量が減少することも考慮する必要がある (**表Ⅲ-6-2**)．

　異化因子であるTNF-αやIL-6，ノルエピネフリンは体重減少患者で高値を示し[7]，結果的に，成長ホルモンやインスリン様成長因子-1 insulin-like growth factor-1 (IGF-1) などの同化因子に対して優位となり体重減少に関与することも示唆されている．さらに，摂食抑制因子であるレプチンや摂食促進因子であるグレリン，オレキシンの分泌動態と栄養障害との関連も指摘されている[7]．

表Ⅲ-6-2. 食欲不振および腹満の原因

```
肺過膨張(横隔膜低位)
呼吸困難
消化器疾患の合併
    消化性潰瘍,胃食道逆流症(GERD),便秘症
治療薬の影響
    メチルキサンチン,$\beta_2$刺激薬,抗コリン薬
抑うつ
ADLの低下,運動不足
```

　増悪と栄養障害とは相互に悪循環を呈し,共に予後の悪化に関連している.栄養障害は増悪の発症要因となることが知られており,増悪による全身性炎症の亢進はレプチンや炎症性サイトカインの上昇を介してエネルギーインバランスとも関連し,栄養障害の増悪を来す.

(3) 栄養管理

a. 栄養管理のエビデンス

　栄養管理はCOPDの包括的呼吸リハビリテーションにおいて重要な構成要素となっている.米国静脈経腸栄養学会American Society for Parenteral and Enteral Nutrition (ASPEN) のガイドライン[8]では,他の臨床的な病態や合併症がない限り,経口補給あるいは経管経腸栄養によって栄養状態を改善することが可能であるとしている.栄養の過剰投与による炭酸ガス産生の増加は換気系の負荷となり得ることを警告しているが,投与総エネルギーが適切であれば,主栄養素間の比率を調整しても炭酸ガス産生量には影響がないとしている.また,呼吸筋の収縮力を維持するためにリンの必要性を強調している.欧州静脈経腸栄養学会European Society for Clinical Nutrition and Metabolism (ESPEN) のガイドライン[9]では,経腸栄養のみでの有効性は限定的であり根拠に乏しい,運動療法や蛋白同化因子との併用が栄養状態や身体機能を改善する可能性がある,食後の呼吸困難や腹満感の回避およびコンプライアンスの向上に少量・頻回の栄養剤摂取が望ましい,安定期COPDにおいて低炭水化物・高脂肪の栄養剤が通常の高蛋白・高エネルギーの栄養剤よりも有用であるとは言えないと記載されている.日本静脈経腸栄養学会Japanese Society for Parenteral and Enteral Nutrition (JSPEN) のガイドライン[10]では,栄養療法単独の効果については限られたエビデンスしかないものの運動療法との併用で栄養状態と身体機能の改善が期待できるとしている.

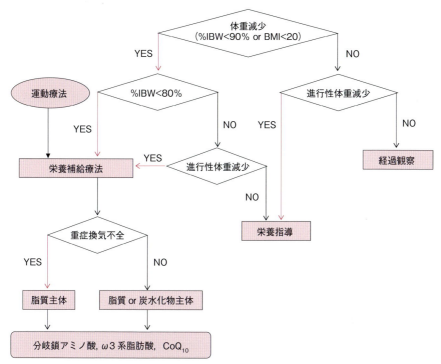

図Ⅲ-6-2. 栄養補給療法の適応に関するアルゴリズム

(文献4) より)

最近のメタアナリシスでは経口栄養補給療法による総摂取エネルギー量や体重の増加および握力の改善[11]，さらに除脂肪量の増加や6分間歩行距離，健康関連QOLの改善[12]なども報告されている．今後，栄養補給療法の具体的方法論などを含め，さらに有効性の高い栄養管理の確立が求められる．

b. 栄養治療の原則

重症例や栄養障害が高度な例では栄養治療の効果が低下するため，食事指導を含めた早期の栄養学的介入が考慮されるべきであり，多職種からなる栄養サポートチーム nutrition support team（NST）による介入が望ましい．体重減少患者（%IBW＜90％あるいはBMI＜20 kg/m^2）で，食事摂取量を増やすことが困難な場合や進行性の体重減少が認められれば経腸栄養剤による経口栄養補給療法を考慮すべきである．特に，LBMが減少している患者やLBMの減少が予測される中等度以上の体重減少患者（%IBW＜80％）では栄養補給療法が必須となる（図Ⅲ-6-2）[4]．運動療法施行時には負のエネルギーバランスの増悪による栄養障害

の進行を抑制し，運動療法の効果を高める目的で栄養補給療法を併用する必要がある．

総エネルギー投与量は通常，実測安静時エネルギー消費量の 1.5 倍に設定される．予測式より求めた基礎エネルギー消費量 basal energy expenditure（BEE）に活動係数 1.3 とストレス係数 1.3 を乗じて求める方法もある．BEE の予測式として一般的には Harris-Benedict の式が用いられているが，過小評価する可能性が指摘されている．蛋白質投与量は 1.2 〜 1.5 g/kg（総エネルギー量の 15 〜 20％）とする．炭水化物はエネルギー源として最も利用されやすいが，過剰投与となった場合は，炭酸ガス産生量の増加により換気系の負荷となる．一方，脂質の呼吸商は 0.7 と低いため酸化にともなう炭酸ガス産生が少なく換気系への負担は軽減される．したがって，脂質投与量は総エネルギー量の 35 〜 50％，炭水化物投与量は 30％程度が妥当とされているが，換気障害の重症度によって投与比率を調整する．

c. 栄養指導

高蛋白・高カロリー食を基本として食事指導を行う．食後に腹部膨満感や呼吸困難を訴えることが多いため，食事は 4 〜 6 回の分食として 1 回あたりの食事量を少なくする．消化管でガスを発生しやすい食物や炭酸系飲料水の摂取は避けるように指導する．肺性心の合併による浮腫があれば，塩分は 7 〜 8 g/ 日に制限する．筋蛋白量の保持には，十分なエネルギーに加え，十分な蛋白源の摂取が必要となる．プロテインスコアの高い良質の蛋白質や，BCAA の含有率が高い食品（牛肉，鶏肉，牛乳やチーズといった乳製品等）の摂取が勧められる．カリウム，カルシウム，リン，マグネシウム，鉄などの電解質や微量元素は呼吸筋や四肢運動筋の収縮力保持に重要であり十分な摂取を指導する．骨粗鬆症の合併頻度が高いことからもカルシウム摂取が重要である．食事のみで摂取が困難であれば，必要に応じてサプリメントによる補給も考慮する．

d. 栄養補給療法

1）経腸栄養剤の投与法

十分なエネルギー量の摂取を最優先し，少なくとも 3 か月以上の継続を目標とする．明らかな栄養状態の改善が得られない場合でも，栄養障害の進行を抑制する目的で可能な限り継続する[4]．また，食事摂取量の維持や腹部膨満感の軽減のために，栄養剤の分割摂取や夕食以降の摂取を指導する．

2）経腸栄養剤の選択

エネルギー組成や個別栄養素の含有率など個々に特徴をもった栄養剤の中か

表Ⅲ-6-3. 経腸栄養剤の選択と処方例

換気能力からみた選択	・高炭酸ガス血症あり ①通常食＋プルモケア®-Ex 360 kcal/日 ②通常食＋ライフロン®-QL 200～400 kcal/日 ・高炭酸ガス血症なし ①通常食＋エレンタール® 300～450 kcal/日 ②通常食＋エンシュア®・リキッド 250～500 kcal/日（エンシュア®・H 375 kcal/日）
抗炎症作用からみた選択	①通常食＋ラコール® 200～400 kcal/日 ②通常食＋ライフロン®-QL 200～400 kcal/日 ③通常食＋メイン® 400 kcal/日
アミノ酸組成からみた選択	①通常食＋エレンタール® 300～450 kcal/日 　BCAAを8～16g強化 ②通常食＋ヘパスⅡ® 200～400 kcal/日

ら，個々の病態に適したものを選択する．患者の換気能力，抗炎症作用，アミノ酸組成などが選択基準として挙げられる（**表Ⅲ-6-3**）．

①換気能力からみた選択

換気不全による高炭酸ガス血症をともなう場合は，呼吸商の小さい脂質を主体とする栄養剤が有用とされる．一方，脂質は胃内での停留時間が長いため横隔膜運動を低下させる要因となり，腹満と労作時呼吸困難が悪化する可能性も指摘されている．したがって，著しい換気障害がなければ炭水化物，脂質にかかわらず，十分なカロリー補給を最優先する．

②抗炎症作用からみた選択

ω3系脂肪酸はnuclear factor kappa B（NF-κB）を制御して炎症性サイトカインの産生を抑制すると共に炎症性エイコサノイドの産生も抑制する．ω3系脂肪酸の含有率が比較的高いラコール®の栄養状態や全身性炎症に対する有効性が示されている．また，ω3系脂肪酸のサプリメントと運動療法の併用により，プラセボ群よりも運動耐容能が有意に改善する[13]．コエンザイムQ_{10}（CoQ_{10}）は細胞内ミトコンドリアでATP産生に関与する補酵素であり，抗酸化作用を有している．ω3系脂肪酸に加えてCoQ_{10}を強化したライフロン®-QL（400 kcal/日）によるBMIとLBMの増加および呼吸筋力の改善が報告されている．ω3系脂肪酸およびビタミンAの含有率の高い栄養剤（エネルギー比率：炭水化物60％，脂肪25％，蛋白質15％）と，在宅での低強度運動療法の併用効果が報告されている[14]．12週間の併用療法により，患者教育のみのコントロール群と比較し，血清中の高感度CRP，IL-6，IL-8，TNF-α濃度の有意な低下が認められた．抗

炎症作用を有するホエイペプチドを含んだメイン®と低強度運動療法の併用による栄養状態の改善と運動能の改善，血中炎症性マーカーの低下も報告されている[15]．

③アミノ酸組成からみた選択

BCAAには異化抑制や蛋白質合成促進作用があり，侵襲下ではエネルギー源として横隔膜での利用が亢進していることが知られている．BCAAは運動時に骨格筋での利用が高まるため，運動療法施行時の投与が有用と考えられる．COPD患者では血漿BCAA濃度の低下がみられることから，BCAAを強化した栄養剤の効果が期待される．BCAAを8～16g強化したエレンタール®（300～600kcal/日）を12か月間投与し，体重，LBM，内臓蛋白の増加および呼吸筋力，握力の改善や自覚症状の軽減が認められた[4]．また，呼吸リハビリテーションとBCAAの含有率が高いへパス®（200kcal/日）との併用がリハビリ後の栄養状態の維持に有用であることが報告されている[16]．

④摂食調節からみた選択

グレリンは胃組織より分泌されるペプチドホルモンであり，強力な成長ホルモン分泌作用や摂食亢進作用を示し，抗炎症作用や交感神経抑制作用なども有している[17]．オクタン酸の含有量が多いラコール®の摂取によって，グレリンの血中濃度の上昇と共に，BMIや内臓蛋白の増加，食欲の改善が認められている[18]．

e. 終末期の栄養管理

COPDは加齢と共に進行し，最終的には慢性呼吸不全に陥る．終末期のCOPD患者では著しい呼吸困難と共にQOLが極度に低下する．さらに，増悪の頻度が増加し，入退院を繰り返すと共に，骨格筋の廃用性萎縮と栄養障害が進行する[1]．終末期においては，呼吸困難感や抑うつ，ADLの低下などのため食欲が著しく低下すると共に食事中の低酸素血症の増悪などによって経口摂取が困難となる．食事中の酸素流量の増量や休息をとりながら時間をかけて経口摂取するように指導するが，十分なエネルギー摂取量の確保は困難な場合が多い．

また，呼吸不全の進行に対し在宅で非侵襲的陽圧換気療法 noninvasive positive pressure ventilation（NPPV）を施行する場合は，マスクの装着が必要となり食事摂取はさらに困難となる．経管栄養は誤嚥性肺炎の要因になることもあり管理が容易ではない．胃瘻は増悪時における奏効例が報告されているものの，慢性期においてはほとんど行われることはない．終末期の栄養管理については，経静脈栄養の適応や呼吸管理も含めた終末期医療全体の中で位置づける必要がある．

文 献

1) 日本呼吸器学会 COPD ガイドライン第4版作成委員会：COPD（慢性閉塞性肺疾患）診断と治療のためのガイドライン．メディカルレビュー社, 2013.
2) 吉川雅則, 木村 弘：COPD の診断と治療の進歩．合併症（全身併存症）．栄養障害．日内会誌．2012；101（6）：1562-1570.
3) Yoshikawa M, Fujita Y, Yamamoto Y, et al.：Mini Nutritional Assessment Short-Form predicts exacerbation frequency in patients with chronic obstructive pulmonary disease. Respirology. 2014；19（8）：1198-1203.
4) 吉川雅則, 木村 弘：Bedside Teaching 呼吸器疾患における栄養管理の実際．呼吸と循環．2007；55（9）：997-1005.
5) Vestbo J, Prescott E, Almdal T, et al.：Body mass, fat-free body mass, and prognosis in patients with chronic obstructive pulmonary disease from a random population sample：findings from the Copenhagen City Heart Study. Am J Respir Crit Care Med. 2006；173（1）：79-83.
6) Yoneda T, Yoshikawa M, Fu A, et al.：Plasma levels of amino acids and hypermetabolism in patients with chronic obstructive pulmonary disease. Nutrition. 2001；17（2）：95-99.
7) Itoh T, Nagaya N, Yoshikawa M, et al.：Elevated plasma ghrelin level in underweight patients with chronic obstructive pulmonary disease. Am J Respir Crit Care Med. 2004；170（8）：879-882.
8) ASPEN. Board of Directors and the Clinical Guidelines Task Force：Guidelines for the use of parenteral and enteral nutrition in adult and pediatric patients. JPEN J Parenter Enteral Nutr. 2002；26（1Suppl.）：1SA-138SA.
9) Anker SD, John M, Pedersen PU, et al.：ESPEN Guidelines on Enteral Nutrition：Cardiology and pulmonology. Clin Nutr. 2006；25（2）：311-318.
10) 日本静脈経腸栄養学会編：呼吸不全．静脈経腸栄養ガイドライン第3版．照林社, 2013.
11) Collins PF, Stratton RJ, Elia M：Nutritional support in chronic obstructive pulmonary disease：a systematic review and meta-analysis. Am J Clin Nutr. 2012；95（6）：1385-1395.
12) Ferreira IM, Brooks D, White J,et al.：Nutritional supplementation for stable chronic obstructive pulmonary disease（Review）. Cochrane Database Syst Rev. 2012.
13) Broekhuizen R, Wouters EF, Creutzberg EC, et al.：Polyunsaturated fatty acids improve exercise capacity in chronic obstructive pulmonary disease. Thorax. 2005；60（5）：376-382.
14) Sugawara K, Takahashi H, Kasai C, et al.：Effects of nutritional supplementation combined with low-intensity exercise in malnourished patients with COPD. Respir Med. 2010；104（12）：1883-1889.
15) Sugawara K, Takahashi H, Kashiwagura T, et al.：Effect of antiinflammatory supplementation with whey peptide and exercise therapy in patients with COPD. Respir Med. 2012；106（11）：1526-1534.
16) Kubo H, Honda N, Tsuji F, et al. ：Effects of dietary supplements on the Fischer ratio before and after pulmonary rehabilitation. Asia Pac J Clin Nutr. 2006；15（4）：551-555.
17) Kojima M, Hosoda H, Date Y, et al. ：Ghrelin is a growth-hormone-releasing acylated peptide from stomach. Nature. 1999；402（6762）：656-660.
18) Ashitani J, Matsumoto M, Nakazato M：Effect of octanoic acid-rich formula on plasma ghrelin levels in cachectic patients with chronic respiratory disease. Nutr J. 2009；8：25.

〔吉川雅則・木村　弘〕

心不全患者への対応

(1) なぜ今,心不全での在宅栄養管理なのか

　心不全の治療は,日進月歩である.人工心臓,心臓移植,再生医療など,新たな治療法が脚光を浴びている.しかし,この対象は,心不全全体の一握りに過ぎない.現場で頭を悩ませる多くは,超高齢化社会を背景にした患者である.

　心不全は,common disease化している.多くが,加齢に関連した多疾患有病者である.管理目標は,生死だけでなく,生活の質(QOL)に向かう.その中で,心不全を取り扱う主体はまもなく,専門家と呼ばれる医師から,地域診療を下支えする一般医へと移り変わる.そして,コメディカルを含めた各職種に,1人の患者に対しての共通のアウトカムが求められる.その共通項として,栄養管理はなくてはならない土台である.しかし,方法論さえ確立できていない惨状がある.

(2) 心不全の栄養管理の原則と心不全治療の基本を押さえる

a. 心不全患者の低栄養にどう対峙するか

　心血管病での栄養管理は,動脈硬化リスクとしての生活習慣病予防にのみ焦点が当てられてきた.カロリー制限に代表される「あれ食べるな」「これ食べるな」の世界であり,体重増加は悪との前提である.しかし,ここにきて心不全で重要視されるのは,長期的な体重減少が有する予後への悪影響[1]である.心臓悪液質を回避すべく,逆に「あれ食べろ」「これ食べろ」の良策が問われる.

　確認しておきたい.低栄養は,心不全の結果として生ずる.確かに,結果として生じた低栄養は,心不全をさらに悪化させる.だからといって,栄養だけ改善させても,心不全は解決できない.低栄養への最善策は,心不全を良くすることである.心不全が良くなれば,結果として栄養は改善し,ゆっくりと体重が戻る.ただし,心不全が進行の度を深めると,基本治療のみでは改善が望めなくなる.そんな病相においては,栄養管理を通じ,心不全の状態を支えてもらう—こんな臨床シナリオである.

b. 今どきの心不全管理とは何か

1) 目に見える治療と目に見えない治療

　栄養管理は,心不全の基本的管理と同時並行で進められる.全体像を押さえて

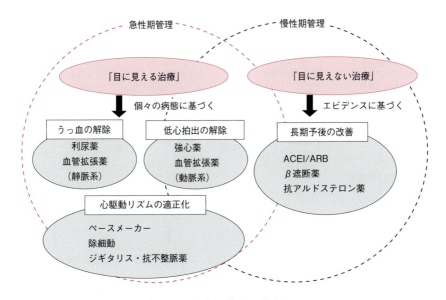

図Ⅲ-7-1. 心不全治療の基本戦略
「目に見える」治療は，医療者の経験や腕がものを言うテイラーメイド治療である．「目に見えない」治療は，エビデンスに基づき解釈するしかない．

はじめて，有効な栄養管理が実践できる．

現状の心不全治療は，大きく二つに分類される（**図Ⅲ-7-1**）．一つは，症状や徴候を改善させる「目に見える治療」である．三つの方法から構成され，うっ血を軽減する目的に利尿薬や血管拡張薬が，低心拍出量を解除する目的に強心薬が，さらに，心駆動リズムを適正化するためにペースメーカーや抗不整脈薬が用いられる．しかし，これら古くから行われてきた治療内容が，必ずしも長期的な予後を改善させないことがわかった．レニン－アンジオテンシン－アルドステロン系（RAAS）や交感神経系といった神経体液性因子が慢性進行性病態を形成し，予後改善を見据えた「目に見えない治療」として，RAAS遮断薬やβ遮断薬が推奨される．前者は主に急性期に，乗り切ったあとの慢性期では後者が主軸となる．ただし，慢性期と言えども心不全徴候を有する場合は，「目に見える治療」が必要となる．両者は，治療標的を異にしながら，補填しあう治療である．

2）ステージ分類の視点

NYHA分類で代表される心不全の「状態」は，管理の時相で如何様にも変化する．一方で，基盤をなす「固有の」心不全病態は常に進行・悪化を続ける（**図Ⅲ-7-2**）．これがステージ分類の考え方である[2]．快方へ向かえない難治例に出

III. 在宅でよくみる各種疾患の栄養管理

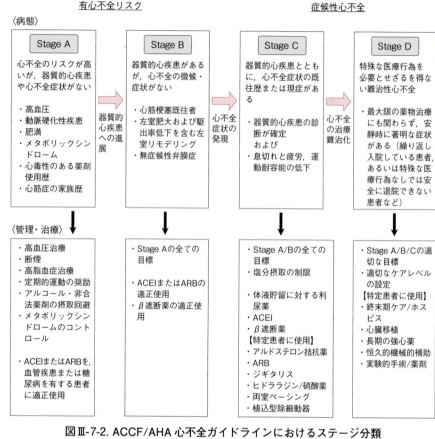

図Ⅲ-7-2. ACCF/AHA 心不全ガイドラインにおけるステージ分類
ステージの概念は、徴候を軽減する「目に見える治療」と予後を改善する「目に見えない治療」との時間的推移である．

(文献2) より)

会うたび、もっと前に治療介入ができなかったのかと先手を打つ重要性を感じる．

心不全の栄養管理は、概してステージDを対象に議論される．しかし同時に、栄養管理はA, Bといったステージ前半にも寄与できる．ただし、予後を改善させるアウトカムは、エビデンスからしか導けない．現状で何がわかっていて、何がわかっていないのかを、把握しておく必要がある．

3) 繰り返し入院という最大の敵

この四半世紀、入院に関連する予後はほぼ不変である．その足かせは、心不全の再入院率の高さにある[3]．しかし、超重症例は多くなく、高齢者、腎機能障害、そして、左室駆出率の保たれた心不全 (HFpEF) が目につく．

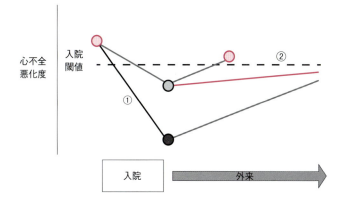

図Ⅲ-7-3. 心不全再入院を食い止める二つの手法
再入院の予防には，①入院中の心不全改善を十二分に求める，②退院後の悪化の進行を緩める，方策を練る．

　入院治療で心不全は軽快し退院するが，外来管理で徐々に悪化し，閾値を超えると再入院に至る．この過程で，二つの方法で再入院が予防できる（**図Ⅲ-7-3**）．一つは，入院中に心不全を十二分に改善させること．もう一つは，退院後の悪化の進行を緩めること．いずれの場合も，栄養管理がもつ論点がある．

4）包括管理，チーム治療の重要性

　加齢と多疾患有病という現代の心不全の特徴から，多数の診療科や職種が共同参加し，介助・介護にあたる周囲のサポーター，さらには経済的・人的資源を提供する社会負担にも意識を向けねばならない．そのためには，医療職種の職務を見直し，チーム医療の確立が急務である．それが，栄養管理を進める原動力となる．

(3) 栄養の管理

　肥満は心血管病の危険因子であるが，心不全に限るとむしろ低体重が危険因子となる[1]．心不全での低栄養が，予後を悪化させる悪液質として注目されはじめた．心不全にみられる悪液質は，炎症の亢進，蛋白異化の亢進，脂肪融解，インスリン抵抗性，食欲低下，吸収不良など多くの因子が含まれている[4]．焦点は，病態を反映する臨床指標と具体的な介入法である．

　頻用される悪液質の臨床指標として，体重減少と血清アルブミン値がある．心臓疾患に特化した定義は存在しないが，1年間で5%以上の体重減少またはBMI $< 20\,\text{kg/m}^2$，アルブミン$< 3.2\,\text{g/dL}$などを目安にする[4]．ただし，アルブミン

値は心不全予後を反映するが，体重の推移と並行しないとの報告[5]もあり，純粋な栄養状態の指標と捉えるべきではないかもしれない．

介入法に関してわが国のガイドライン[6]は，「食事制限は明らかな適応（脂質異常症，糖尿病など）がない限り勧めない」と記載するのみである．米国のガイドライン[2]では，基礎代謝量の20〜30％以上のエネルギー量，1.2〜1.5 g/kgの蛋白質の摂取を推奨する．なかでも，高齢者の心不全では，一度低下した筋肉量を元に戻すことが困難となるため，工夫した栄養摂取に努める．食欲がない時には好みのメニューを提供したり，栄養補助食品，高カロリーサプリメントなどを活用する．経腸栄養を基本とするが，吸収障害や下痢などの消化器症状をみることがある．時に経静脈栄養の出番となるが，必要なエネルギー量を求めて水分過剰とならぬように留意する．

（4）塩分の管理

ガイドラインでも，診療現場でも，心不全の栄養指導は減塩が中心である．本邦での心不全レジストリでも，減塩の不徹底が大きな増悪原因とされる[7]．したがって，心不全患者指導では，何の疑問も感じずに塩分制限が指示されている．しかし，一律の減塩が，全てに有意義か，議論が分かれる部分があるのも事実である．

心不全における減塩は，心不全予防の観点，慢性心不全，急性心不全の3病相で考える．コンセンサスが得られているのは，高血圧予防への寄与である．1 gの減塩は，1 mmHgの血圧低下をもたらす．一方，高血圧は心不全進展の素地として認知され，ステージA，Bでの減塩の重要性は疑う余地がない．

慢性心不全における減塩も，エビデンスが多い．塩分過多は，入院率や死亡率を増加させ，重症例で減塩が効果的である[8]．そもそも心不全では，体内へのNa貯留が促され，ACE阻害薬を用いても解除されない．Na排泄性利尿薬が必要なのは，そのためである．Na利尿薬の弊害が叫ばれるが，減塩と抱き合わせで，必要最小限の使用を心がけたい．

一方，急性心不全での減塩は意見が分かれ，否定的なものすらある．先ごろ初めての2群比較研究が行われ，急性増悪期治療での減塩はうっ血改善を促進しなかった[9]．また，Na利尿薬でのうっ血解除過程では，むしろNaを補充すると，腎機能を悪化させず，短期予後も改善させるとの報告[10]がある．急性心不全のNa補給のあり方は，今後のさらなる検証が必要である．

しかし，病態論以上に現場で求められるのは，減塩の方法論であろう．具体

表Ⅲ-7-1. 心不全管理での減塩指導の実際

心不全と食事

1. 栄養バランスを考えた食事
   主食＋主菜＋副菜が基本です
2. 塩分を1日6g未満
   - ☐ 日本人の塩分摂取は平均10.4gと，他の国々と比べ抜き出て多いことが分かっています
   - ☐ 食塩が多い食事は血圧を上げ，体液量が増加します．血圧や浮腫の管理の為にも塩分1日6g未満を目標に食事療法を行うことがとても大切です
   - ☐ 平均摂取量を考えると，これまでの食生活の半分まで減量しなければ，6g未満に抑えることができません

まず，普段の食事と入院中の食事を比べて見ましょう
   - ☐ 全体的に薄味
   - ☐ 朝のパンに食塩が入っていない
   - ☐ 漬け物，味噌汁，練り製品，干物が出ない
   - ☐ ハムなどの塩蔵品の頻度が少ない
   - ☐ 麺は週に1回程度など，塩分を減らす工夫をした食事です
   - ☐ 日常生活では入院中と違い，間食や外食もあり，より一層食塩の取りすぎに注意が必要です

減塩のコツ

1. 塩分が多い食品を控える
   → 麺類，漬け物，ハムや干物の加工食品，味噌汁などの汁物など塩分が多い物を控えるようにしましょう
   特に退院後は，塩分を制限した食事のコツをつかむまではやめましょう
2. 塩分の無い食材＋調味料で味付け＋薄味料理の工夫
3. 醤油などは，かけずにつける
   → 付けて食べることで，使用した量を意識することができます．ドレッシングなどは，計量スプーンで測って使用しましょう
4. 外食等でも塩分を意識する
   → 外食は，塩分を多く含む食事が多いです．外食をした日は，それ以外の食事の時もいつも以上に減塩を意識することが必要です
5. 食塩換算を身につける
   → 市販食品の多くには，食品表示がされています．ナトリウムを以下の式で計算することで食塩量を求めることができます

   ナトリウム（Na）×2.54÷1000 ＝ 食塩量（g）

   簡単にすると，ナトリウム400mgで食塩約1g，こちらで覚えましょう
   食品の表示を見ることを習慣づけましょう

（北里大学病院心不全手帳（生駒，近藤ら）より）

III. 在宅でよくみる各種疾患の栄養管理

表III-7-2. 心不全診療ガイドラインにおける水分制限の記述

国	ガイドライン名				クラス・LOE			他の関連記載
	学会	名称	年	文献	クラス	LOE	内容	
日本	日本循環器学会	急性心不全治療	2011	6	記載なし			低ナトリウム血症患者では水分摂取を1日1.5～2Lに制限する．しかし，画一的な水分摂取制限に臨床的な利点はない．
日本	日本循環器学会	慢性心不全治療	2010	7	記載なし			軽症の慢性心不全では水分制限は不要である．重症心不全で希釈性低ナトリウム血症を来した場合には水分制限が必要となる．
米国	ACCF/AHA	心不全管理	2013	8	IIa	C	「ステージD，特に低ナトリウム血症患者では，うっ血症状を軽減するために水分摂取を1日1.5～2Lに制限することは理にかなっている．」	水分制限はルーチンに行うものではなく，利尿薬抵抗例や低ナトリウム血症に有効かもしれない．ただし，温暖もしくは乾燥地域での水分制限は，熱中症のリスクがある．
欧州	ESC	急性および慢性心不全の診断と治療	2012	9	記載なし			重症の心不全例で1日1.5～2Lの水分制限を考慮するが，軽-中等症では意味が少ない．低ナトリウム血症では，低張水の摂取を制限する．30 mL/kg（85 kg以上では35 mL/kg）の体重換算水分制限は，口渇を和らげる．
米国	HFSA	心不全診療	2010	10	I	C	「血清Na<130 mEq/Lの高度な低ナトリウム血症では，1日2L未満に水分制限する．」	水分制限は様々な背景因子で履行が左右され，一方で，患者の精神的ストレスを助長させる．水分制限の対象となる利尿薬抵抗性に関し，塩分制限や服薬のアドヒアランスや他剤併用の影響，水分摂取過多などの要因を除外する．
米国	HFSA	心不全診療	2010	10	IIa	C	「大量利尿薬投与かつ塩分制限にもかかわらず，水分貯留のコントロールが困難な場合は，1日2L未満に水分制限する．」	
カナダ	CCS	心不全管理	2013	11	記載なし			記載なし

な指導法を例示する（**表Ⅲ-7-1**）．まずは，食品内の塩分量を意識させるよう工夫する．ただし，低カロリーのダイエット食品に比し，減塩食品のマーケットは桁違いに小さいと聞く．減塩食品の普及など，社会的なアプローチも今後の課題である．

(5) 水分の管理

水分制限もまた，心不全患者指導の現場では何の疑問も感じずに指示が出されている．しかし，水分制限の有効性に関する臨床試験は3報告[9, 11～12]のみであり，いずれも有用性は実証されなかった．これをふまえ内外のガイドライン[2, 6, 13～16]には，高度な腎機能障害を合併しない軽症から中等症の心不全では一律な水分制限は必要ない，と記載されている（**表Ⅲ-7-2**）．

ただし，高度な腎機能障害や希釈性低ナトリウム血症の患者は対象に含まれず，一般論としてのエビデンスに過ぎない．水分制限が必要な患者像が存在することもまた，事実である．見極める鍵は，重症心不全，利尿薬抵抗性を含む腎機能障害，低ナトリウム血症の3病態である．重症心不全では，ナトリウム以上に水分を貯留に傾けるバソプレシンがより上昇する．腎機能障害では，尿希釈を通じて余剰な水分を排泄する腎本来の機能が損なわれる．特に，従来の利尿薬に抵抗性である点が，水分制限を必要とする見極めとして重要である．同時に，神経体液性因子調整薬を徹底することで，水分制限の必要性が減ずる点は認識したい．さらに，バソプレシンV2拮抗薬という水利尿薬により，体内の過剰な自由水が排泄可能となった．心不全での水分管理も変貌を遂げるかもしれない．

いずれにせよ，飲水行動が生命維持の根幹である限り，飲水制限にはアドヒアランスの問題が付きまとう．制限という医療手法は常にアドヒアランスとの戦いであり，今後の患者管理のあり方に関わる大きな課題である．

文献

1) Kalantar-Zadeh K, Anker SD, Horwich TB, et al.：Nutritional and anti-inflammatory interventions in chronic heart failure. Am J Cardiol. 2008；101（11A）：89E-103E.
2) Yancy CW, Jessup M, Bozkurt B, et al.：2013 ACCF/AHA guideline for the management of heart failure：a report of the American College of Cardiology Foundation/American Heart Association Task Force on practice guidelines. Circulation. 2013；128（16）：e240-e327.
3) O'Connor CM, Miller AB, Blair JE, et al.：Causes of death and rehospitalization in patients hospitalized with worsening heart failure and reduced left ventricular ejection fraction：results from Efficacy of Vasopressin Antagonism in Heart Failure Outcome Study with Tolvaptan (EVEREST) program. Am Heart J. 2010；159（5）：841-849.

4) Evans WJ, Morley JE, Argilés J, et al.：Cachexia：a new definition. Clin Nutr. 2008；27（6）：793-799.
5) Horwich TB, Kalantar-Zadeh K, MacLellan RW, et al.：Albumin levels predict survival in patients with systolic heart failure. Am Heart J. 2008；155（5）：883-889.
6) 循環器病の診断と治療に関するガイドライン（2009年度合同研究班報告）慢性心不全治療ガイドライン（2010年改訂版）.
http：//www.j-circ.or.jp/guideline/pdf/JCS2010_matsuzaki_h.pdf
7) Tsuchihashi M, Tsutsui H, Kodama K, et al.：Clinical characteristics and prognosis of hospitalized patients with congestive heart failure-a study in Fukuoka, Japan. Jpn Circ J. 2000；64（12）：953-959.
8) Lennie TA, Song EK, Wu JR, et al.：Three gram sodium intake is associated with longer event-free survival only in patients with advanced heart failure. J Card Fail. 2011；17（4）：325-330.
9) Aliti GB, Rabelo ER, Clausell N, et al.：Aggressive fluid and sodium restriction in acute decompensated heart failure：a randomized clinical trial. JAMA Intern Med. 2013；173（12）：1058-1064.
10) Paterna S, Fasullo S, Parrinello G, et al.：Short-term effects of hypertonic saline solution in acute heart failure and long-term effects of a moderate sodium restriction in patients with compensated heart failure with New York Heart Association class III（Class C）(SMAC-HF Study). Am J Med Sci. 2011；342（1）：27-37.
11) Travers B, O'Loughlin C, Murphy NF, et al.：Fluid restriction in the management of decompensated heart failure：no impact on time to clinical stability. J Card Fail. 2007；13（2）：128-132.
12) Holst M, Strömberg A, Lindholm M, et al.：Liberal versus restricted fluid prescription in stabilised patients with chronic heart failure：result of a randomised cross-over study of the effects on health-related quality of life, physical capacity, thirst and morbidity. Scand Cardiovasc J. 2008；42（5）：316-322.
13) 循環器病の診断と治療に関するガイドライン（2010年度合同研究班報告）急性心不全治療ガイドライン（2011年改訂版）.
http：//www.j-circ.or.jp/guideline/pdf/JCS2011_izumi_h.pdf
14) McMurray JJ, Adamopoulos S, Anker SD, et al.：ESC Guidelines for the diagnosis and treatment of acute and chronic heart failure 2012：The Task Force for the Diagnosis and Treatment of Acute and Chronic Heart Failure 2012 of the European Society of Cardiology. Developed in collaboration with the Heart Failure Association（HFA）of the ESC. Eur Heart J. 2012；33（14）：1787-1847.
15) Lindenfeld J, Albert NM, Boehmer JP, et al.：HFSA 2010 Comprehensive Heart Failure Practice Guideline. J Card Fail. 2010；16（6）：e1-194.
16) McKelvie RS, Moe GW, Ezekowitz JA, et al.：The 2012 Canadian Cardiovascular Society heart failure management guidelines update：focus on acute and chronic heart failure. Can J Cardiol. 2013；29（2）：168-181.

〔猪又　孝元〕

糖尿病患者への対応

(1) 在宅の高齢糖尿病患者の栄養の考え方

　糖尿病患者は高齢化が進んでいるが，健康で活動的に仕事や社会活動をしている患者から，身体機能や認知機能の低下により生活に援助・介助を要する患者，寝たきりで全介助を要する患者まで個人差は大きい．在宅の糖尿病患者には，セルフケアや生活に何らかの介助を要する患者が多い．

　そこで高齢糖尿病患者は，健康で自立した患者と何らかの介助を要するフレイル frailty の患者に分けて治療を考える必要がある[1]．フレイルは加齢に伴って予備能力が低下し，要介護や死亡を来しやすい状態である．

　高齢糖尿病患者の栄養管理も健康な高齢者とフレイルの患者では考え方を変える必要がある（**図Ⅲ-8-1**）．健康な高齢者は血糖，血圧，脂質，体重のコントロールを行い，糖尿病の合併症を予防する．フレイルの患者では，著しい高血糖と低血糖を避け，体重が減らないような栄養サポートを行い，認知症，サルコペニア，転倒を予防し，心身の機能を維持することが大切である．在宅の高齢糖尿病患者はどちらかといえばフレイルの患者であり，この機能維持のための栄養管理を行う必要がある．

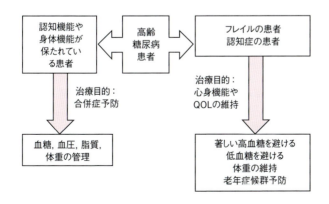

図Ⅲ-8-1．フレイルや認知症を考慮した高齢糖尿病患者の栄養管理

(2) 栄養評価では体重減少に注意する

在宅の糖尿病患者で重要なことは低栄養の評価である．栄養評価のツールとしては主観的包括的評価 Subjective Global Assessment (SGA)[2]，Mini Nutritional Assessment®-Short Form (MNA®-SF) (**別表2参照**)[3]，Malnutrition Universal Screening Tool (MUST)[4] などがある．

これら全てに共通する項目は体重減少である．6か月間で5％の体重減少があれば中等度の低栄養である．体重減少がある場合には，①エネルギー摂取不足，②活動量の増加，③著しい高血糖，④代謝が亢進するような疾患として悪性疾患，感染症，慢性関節リウマチ，甲状腺機能亢進症の合併の可能性を考慮する（**表Ⅲ-8-1**）．糖尿病で多い癌は膵臓癌，肝臓癌，大腸癌であり，体重減少がある場合には便潜血や腹部エコーの検査を行うことが望ましい．

また，高齢者の体重減少は認知症発症の危険因子である[5]．認知症の初期に食事の嗜好が変化し，脂肪の割合が減り，炭水化物が多くなるが，結果としてエネルギー摂取が減ることが考えられる．

食事摂取低下を伴う体重減少として，糖尿病患者ではうつ病を鑑別する必要がある．糖尿病患者は，1型，2型を問わず，糖尿病がない人と比べてうつ病の頻度が約2倍多い[6]．高齢者では気分障害が目立たず，体重減少，全身倦怠感，疼痛などの身体症状が前面に出るので注意を要する．睡眠障害，家に閉じこもりがちとなり，周囲への興味，関心がなくなることもうつ病の特徴である．

(3) 体重減少はサルコペニアの危険因子

体重が減ることは必ずしも脂肪だけが減ることにはならず，筋肉量が減り，サルコペニアを来す場合もある．サルコペニアは筋肉量の低下と筋力低下または身体能力低下と定義される．糖尿病患者はサルコペニアになりやすい．特に未治療

表Ⅲ-8-1．高齢糖尿病患者の体重減少の鑑別

①エネルギー摂取不足：過度のエネルギー制限，口腔疾患，咀嚼障害，嚥下障害，薬物有害作用，疼痛を伴う疾患
②活動量の増加
③著しい高血糖：HbA1c 9.0％以上
④悪性疾患（膵臓癌，肝臓癌，大腸癌が多い）
⑤感染症，慢性関節リウマチ，甲状腺機能亢進症など
⑥認知症，その他の脳変性疾患
⑦うつ病

の患者で除脂肪量が減りやすく，高血糖の患者では筋肉の質が低下しやすく，歩行速度が遅くなりやすい[7]．糖尿病患者はレジスタンストレーニングにより，筋肉量が増えると，インスリン抵抗性や血糖が改善する[8]．在宅の糖尿病患者ではレジスタンストレーニングを行うために介護保険などでデイケアまたは訪問リハビリを行うとよい．

（4）十分なエネルギー摂取を確保する

在宅患者の極端なエネルギー制限は，それに伴う低栄養によって認知機能低下，うつ，サルコペニア，ADL低下などの老年症候群を来しやすくなる．極端な糖質制限も同様のリスクがある．特に運動療法を併用せずに食事療法のみで体重減少をもたらすと，筋肉量の減少，サルコペニアを起こす[9]．また，厳しい食事療法は，うつ病の誘因になることもある．高齢者に厳格なエネルギー制限による食事療法をすると死亡リスクが高くなる．摂取エネルギー1,100 kcal未満の高齢糖尿病患者はそれ以上摂取する患者と比べて，死亡しやすい[10]（**図Ⅲ-8-2**）．摂取エネルギーは少なくとも1,200 kcalを保ち，体重が減らないようにする．

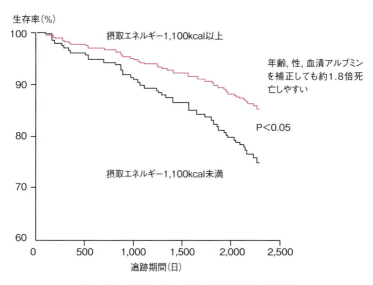

図Ⅲ-8-2．摂取エネルギー量と死亡との関連
高齢糖尿病患者457例の6年間の追跡調査

（5）食事のバランスを保つ

　食事のバランスを保つことは認知機能の維持や長寿のために重要である．ビタミンB群（B_1, B_2, B_6, B_{12}, 葉酸）や抗酸化ビタミン（ビタミンA，C，E）の不足は認知機能の低下を招く[11]．高齢糖尿病患者のJ-EDIT研究では，ビタミンB_2とビタミンAが不足すると6年間におけるMMSEの点数の低下を起こしやすいという結果が得られている[12]．緑黄色野菜が不足すると認知機能は低下する．認知機能を維持するためには緑黄色野菜を100g以上摂ることが必要である（図Ⅲ-8-3）．

　海外では地中海食が認知機能低下やフレイルを予防することを示唆する報告がある．地中海食では，野菜，魚，果物，穀物，豆類，オリーブ油を多く摂り，肉や菓子の摂取を減らし，適量の赤ワインを飲むという食事である．ニューヨークの住民調査で地中海食を遵守している群はアルツハイマー病の発症が40%減少した[13]．後期高齢者の住民の横断調査では，地中海食のスコアが高い群ではフレイルの頻度が少なかった[14]．また，1,872人の住民の3.6年間の追跡調査では，賢明な食事パターン（オリーブ油，野菜，芋，青魚，パスタなどが多い）はフレイルの発症のリスクを減少させた[15]．

　J-EDIT研究では，後期高齢者でのみ，野菜や魚が多い"健康食事パターン"は，肉や脂肪の摂取が多い"脂質の多い食事パターン"と比べて死亡が少ないという結果が得られた[16]．"脂質の多い食事パターン"は"健康食事パターン"と比べて，

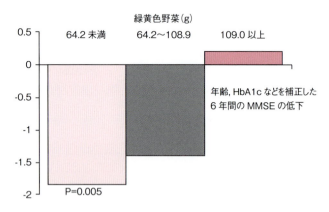

図Ⅲ-8-3．男性の緑黄色野菜の摂取低下と認知機能の低下
（J-EDIT）
高齢糖尿病患者365名（平均年齢72歳）

死亡のリスクが約3倍であった．また，後期高齢者でのみ，野菜や魚の摂取が中等度以上多い群で死亡が少ない傾向が見られている．

したがって，在宅高齢糖尿病患者でも，エネルギー制限よりはバランスを重視した食事が勧められる．特に，野菜や魚の摂取を促し，十分なビタミン（ビタミンB群と抗酸化ビタミン）を摂り，エネルギー摂取不足にならないようにすべきである．

（6）高血糖と低血糖を防ぐ

在宅高齢糖尿病患者の栄養指導として高血糖も低血糖も避けるような指導が望まれる．なぜならば，高血糖は認知機能低下，認知症，転倒，サルコペニア，尿失禁，フレイルなどの老年症候群を引き起こし，重症の低血糖は認知症，転倒を来しやすくするからである．

高血糖の是正を考える場合，高齢者は厳密な食品の計量やカロリー計算が困難な場合が多い．したがって，指導の媒体を簡易にし，重要なポイントとなる部分を絞って指導することが大切である．その一例として簡易栄養指導法がある（**表Ⅲ-8-2**）[17]．簡易栄養指導法は食品交換表を使用した従来法と同様に，新規の高齢糖尿病患者において1年間のHbA1cの改善に有効であった[17]（**図Ⅲ-8-4**）．簡易栄養指導法では，菓子類，果物，嗜好飲料の摂取が減少したことより，HbA1cが低下したと考えられた．したがって，新規患者にはポイントを絞った栄養指導が有効であることを示している．

表Ⅲ-8-2．高齢者糖尿病の簡易栄養指導

1. 毎日3食，主食，主菜，副菜のある食事
2. 主食は定量
3. 主菜（蛋白質，魚，肉，大豆製品，卵）は毎食1品〜1品半くらい
4. 副菜（野菜）は生なら両手1杯，1食に2鉢（半分は緑黄色野菜で）
5. 油脂料理は1日2品以下（朝食か昼食で）
6. 菓子は多くても週1〜2回程度
    例：まんじゅう（小さめ1個），せんべい（大きめ1枚）
7. 果物の量を確認
    1日2個のもの　　　　みかん，キウイフルーツ
    1日1個のもの　　　　バナナ，オレンジ
    1日1／2個のもの　　 グレープフルーツ，りんご
    その他　　　　　　　メロン小1／4個〜1／6個
    ※はちみつ，みりん，飴は砂糖の仲間であることを確認する
8. アルコールは1日2単位以内（主治医と相談）
    ビールなら400 mL（中瓶1本）　日本酒1合　ウイスキー60 mL

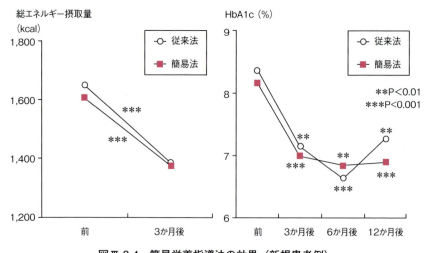

図Ⅲ-8-4. 簡易栄養指導法の効果（新規患者例）

低血糖を防ぐためには，欠食などをなくし，食事の炭水化物の量をある程度保つような指導が望まれる．食事摂取が低下した場合に，果物，ゼリーなど代わりに摂るものをあらかじめ指導することも大切である．

（7）高齢者総合機能評価を行う

高齢者の栄養指導の問題点は身体的問題による調理困難，認知機能低下，うつ状態や意欲低下，独居，社会サポート不足，経済的問題，食習慣の是正に対する抵抗などである．こうした問題点を包括的に把握し，対策を立てるためには他の職種と協力して，高齢者総合機能評価 comprehensive geriatric assessment（CGA）を行う必要がある[18]（**表Ⅲ-8-3**）．CGA で評価する項目は栄養状態に加えて身体機能，認知機能，心理状態，薬剤，社会・経済状況，患者の希望などである．

（8）高齢糖尿病患者の食事と QOL

在宅高齢者にとって充実した食事は，生活満足感を含めた QOL を保つために大切である．食事の QOL は楽しみ，充足感，環境，多様性などである．こうした，食事の QOL が維持できるような栄養指導を行うことが大切である．すなわち，栄養指導の際には食事療法の負担感などを考慮する．血糖コントロールが悪いことと，食事療法を遵守できていないことは食事療法の負担感を大きくする[19]．食事療法が遵守できても，糖毒性または薬物療法が不十分なために，血糖が悪化

表Ⅲ-8-3. 高齢者糖尿病における高齢者総合機能評価（CGA）

1. 身体機能
   基本的 ADL：食事，排泄，移動，更衣，整容，入浴
   手段的 ADL：交通機関を利用した外出，買い物，調理，金銭管理，服薬管理，視力，聴力，握力，身体能力（歩行速度，Up & Go テスト，片足立ち時間）
2. 認知機能（MMSE や改訂長谷川式知能検査，時計描画試験など）
3. 心理状態：うつ（高齢者うつスケール；GDS-15, GDS5），QOL（PGCモラールスケール），不安感
4. 栄養評価：低栄養の評価（体重減少，食事摂取，四肢除脂肪量）
5. 薬物評価：多剤併用，アドヒアランス，重症低血糖のリスク
6. 社会・経済状況：キーパーソン，家族や友人からのサポート状況，社会サービス状況，家族の介護負担，居住環境，施設入所の有無，経済状態
7. その他の老年症候群の評価：排尿問題，睡眠障害など
8. 治療に対する患者や家族の希望，治療の意欲
9. 併発疾患の状態：他疾患の有無，重症度，生命予後
10. 糖尿病の状態：病型，病態，血糖コントロール（高血糖，低血糖），動脈硬化の危険因子，合併症の状態など

している場合があることも考慮すべきである．

　家族や社会サポートの低下は，食事療法の負担感を大きくする．あるいは何かストレスに感じていること（人間関係のトラブル，住居の問題，経済的問題，他の疾患など）があると，食事療法による血糖コントロールには耳を傾けなくなり，アドヒアランスは低下する．

　患者本人，家族だけでなく，介護にかかわる職種にも，柔軟な食事療法や心理サポートが大切であることを伝える必要がある．

（9）血糖コントロール目標

　海外のガイドラインではフレイルの有無によって血糖コントロール目標値を変えている．European Diabetes Working Party for Older People では，単一システム障害（糖尿病のみ）で他の大きな併発疾患がない患者の目標値は HbA1c7〜7.5％ であるのに対し，フレイルの患者では HbA1c7.6〜8.5％ としている（**表Ⅲ-8-4**）[20]．フレイルの患者は，要介護，多くの併発疾患，認知症，施設入所の患者であるとしている．IDF のガイドラインではフレイルや認知症の患者の目標値は HbA1c7.0〜8.5％ としている（**表Ⅲ-8-4**）[21]．

　われわれは，フレイルがない機能が保たれている高齢糖尿病患者の目標は HbA1c7.0±0.5％ とし，一方，重症のフレイル（BADL低下）の患者では柔軟な目標である HbA1c8.0±0.5％ にすべきと考えている（**表Ⅲ-8-4**）．しかしながら，

表Ⅲ-8-4. 高齢糖尿病患者の血糖コントロール目標

	単一システム障害で他の大きな併発疾患がない患者	フレイルがある患者 (要介護, 多くの併発疾患, 認知症, 施設入所の患者)	
European Diabetes Working Party for Older People[20]	HbA1c：7〜7.5%	HbA1c：7.6〜8.5%	
IDF Global Guideline for Managing Older People with type 2 Diabetes (2013)[21]	自立した患者	機能的に依存した患者 サブカテゴリー (フレイルまたは認知症)	
	HbA1c：7.0〜7.5%	HbA1c：7.0〜8.0%	HbA1c：7.0〜8.5%
私 案	併発疾患がなく, 認知機能や身体機能が保たれている患者	中等度以上の認知症の患者 フレイル (BADL低下) の患者 低血糖のリスクが大きい患者 社会サポートが乏しい患者	
	HbA1c：7.0±0.5 %*	HbA1c：8.0±0.5 %*	

*低血糖を起こしにくい薬剤や食事・運動療法のみで治療している場合には下限を設けずに, 可能な限り良好なコントロールを目指す. インスリン治療の場合には血糖変動を見ながら目標を設定する.

　食事・運動のみで治療している患者や低血糖を起こしにくい薬剤で治療している場合には下限を設けずにさらに良好なコントロールを目指してもいいと考える.

　在宅におけるフレイルがある患者の治療目標は, 心身の機能や QOL の維持である. そのためには多職種で社会サービスを確保すると共に, 筋力トレーニングと栄養サポートを行うことが大切である.

文　献

1) 荒木 厚：フレイルをふまえた高齢者糖尿病の治療. PRACTICE. 2015；32（1）：34-39.
2) Wakahara T, Shiraki M, Murase K, et al.：Nutritional screening with Subjective Global Assessment predicts hospital stay in patients with digestive diseases. Nutrition. 2007；23（9）：634-639.
3) Kaiser MJ, Bauer JM, Uter W, et al.：Prospective validation of the modified mini nutritional assessment short-forms in the community, nursing home, and rehabilitation setting. J Am Geriatr Soc. 2011；59（11）：2124-2128.
4) Stratton RJ, Hackston A, Longmore D, et al.：Malnutrition in hospital outpatients and inpatients：prevalence, concurrent validity and ease of use of the 'malnutrition universal screening tool' ('MUST') for adults. Br J Nutr. 2004；92（5）：799-808.
5) Barrett-Connor E, Edelstein SL, Corey-Bloom J, et al.：Weight loss precedes dementia in community-dwelling older adults. J Am Geriatr Soc. 1996；44（10）：1147-1152.
6) Anderson RJ, Freedland KE, Clouse RE, et al.：The prevalence of comorbid depression in adults with diabetes：a meta-analysis. Diabetes Care. 2001；24（6）：1069-1078.
7) 荒木 厚：糖尿病におけるサルコペニアの意義. 医学のあゆみ. 2014；248（9）：733-737.

8) Mavros Y, Kay S, Anderberg KA, et al.：Changes in insulin resistance and HbA1c are related to exercise-mediated changes in body composition in older adults with type 2 diabetes：interim outcomes from the GREAT2DO trial. Diabetes Care. 2013；36（8）：2372-2379.
9) Miller GD, Nicklas BJ, Davis C, et al.：Intensive weight loss program improves physical function in older obese adults with knee osteoarthritis. Obesity（Silver Spring）. 2006；14（7）：1219-1230.
10) 荒木 厚：高齢者糖尿病の食事療法．老年医学 update. 2008-2009，日本老年医学会雑誌編集委員会 編，pp.42-47，メジカルビュー社，2008.
11) Gillette Guyonnet S, Abellan Van Kan G, Andrieu S, et al.：IANA task force on nutrition and cognitive decline with aging. J Nutr Health Aging. 2007；11（2）：132-152.
12) 荒木 厚：認知症と栄養障害． Geriatric Medicine（老年医学）．2013；51（8）：826-831.
13) Scarmeas N, Stern Y, Mayeux R, et al.：Mediterranean diet and mild cognitive impairment. Arch Neurol. 2009；66（2）：216-225.
14) Bollwein J, Diekmann R, Kaiser MJ, et al.：Dietary quality is related to frailty in community-dwelling older adults. J Gerontol A Biol Sci Med Sci. 2013；68（4）：483-489.
15) León-Muñoz LM, García-Esquinas E,López-García E, et al.：Major dietary patterns and risk of frailty in older adults：a prospective cohort study. BMC Med. 2015；13：11.
16) Iimuro S, Yoshimura Y, Umegaki H, et al.：Dietary pattern and mortality in Japanese elderly patients with type 2 diabetes mellitus：does vegetable-and fish-rich diet improve mortality？ An explanatory study. Geriatr Gerontol Int. 2012；12（Suppl. 1）：59-67.
17) 高橋光子，荒木 厚，井藤英喜：高齢糖尿病患者における簡易栄養食事指導の試み．日本老年医学会雑誌．2002；39（5）：527-532.
18) 荒木厚：高齢者における包括的高齢者機能評価の活用．月刊糖尿病．2011；3（8）：93-102.
19) 荒木厚，出雲祐二，井上潤一郎，他：老年糖尿病患者の食事療法の負担感について．日本老年医学会雑誌．1995；32（12）：804-809.
20) Sinclair AJ, Paolisso G, Castro M, et al.：European Diabetes Working Party for Older People 2011 clinical guidelines for type 2 diabetes mellitus. Executive summary. Diabetes Metab. 2011；37（Suppl 3）：S27-S38.
21) International Diabetes Federation：IDF Guideline for Managing Older People with type2 Diabetes, 2013.
http://www.idf.org/sites/default/files/IDF-Guideline-for-older-people-T2D.pdf

〔荒木　厚〕

Tips 5

訪問栄養食事指導の算定

　当事業所は地域の指定居宅療養管理指導事業所として訪問栄養食事指導を実施している．訪問看護ステーションや訪問介護ステーションと同様の立ち位置であり，在宅療養者・家族からの希望，そしてかかりつけ医からの指示により訪問栄養食事指導が実施できるシステムとなっている．

　管理栄養士が訪問栄養食事指導を実施するには，「医療保険」および「介護保険」によるものがあり，医療保険を利用する場合には，「在宅患者訪問栄養食事指導料」として算定し，介護保険を利用する場合には，「居宅療養管理指導費・介護予防居宅療養管理指導費」として算定するなど違いがある．

　利用者が要支援・要介護認定を受けている場合は「介護保険」が優先され，認定を受けていない場合は「医療保険」の算定となる（図1）．

算定と管理栄養士への支払い方法

　訪問栄養食事指導の実施は①：「医療機関の在宅医療チームの管理栄養士として訪問」②：「独立（フリーランス）の管理栄養士として訪問」③：「地域の指定居宅療養管理指導事業所の管理栄養士として訪問」の形がベースとなり，算定や管理栄養士への支払いについても違いがある．

①：医療機関の在宅医療チームの管理栄養士として訪問する場合

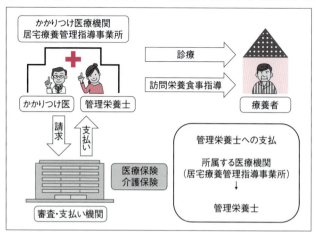

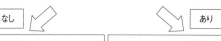

	なし		あり	
	医療保険 在宅患者訪問栄養食事指導		介護保険 居宅療養管理指導	
	同一建物入居者以外に訪問する場合	同一建物入居者に同一日に訪問する場合	同一建物入居者以外に訪問する場合	同一建物入居者に同一日に訪問する場合

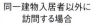 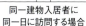

算定額	① 530 点（＊1）	② 450 点	533 単位（＊2）	452 単位
実施機関	医療機関		居宅療養管理指導事業所	
管理栄養士の所属体制	主治医と同一の医療機関に所属する常勤または非常勤		居宅療養管理指導事業所に所属する常勤または非常勤	
対象	通院が困難な患者に対し，医師が厚生労働大臣の定める特別食を必要と判断した場合に対象となる		通院または通所が困難な利用者で，医師が厚生労働大臣の定める特別食を提供する必要性を認めた場合，または低栄養状態にあると判断した場合に対象となる	
実施内容	・患者の生活条件，し好等を勘案した食品構成に基づく食事計画案又は具体的な献立等を示した栄養食事指導せんを患者又はその家族等に対して交付 ・当該指導せんに従い，食事の用意や摂取等に関する具体的な指導を30分以上行う		・関連職種と共同で栄養ケア計画を作成し，交付 ・栄養管理に係る情報提供，指導または助言を30分以上行う ・栄養ケアマネジメントの手順に沿って行う	
対象食	腎臓病食，肝臓病食，糖尿病食，胃潰瘍食，貧血食，膵臓病食，脂質異常症食，痛風食，心疾患などに対する減塩食，特別な場合の検査食（単なる流動食および軽食を除く），十二指腸潰瘍に対する潰瘍食，消化管術後に対する潰瘍食，クローン病および潰瘍性大腸炎による腸管機能の低下に対する低残渣食，高度肥満症に対する治療食，高血圧に対する減塩食			
	フェニールケトン尿症食，楓糖尿食，ホモシスチン尿食，ガラクトース血症食，治療乳，無菌食，がん，摂食機能又は嚥下機能低下，低栄養状態		経管栄養のための流動食，嚥下困難者（そのために摂食不良となった者も含む）のための流動食，低栄養状態	
給付限度	月2回			

図1　訪問栄養食事指導の算定

＊1：1点＝一律10円　　＊2：1単位＝10円
2015年8月からの制度改正により自己負担2割となる人は2割.

かかりつけ医と管理栄養士が同じ医療機関に所属しているため，「医療保険」「介護保険」両方の算定が可能．管理栄養士の所属する医療機関が給付請求し，医療機関に報酬が支払われる．管理栄養士への支払いも同医療機関より行われる．

②：独立（フリーランス）の管理栄養士として訪問

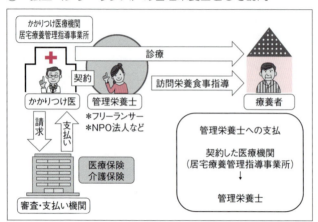

多くの場合は訪問診療を行う開業医と雇用契約を交わし，かかりつけ医と管理栄養士が同じ医療機関に所属することになるため，「医療保険」「介護保険」両方の算定が可能．管理栄養士の所属する医療機関が給付請求し，医療機関に報酬が支払われる．管理栄養士への支払いは契約内容に基づいて同医療機関より行われる．

③：地域の指定居宅療養管理指導事業所の管理栄養士として訪問

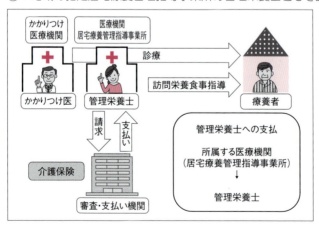

他の医療機関のかかりつけ医から指示を受け訪問栄養食事指導を実施するシステムとなり，かかりつけ医と管理栄養士は違う医療機関に所属することになるため，「介護保険」のみの算定が可能．管理栄養士の所属する医療機関（指定居宅療養管理指導事業所）が給付請求し，その医療機関に報酬が支払われる．管理栄養士への支払いは所属している医療機関より行われる．かかりつけ医は指示書料が報酬となる．

文　献

日本栄養士会：地域における訪問栄養食事指導ガイド　管理栄養士によるコミュニティワーク．2015．（平成 26 年度老人保健事業推進費等補助金　老人保健増進事業　管理栄養士による在宅高齢者の栄養管理のあり方に関する調査研究事業）

〔米山　久美子〕

Tips 6

訪問栄養指導：様々な試みその1

　訪問栄養食事指導を実施する管理栄養士は，医療機関などの保険医療機関や指定居宅療養管理指導事業所に所属している必要があり，当事業所の場合は皮フ科の指定居宅療養管理指導事業所に所属している形となる．

　管理栄養士を雇用し訪問栄養食事指導を実施する医療機関などはまだまだ少なく，システムも未熟で確立されておらず課題も明確になっていない状況である．そのため訪問栄養食事指導を実施している管理栄養士は，それぞれが実施しているシステムを構築し，地域で利用しやすいサービスの確立を目指す必要がある．

　また，訪問栄養食事指導の実施率が増加しない要因としては「訪問管理栄養士の認知度の低さ」「訪問できる管理栄養士の少なさ」「訪問管理栄養士の収益の低さ」が挙げられる．

　その3点に対し，当事業所が行っていることを以下に述べたい．

訪問管理栄養士の認知度の低さ

　当事業所は訪問看護ステーションのように，地域でかかりつけ医から指示を受けることで，サービスの必要な療養者へ訪問栄養食事指導が実施できる事業所を目指し「地域栄養サポート自由が丘」を管理者である木下三和子医師のもと立ち上げた．

　2010年にスタートした時点では，地域の資源も知らず，また訪問栄養食事指導についても地域では全く知られていない状況であり，当初1～2年は地域の勉強会への参加や営業活動を積極的に行い，訪問栄養食事指導の依頼を受けた場合には実践で結果を出すことで地域への認知度を高める努力をし，現在も継続している．現在では，新規の依頼も増え，また他職種からも依頼がくるなど，地域での認知度は徐々に高くなっている状況である．

訪問できる管理栄養士の少なさ

　訪問件数の増え始めた頃から，より多くの依頼に対応すべく，非常勤管理栄養士を増やし，事業所に勤務する管理栄養士も3年目からは2名体制とした．新たに加わった管理栄養士は透析クリニックやスポーツジム，教育施設などで働く管理栄養士でありバックグラウンドも様々である．そのため，各々の得意分野が生かせるような訪問の割り振りを実施することで，より在宅療養者の希望に沿ったサービス提供につながっている．月1回ミーティングを行い，現在の訪問状況の報告や相

談などをすることで，より厚みのある結果につながりやすい訪問栄養食事指導の実施が可能となっている．

現在では各々の管理栄養士が1～25件程度の訪問を実施するに至っている．そのような中で，管理栄養士は女性が多いこともあり産休などの問題も出てくるが，当事業所では産休の間にはほかの担当者が担当し，復帰後に再度担当を戻す業務体制を整えつつあり，女性ならではの問題に対しても働きやすい職場を目指している．

訪問管理栄養士の収益の低さ

訪問栄養食事指導を実施する管理栄養士を雇用する医療機関はまだまだ少ない現状がある．要因の一つには採算がとれるできるだけの収益を管理栄養士自身で捻出することが困難と思われていることが挙げられる．当事業所は，現時点では地域のクリニックでの外来栄養指導，介護予防事業の栄養教室，有料老人ホームの栄養管理事業，企業への栄養に関するアドバイス，地域のヘルパー事業所向けの調理講習など多岐にわたって収益が得られるよう事業展開している．しかし，今後は訪問看護ステーションのように訪問栄養食事指導事業だけでも収益が出るような体制の構築が必要と考えている．介護保険を利用していない自立度の高い高齢者，団塊の世代に対する啓蒙の一つとして地域での介護予防教室などにも力を入れることとした．「食事」や「栄養」の大切さ，また年齢と共に食事や栄養の摂り方も変化してくることなどはあまり知られていない状況であり，介護保険制度の動向を考えても要介護にならないための地域での取り組みは非常に重要となってくる．将来を見据えて「予防」の時点から「食事」「栄養」の大切さ，そして地域の訪問管理栄養士の存在をアピールし，個に対応した行き届いた指導を展開していきたい．そうすることで，「食事」や「栄養」について困った時には訪問管理栄養士に依頼する形が地域に浸透し，訪問栄養食事指導の実施率が伸び，訪問管理栄養士も訪問看護ステーションのように栄養ケア・ステーションを自立した形で運営できるようになるのではないかと考えている．

〔米山　久美子〕

Tips 7

訪問栄養指導：様々な試みその2

　地域包括ケアシステムは，高齢者が尊厳を保ちながら，要介護状態になっても，住み慣れた地域で自分らしい暮らしを最期まで続けることができるよう，住まい，医療，介護，予防，生活支援が一体的に提供できる体制を指す．このシステムを構築するためには，高齢者に対する支援とそれを支える社会基盤の整備が必要であり，なかでも栄養ケア・食支援は重要な意味をもつ．地域住民に対する栄養ケアには，特定保健指導や介護予防事業，通所施設での栄養改善事業，居宅療養管理指導，施設での栄養ケア・マネジメント，医療機関での栄養管理加算や栄養サポートチーム加算，外来・入院栄養食事指導など様々なものがあるが，なかでも要介護状態にある高齢者の居宅での栄養ケアとして位置づけられているのは，介護保険の居宅療養管理指導である．

病院から在宅へシームレスな食支援

　最近では，入院中から多職種のもと栄養管理が展開され，退院に向け，退院後の在宅支援側のスタッフとの合同カンファレンスなどが行われるようになってきた．高齢者には加齢以外に多くの疾患を抱える人が少なくなく，栄養問題にも，低栄養，摂食嚥下障害，褥瘡，糖尿病や腎疾患などの慢性疾患等多くの問題が挙げられる．地域包括ケアとして完結するためには，医療機関での栄養ケアと共に受皿である在宅側のスキルも同時に必要となる．

訪問栄養指導の実施

　地域栄養ケアPEACH厚木は，2000年7月より神奈川県厚木市を中心に地域栄養ケアを展開している．主な活動内容は，訪問栄養指導，外来栄養指導，離乳食指導，保育園での食育支援，調剤薬局での栄養サポート，介護保険施設での栄養ケア・マネジメントサポートなどで，管理栄養士3名で対応している．訪問栄養指導については複数の医療機関と契約し実施され，その訪問地域は厚木市以外にも近隣の海老名市，平塚市，伊勢原市，秦野市，相模原市，横浜市の一部など，かなりの広範囲にわたっている．

　訪問栄養指導の対象者の多くは，主病名に脳血管疾患をもち，要介護度も4・5と重い方が約6割を占め，その依頼内容も摂食嚥下障害が約8割近くにもなる．訪問栄養士の専門性などから，依頼内容は摂食嚥下障害や低栄養などの問題から糖

尿病などの慢性疾患の対応など様々だが，在宅介護生活を送る中で，口から食べることが困難になった時に，本人や介護者の不安は大きく，多くの依頼につながっているのではないかと思われる．

地域から求められる食支援

在宅での食支援のニーズの多くは，口から食べる支援である．「口から食べる支援」と一言に言っても，それらを整えていくためには，食事（栄養や食形態）だけではなく，口腔ケア，摂食嚥下リハビリテーション，姿勢，食具，一口量，ペース，食事介助法，誤嚥時の対応などトータルでの環境調整・支援が必要である．病院や施設では比較的多職種がそろっており，多視点での介入が可能だが，在宅支援ではそれぞれの職種が単独訪問となるため，その介入については単調になりがちである．個々の介護度やサービス利用状況により介入できる専門職も異なるが，不足する職種や視点はそこに入るサービス提供者の一人一人がそれを意識し，介入することで，補うことができるのではないかと考える．訪問栄養指導により得た情報や指導内容は，毎月1回主治医や介護支援専門員に対し書面で報告し，それ以外の場合には必要に応じて電話やFAX，電子メールなどを用いて情報交換し，共有している．

口から食べ続けるための地域づくり

厚木には，厚木医師会や歯科医師会，薬剤師会，社会福祉法人や老健施設，民間の介護保険事業所，行政とで構成された「厚木医療福祉連絡会」があり，そこでは2001年度から摂食・嚥下部会が「口から食べる支援」にこだわった研修会を企画・運営し，地域の医療福祉関係者への啓蒙活動を行ってきた．さらに管理栄養士が栄養管理に関する知識や技術の向上や同職種または関連職種のネットワーク作りを目的とし，2003年6月から「厚木栄養サポート研究会」を立ち上げ，2012年12月に開催100回を迎えたことを機に「あつぎ食支援ネットワーク」と改称し，摂食嚥下部会と共催し，現在も活動している．こういった継続的な研修会の企画・運営は，地域の食に対する意識やスキルの底上げなどの人材育成に大きく貢献してきており，ひいては訪問栄養指導の依頼にも大きくつながってきている．さらに，介護予防などの地域活動にも積極的に参加し，地域住民の方への直接的な食支援活動も行っている．

〔江頭　文江〕

索 引

外国語

5点法　17
ω3系脂肪酸　235
ω3脂肪酸　10
% arm muscle circumference（% AMC）　229
% triceps skin fold thickness（% TSF）　229
% ideal body weight（%IBW）　229
%上腕筋周囲長　229
%上腕三頭筋部皮下脂肪厚　229
%標準体重　229

― A ―
ACCF/AHA心不全ガイドライン　240
acute disease or injury-related malnutrition　4
advance care planning（ACP）　167
advance directives（AD）　166，178
ALS　221，226
aromatic amino acid（AAA）　213
artificial hydration and nutrition（AHN）　156，172
　――中止　170
　――の中断　176

― B ―
bioethics　177
body mass index（BMI）　5，229，233
bone mineral content（BMC）　230
branched-chain amino acids（BCAA）　192，212，215，236
Broviacカテーテル　136
BTR（BCAA/tyrosine ratio）　213

buried bumper syndrome　93

― C ―
cachexia　9
catheter-related blood stream infection（CRBSI）　142
chronic kidney disease（CKD）　205
　――と栄養　CQとステートメント　208
chronic-disease-related malnutrition　4
clinical ethics　176
CO_2確認法　112
comprehensive geriatric assessment（CGA）　252
COPD　229，230
cough test（CT）　60

― D ―
DHA　192

― E ―
eGFR　205
EPA　192

― F ―
food test（FT）　59

― G ―
Groshong型カテーテル　136

― H ―
Harris-Benedictの式　43，234
Hickmanカテーテル　136
home parenteral nutrition（HPN）　133
　――の使用血管　135
　――を実施する条件　135

索　引

Huber 針　*137*

― I ―
IBW　*233*
insulin-like growth factor-1（IGF-1）　*231*
interleukin-6（IL-6）　*231*
International Classification of Functioning, Disability and Health（ICF）　*164*
introducer 変法　*85*
introducer 法　*85*
ireton-Jones の式　*43*

― K ―
kwashiorkor　*3*

― L ―
late evening snack（LES）　*214*
lean body mass（LBM）　*230, 233*

― M ―
Malnutrition Universal Screening Tool（MUST）　*248*
marasmus　*3*
megestrol　*10*
Mifflin-St Jeor の式　*43*
Mini Nutritional Assessment®（MNA®）　*6, 19*
Mini Nutritional Assessment®-Short Form（MNA®-SF）　*19, 37, 230, 248*
modified water swallowing test（MWST）　*59*

― N ―
n3 系多価不飽和脂肪酸　*192*
n-3 脂肪酸　*194*
NA123　*20*
Na 排泄性利尿薬　*242*
noninvasive positive pressure ventilation（NPPV）　*227, 236*
NYHA 分類　*239*

― O ―
OS-1　*38*

― P ―
percutaneous endoscopic gastrostomy（PEG）　*83*
　──カテーテルの分類　*84*
　──困難例　*100*
　──スコープ　*98*
　──のジレンマ　*172*
percutaneous trans-esophageal gastro-tubing（PTEG）　*53, 100, 226*
　──カテーテルの交換　*102*
　──造設法　*102*
　──の合併症　*104*
periferal incertion centralvenous catheter（PICC）　*136*
pH 確認法　*111*
presbyphagia　*195*
protein-energy malnutrition（PEM）　*2*
pull/push 法　*85*

― Q ―
QOL　*159*

― R ―
repetitive saliva swallowing test（RSST）　*58*
resting metabolic ratio（RMR）　*42*

― S ―
sarcopenia　*9, 188, 190, 248*
simple swallowing provocation test（S-SPT）　*59*
starvation-related malnutrition　*4*
subjective global assessment（SGA）　*19, 214, 248*

― T ―
tumor necrosis factor-α（TNF-α）　*231*

― V ―
VE 検査　61
VF 検査　61

― X ―
X線撮影法　112

日本語

― あ ―
アイスマッサージ　222
亜鉛　199, 219
　──含有製剤　219
　──欠乏　199
亜急性連合変性症　224
悪液質　9, 189, 190, 194, 241
悪性腫瘍末期　134
アドバンス・ケア・プランニング　167
アドバンス・ディレクティブ　166, 178
アドバンス・ライフ・プランニング　166
安静臥床　194
安静時代謝率　42
アンモニア　216

― い ―
異化期　189, 194
異化亢進状態　198
異化作用　198
生き方　157
意思決定プロセス　154, 161
維持輸液　38
胃食道逆流　121, 123
一体型ライン　137
胃内停滞時間　122
胃内容物確認　98
胃壁固定　86, 97
医療連携　63
胃瘻　53, 225, 227
　──造設　226, 227

胃瘻の差し控え　169
胃瘻の長期予後　172
胃瘻の適応に関するガイドライン　168
インスリン様成長因子-1　231
咽頭期　57

― う ―
ウイルソン病　224
うつ病　248

― え ―
栄養アセスメント　68
栄養ケア・ステーション　39, 203
栄養ケア報告書　32
栄養ケア・マネジメント　262
栄養剤誤注入　109
栄養剤リーク　92, 121, 122, 123
栄養スクリーニング　19, 36
栄養摂取量　27
栄養投与経路　47
栄養評価　19, 248
　──報告書　31
栄養補助食品　51, 74
壊死性筋膜炎　92
エネルギー消費量の推定式　43
エネルギー量　234
エビデンスに基づくCKD診療ガイドライン　206
嚥下機能　56
嚥下訓練　65, 200
　──食品　77, 78
嚥下障害　221, 222, 223
嚥下性肺炎　121
嚥下造影検査　221
嚥下調整食　78
　──分類2013　76
嚥下内視鏡検査　61, 221
嚥下連絡票　81
炎症性腸疾患　117
塩分制限　217

―か―

介護職不足　55
介護予防居宅療養管理指導費　256
介護老人福祉施設　50
介護老人保健施設　50
改訂水飲みテスト　59
潰瘍　94
仮性球麻痺　221
家族指導　127
下腿周囲長　16
価値観　157
カテーテル関連血流感染症　142
カテーテル交換　96, 145
カルシウムチャンネルブロッカー　9
カルニチン製剤　219
カロリーリストリクション　191
簡易栄養状態評価表　19, 37
簡易嚥下誘発試験　59
簡易懸濁法　203
簡易法　43
間欠注入法　139
間欠的口腔カテーテル栄養　225
肝硬変　212, 213, 214, 217, 218
肝細胞機能障害　212
肝疾患　212
患者・家族・医療ケアチームの合意　156
患者の意思確認　155
肝性脳症　213, 217, 218
間接カロリメトリー　229
寒天　123
肝不全　44
　　――用経腸栄養剤　215, 218
管理栄養士　19, 27, 39, 200, 256

―き―

飢餓　189, 194
　　――関連低栄養　4, 7
機械的肺損傷　109
気管食道分離術　226
義歯　66

吸収不良症候群　117
急性疾患/傷害関連低栄養　4
球麻痺　221
虚血性腸炎　45
居宅療養管理指導事業所　256
居宅療養管理指導費　256
魚油　192
筋萎縮性側索硬化症　226
筋ジストロフィー　226
筋肉減少症　11
筋肉量減少　188
筋力低下　190

―く―

グレリン　236
クローン病　117
クロルヘキシジンアルコール　144
クロルヘキシジン含有スポンジドレッシング　145
クワシオルコル型　3

―け―

経管栄養　225
経口補水液　38
経静脈栄養　47, 54, 133, 142
経腸栄養　47
　　――剤　115
　　――チューブ　131
　　――ボトル　131
経鼻胃管　53, 109, 225, 227
　　――挿入手技　110
　　――の留置位置確認　111
経皮経食道胃管挿入術　100
経皮内視鏡的胃瘻造設術　83
頸部聴診法　61
血液製剤　146
血液培養　142
血清アルブミン値　5
血糖コントロール目標　254
　　――値　253

下痢　121，123，148
ゲル化　123
減圧用接続チューブ　83
減塩　242
肩甲骨下部皮下脂肪厚　16
原発性サルコペニア　188

ーこー

高アンモニア血症　218
合意　155
高カリウム血症　210
抗菌薬ロック　146，147
口腔期　57
口腔ケア　66，130，200
口腔リハビリテーション　65
高クロール性アシドーシス　140
抗けいれん薬　9
高血糖　140，251
抗コリン作用　9
抗精神病薬　9
高蛋白・高カロリー食　234
高蛋白食　191
抗不安薬　9
高齢者ケアの意思決定プロセスに関する
　　ガイドライン　154，181
高齢者総合機能評価　252
誤嚥　223
　　──性肺炎　56，195，200，203，222
　　──防止　223
呼吸筋酸素消費量　231
呼吸筋麻痺　227
呼吸商　213
国際疾病分類　164
国際生活機能分類　164
極細径内視鏡　98
固形化栄養　122
　　──の調理　124
固縮　221
骨塩量　230
コルサコフ症候群　224

コレステロール値　5

ーさー

サービス付き高齢者住宅（特定施設外部
　　サービス利用型）　50
サービス付き高齢者住宅（特定施設内部型）
　　50
在宅患者訪問栄養食事指導料　256
在宅口腔リハビリテーション　62
在宅中心静脈栄養法ガイドライン　134
在宅訪問栄養食事指導　39
座高　18
鎖骨下静脈　135
サルコペニア　9，188，190，248
三原則　177

ーしー

歯科医　66
ジギタリス　9
自己決定　158
事故抜去　95，105，131
事前指示　166，178
持続注入法　139
四分割表　178
脂肪製剤　146
シャフト長　90
重症筋無力症　225
重症サルコペニア　191
就寝前補食　214
終末期症例　134
主観的包括的評価　19，214，248
準備期　56
傷害期　189
消化態栄養　117
小腸粘膜の萎縮　117
上部空腸切除後　46
静脈瘤破裂　212
症例検討シート　178
上腕囲　16
初回交換　91

食塩制限　210
食環境　73
食形態　74
食事記録　69
食事摂取状況調査　27
食事摂取量基準　42
食事摂取量調査　68
食事日記　29
食事リスク調査　22
食事療法　253
食生活状況　22
褥瘡　197，201
食道期　57
食道瘻造設　226
食物繊維　110
食物テスト　59
食欲不振　7
除脂肪体重　230
自律の尊重　177
神経筋疾患　223
神経難病　221
人工的水分・栄養補給　156，172
親水性ガイドワイヤー　104
人生の最終段階　154
　――における医療の決定プロセスに関するガイドライン　154
心臓悪液質　238
身体計測　5
身長計測　17
身長の予測式　18
浸透圧性下痢　116
心不全　238，241
腎不全　44

―す―

推算糸球体濾過量　205
水分制限　245
水分量　27
睡眠薬　9
スキンケア　129

ステロイド性糖尿病　225
スリーステップ栄養アセスメント　20

―せ―

正義　177，178
成分栄養　117
生命倫理　177
脊髄小脳変性症　221
咳テスト　60
摂食嚥下機能　56
摂食嚥下障害　57，195
前悪液質　10，190
遷延性植物状態　181
善行　177，178
前サルコペニア　190
せん妄状態　38

―そ―

創傷治癒　199
総リンパ球数　5

―た―

代行判断　181
代謝亢進　231
体重計　13
体重減少率　5
体重測定　13
体重の予測式　15
大腿静脈　135
脱水　26，38
　――発見調査　24
多発筋炎　225
多発性硬化症　225
ダブルバッグ製剤　138
短腸症候群　117
蛋白質・エネルギー低栄養状態　2
蛋白質摂取量　209
蛋白不耐症　216

ーちー

窒息　223
窒素バランス　43
中心静脈栄養　47, 133, 142
中心静脈カテーテル　136
　　──の種類と感染率　144
チューブ型　84, 90
腸管免疫能　116
超高齢社会　174
聴診法　111
調理　73
腸瘻　53

ーてー

低アルブミン血症　3, 213
低栄養　2, 4, 6
　　──分類　4
定期的交換　91
低血糖　140, 251
低蛋白食　218
テオフィリン製剤　9
電解質　38
　　──異常　140
天然濃厚流動食　115

ーとー

同化　198
　　──期　189, 194
透析　207, 211
　　──導入後　44
糖尿病　198, 247
透明フィルム　145
投与エネルギー量　42
投与経路選択　109
特発性細菌性腹膜炎　212, 219
とろみ　77
　　──調整食品　79

ーなー

内頸静脈　135

ーにー

ナトリウム出納　216
難治性腹水　219

ーにー

二次性サルコペニア　188, 193
日本PTEG研究会　107
日本人の食事摂取基準　209
日本人のための簡易式　43
日本老年医学会ガイドライン　181
認知期　56
認知症　172, 248, 253

ーねー

熱中症　38
ネフローゼ　44

ーのー

濃厚流動食　115
　　──（医薬品扱い）　118
　　──（食品扱い）　118
脳症　219

ーはー

パーキンソニズム　226
パーキンソン病　221, 226
排痰補助装置　222
廃用症候群　188
廃用性筋萎縮　188
抜去　147
バルーン型　84, 87
半固形化　92
　　──栄養　119, 122
半固形製剤　224
半消化態栄養　116
バンパー型　84, 87
バンパー埋没症候群　93
反復唾液嚥下テスト　58, 221

ーひー

皮下埋め込み式ポート　136

271

索　引

皮下補液　54
膝高　16
非侵襲的人工呼吸器　227
非侵襲的陽圧換気療法　236
ビタミンB_1　224
ビタミンB_{12}　224
ビタミンC　200
ビタミンD欠乏症　192
ビタミンK　225
必須脂肪酸欠乏　140
必要エネルギー量　42
必要蛋白量　43, 44
ビデオエックス線嚥下検査　61
肥満　241
ヒューバー針　137
微量元素　11, 44
　──異常　140

── ふ ──

フィッシャー比　213
不応性悪液質　10, 190
不可逆的悪液質　10, 190
腹水　212, 213, 214, 217
　──治療　216
腹膜透析　44
不顕性誤嚥　57, 60, 222
浮腫　3, 214
不随意運動　226
不良肉芽　92
フレイル　247, 253
プロゲステロン製剤　10
プロセス・ガイドライン　154
分岐鎖アミノ酸　192, 212

── へ ──

平穏死　175

── ほ ──

包括的呼吸リハビリテーション　232
芳香族アミノ酸　213

放射線腸炎　117
訪問管理栄養士　260
ボールバルブ症候群　94
保険収載栄養剤　45
ボタン型　84, 90

── ま ──

末期腎不全　205
末梢神経障害　224
マラスムス型　3
慢性肝不全　216
慢性疾患関連低栄養　4, 6, 9
慢性腎臓病　205
　──に対する食事療法基準　206
慢性閉塞性肺疾患　229

── み ──

水飲みテスト　221
ミトコンドリア脳筋症　224

── む ──

無危害　177, 178
むせ　75, 222
無動　221
無認可高齢者向け住宅　50

── め ──

メチオニン　213
メドロキシプロゲステロン　10
免疫介在性末梢神経障害　225

── も ──

モニタリング項目　21
門脈圧亢進　213

── や ──

薬剤　9

── ゆ ──

有酸素運動　191, 193

有料老人ホーム　50
輸液ポンプ　136

　　－よ－
四原則　177

　　－り－
六君子湯　194
リハビリテーション栄養　193
療養場所　49
療養病床　50
リン　232
臨床倫理　176
　　──検討シート　179
倫理　154
　　──原則　177

　　－れ－
レジスタンストレーニング
　　191, 192, 193, 249
レフサム病　224

　　－ろ－
老嚥　195
瘻孔拡大　92
瘻孔確保　95, 131
瘻孔損傷　97, 132
瘻孔の強度　91
瘻孔部感染　92
老衰　174
老年医学会ガイドライン　156, 159, 160
老年症候群　251

　　－わ－
ワーファリン　224
ワンバッグ製剤　138

在宅医療の技とこころ
在宅栄養管理—経口から胃瘻・経静脈栄養まで　Ⓒ 2016

定価（本体 3,600 円+税）

2010 年 1 月 5 日　1 版 1 刷
2011 年 9 月 5 日　　　2 刷
2016 年 9 月 1 日　2 版 1 刷

編著者　小　野　沢　　滋
発行者　株式会社　南　山　堂
　　　　代表者　鈴　木　幹　太

〒 113-0034　東京都文京区湯島 4 丁目 1-11
TEL 編集(03)5689-7850・営業(03)5689-7855
振替口座　00110-5-6338

ISBN 978-4-525-26502-1　　　　　　　　　　Printed in Japan

本書を無断で複写複製することは，著作者および出版社の権利の侵害となります．

JCOPY　＜(社)出版者著作権管理機構 委託出版物＞
本書の無断複写は著作権法上での例外を除き禁じられています．複写される場合は，そのつど事前に，(社)出版者著作権管理機構(電話 03-3513-6969, FAX 03-3513-6979, e-mail: info@jcopy.or.jp)の許諾を得てください．

スキャン，デジタルデータ化などの複製行為を無断で行うことは，著作権法上での限られた例外（私的使用のための複製など）を除き禁じられています．業務目的での複製行為は使用範囲が内部的であっても違法となり，また私的使用のためであっても代行業者等の第三者に依頼して複製行為を行うことは違法となります．

在宅医療の技とこころ　好評発売中！

在宅医療　臨床入門
和田 忠志 著　　◎A5判 122頁　◎定価 (本体2,200円+税)

チャレンジ！在宅がん緩和ケア [改訂2版]
平原 佐斗司・茅根 義和 編著　　◎A5判 289頁　◎定価 (本体3,600円+税)

在宅栄養管理　―経口から胃瘻・経静脈栄養まで― [改訂2版]
小野沢 滋 編著　　◎A5判 273頁　◎定価 (本体3,600円+税)

在宅で褥瘡に出会ったら [改訂2版]
鈴木 央 編著　　◎A5判 188頁　◎定価 (本体3,000円+税)

認知症の方の在宅医療 [改訂2版]
苛原 実 編著　　◎A5判 243頁　◎定価 (本体3,400円+税)

"口から食べる"を支える　在宅でみる摂食・嚥下障害, 口腔ケア
新田 國夫 編著　　◎A5判 182頁　◎定価 (本体3,000円+税)

チャレンジ！非がん疾患の緩和ケア
平原 佐斗司 編著　　◎A5判 234頁　◎定価 (本体3,400円+税)

リハビリテーションとしての在宅医療
藤井 博之・山口 明・田中 久美子 編著　　◎A5判 213頁　◎定価 (本体3,200円+税)

在宅薬剤管理入門　コミュニティ・ファーマシストの真髄を求めて
和田 忠志・川添 哲嗣 監修　　◎A5判 241頁　◎定価 (本体3,000円+税)

骨・関節疾患の在宅医療
苛原 実 編著　　◎A5判 230頁　◎定価 (本体3,500円+税)

小児の訪問診療も始めるための29のポイント
前田 浩利・田邊 幸子 編著　　◎A5判 244頁　◎定価 (本体3,400円+税)

詳しい内容については, 弊社ホームページをご覧ください. http://www.nanzando.com/